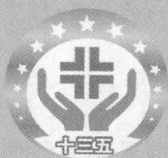

全国高等卫生职业教育创新技能型"十三五"规划教材

◆ 供护理、助产、临床医学、预防医学、营养与保健、营养与配餐、医学营养与食品营养及其相关专业使用

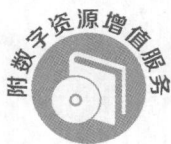

附数字资源增值服务

营养与膳食

YINGYANG YU SHANSHI

主　编　王江琼　　江秀娟

副主编　王嘉宁　　林美金　　肖本熙　　熊万军

编　委　（以姓氏笔画为序）

王江琼　清远职业技术学院

王嘉宁　佛山市第二人民医院
　　　　（南方医科大学附属佛山医院）

王笑丹　广东食品药品职业学院

江秀娟　重庆三峡医药高等专科学校

肖本熙　广东省人民医院
　　　　（广东省医学科学院）

林美金　广东省海洋工程职业技术学校

黄艳男　清远职业技术学院

崔淑莲　广东岭南职业技术学院

路　彬　甘肃医学院

熊万军　重庆三峡医药高等专科学校

华中科技大学出版社

http://www.hustp.com

中国·武汉

内 容 简 介

　　本书是全国高等卫生职业教育创新技能型"十三五"规划教材。

　　本书分为五篇,前四篇共 11 章,内容包括基础营养、食物营养与加工、食品安全与卫生管理、合理营养与平衡膳食、特定人群的营养与膳食、营养调查和评价、营养教育与咨询、健康信息管理、膳食制备、临床营养基础、常见营养相关性疾病的营养治疗,第五篇为实训指导。

　　本书可供护理,助产,临床医学,预防医学,营养与保健,营养、食品与健康,营养与配餐,医学营养与食品营养及相关专业使用。

图书在版编目(CIP)数据

营养与膳食/王江琼,江秀娟主编. —武汉:华中科技大学出版社,2019.1(2023.8 重印)
　全国高等卫生职业教育创新技能型"十三五"规划教材
　ISBN 978-7-5680-4764-7

Ⅰ.①营…　Ⅱ.①王…　②江…　Ⅲ.①营养学-高等职业教育-教材②膳食营养-高等职业教育-教材　Ⅳ.①R151

中国版本图书馆 CIP 数据核字(2019)第 005726 号

营养与膳食　　　　　　　　　　　　　　　　　　　　　　王江琼　　江秀娟　主编
Yingyang yu Shanshi

策划编辑：史燕丽
责任编辑：张　琳
封面设计：原色设计
责任校对：刘　竣
责任监印：周治超
出版发行：华中科技大学出版社(中国·武汉)　　　电话：(027)81321913
　　　　　武汉市东湖新技术开发区华工科技园　　　邮编：430223
录　　排：华中科技大学惠友文印中心
印　　刷：武汉科源印刷设计有限公司
开　　本：889mm×1194mm　1/16
印　　张：18
字　　数：518 千字
版　　次：2023 年 8 月第 1 版第 5 次印刷
定　　价：49.80 元

全国高等卫生职业教育创新技能型
"十三五"规划教材

编委会

网络增值服务使用说明

欢迎使用华中科技大学出版社医学资源服务网yixue.hustp.com

1.教师使用流程

（1）登录网址：http://yixue.hustp.com （注册时请选择教师用户）

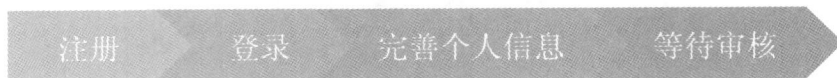

注册 ▶ 登录 ▶ 完善个人信息 ▶ 等待审核

（2）审核通过后，您可以在网站使用以下功能：

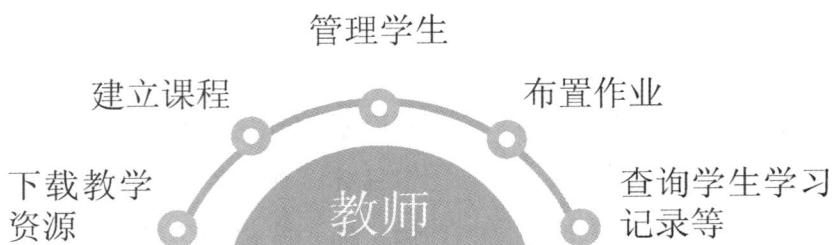

管理学生

建立课程　　　　　　　　布置作业

下载教学　　　　　　　　　　　查询学生学习
资源　　　　教师　　　　　　记录等

2.学员使用流程

建议学员在PC端完成注册、登录、完善个人信息的操作。

（1）PC端学员操作步骤

①登录网址：http://yixue.hustp.com （注册时请选择普通用户）

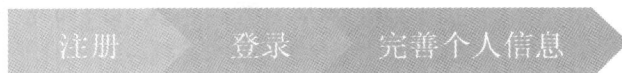

注册 ▶ 登录 ▶ 完善个人信息

② 查看课程资源

如有学习码，请在个人中心-学习码验证中先验证，再进行操作。

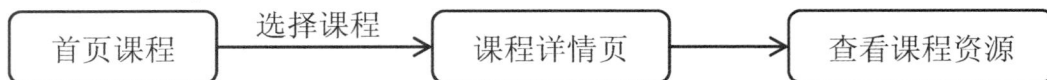

首页课程 —选择课程→ 课程详情页 → 查看课程资源

（2）手机端扫码操作步骤

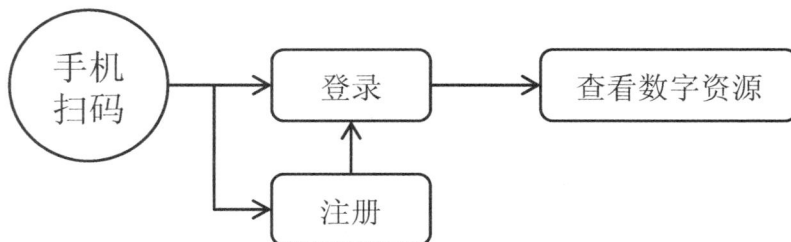

手机扫码 → 登录 → 查看数字资源

手机扫码 → 注册 → 登录

随着我国经济的持续发展和教育体系、结构的重大调整,职业教育办学思想、培养目标随之发生了重大变化,人们对职业教育的认识也发生了本质性的转变。我国已将发展职业教育作为重要的国家战略之一,高等职业教育成为高等教育的重要组成部分。作为高等职业教育重要组成部分的高等卫生职业教育也取得了长足的发展,为国家输送了大批高素质技能型、应用型医疗卫生人才。

为了全面落实职业教育规划纲要,贯彻《国务院关于加快发展现代职业教育的决定》和《教育部关于深化职业教育教学改革　全面提高人才培养质量的若干意见》等文件精神,体现"以服务为宗旨,以就业为导向,以能力为本位"的人才培养模式,积极落实高等卫生职业教育改革发展的最新成果,创新编写模式,满足"健康中国"对高素质创新技能型人才培养的需求,2017 年 8 月在全国卫生职业教育教学指导委员会专家和部分高职高专院校领导的指导下,华中科技大学出版社组织全国 30 余所院校的近200 位老师编写了本套全国高等卫生职业教育创新技能型"十三五"规划教材。

本套教材充分体现新一轮教学计划的特色,强调以就业为导向、以能力为本位、以岗位需求为标准的原则,按照技能型、服务型高素质劳动者的培养目标,遵循"三基"(基本理论、基本知识、基本技能)、"五性"(思想性、科学性、先进性、启发性、适用性)、"三特定"(特定目标、特定对象、特定限制)的编写原则,着重突出以下编写特点:

(1)密切结合最新的护理专业课程标准,紧密围绕执业资格标准和工作岗位需要,与护士执业资格考试相衔接。

(2)教材中加强对学生人文素质的培养,并将职业道德、人文素养教育贯穿培养全过程。

(3)教材规划定位于创新技能型教材,重视培养学生的创新、获取信息及终身学习的能力,实现高职教材的有机衔接与过渡作用,为中高职衔接、高职本科衔接的贯通人才培养通道做好准备。

(4)内容体系整体优化,注重相关教材内容的联系和衔接,避免遗漏和不必要的重复。编写队伍引入临床一线教师,力争实现教材内容与职业岗位能力要求相匹配。

(5)全套教材采用全新编写模式,以扫描二维码形式帮助老师及学生在移动终端共享优质配套网络资源,使用华中科技大学出版社提供的数字化平台将移动互联、网络增值、慕课等新的教学理念、教学技术和学习方式融入教材建设中,全面体现"以学生为中心"的教材开发理念。

本套教材得到了各院校的大力支持和高度关注,它将为新时期高等卫生职业教育的发展做出贡献。我们衷心希望这套教材能在相关课程的教学中发挥积极作用,并得到读者的青睐。我们也相信这套教材在使用过程中,通过教学实践的检验和实际问题的解决,能不断得到改进、完善和提高。

全国高等卫生职业教育创新技能型"十三五"规划教材
编写委员会

随着我国国民经济的高速发展、人民生活水平的日益提高、人们对营养与健康的日渐重视，平衡膳食、合理营养成为日常生活的基本要求。然而，目前大多数人缺乏营养知识，膳食不合理，导致许多与营养、膳食相关的疾病，肥胖、糖尿病、心脑血管疾病、肿瘤以及临床其他常见病等越来越多，而且发病越来越年轻化。了解并掌握营养与膳食的相关知识，可为预防和控制疾病起到促进作用。自 2000 年以来，营养学已是高职高专护理等医学相关专业教育的必修课程。

2016 年《"健康中国 2030"规划纲要》和 2017 年《国民营养计划(2017—2030 年)》颁布，对新时期高职高专护理类等专业人才培养提出了新的要求。为了贯彻落实教育部关于职业教育教学改革，提高人才培养质量的相关文件精神，服务"健康中国"对高素质高职高专院校护理类人才需求，进一步提升高职高专教育教学的质量和水平，华中科技大学出版社组织编写了本套教材。本书适合全日制高职高专护理专业以及其他医学相关专业和非医学专业的教学使用，也可作为注册营养师课程培训的参考教材。

本书特点如下。

1. 理念新　坚持"创新、协调、绿色、开放、共享"的发展理念，紧紧围绕"互联网＋"时代信息技术与高职高专教育教学深度融合的教学改革实践，突出以学生为中心的教学理念和互联网思维，努力推进教育信息化及互联网技术在教育教学中的应用，提高高职高专人才培养水平。

2. 内容新　本书的编写坚持"三基"(基本理论、基本知识、基本技能)、"五性"(思想性、科学性、先进性、启发性、适用性)和"三特定"(特定目标、特定对象、特定限制)的原则。

为适应新世纪教育改革的需要，编写过程中紧紧围绕高职高专护理类等专业教育的培养目标，紧扣高等职业教育三年制教学大纲、护士执业资格考试大纲、注册营养师考试大纲，结合国家最新健康、营养相关政策法规，参考相关教材，遵照"必需、够用和实用"的原则，精选编写内容，保留上一版教材中优秀和成熟的内容，对近年来营养学新进展和新应用做了全面更新，并在加强基本知识、基本理论和基本技能的同时，注重理论联系临床。

3. 形式新　全套教材采用"纸数融合"的编写和出版模式，除传统的纸质教材外,创新性地开发了网络增值服务平台,将教材中的拓展内容以扫描二维码形式呈现,使教材更加立体化、生活化、情景化以期达到学生好学、教师好教、临床好用的目的。

本书编者由各高职高专院校具有丰富营养学教学经验的教师、具有临床一线工作经验的临床营养医护人员、国家首届注册营养师等共同担任。

在本书编写过程中,得到华中科技大学出版社以及参编单位有关领导和众多院校、医院同仁的大力支持和热心帮助,在此一并表示衷心的感谢! 鉴于编者学术水平和写作能力有限,加上编写时间仓促,书中不足之处在所难免,在此恳请各位师生指正,使之日臻完善。

编　者

目 录

MULU

第三篇　餐饮管理

第九章　膳食制备

第四篇　疾病营养与慢性病管理

第十章　临床营养基础

第十一章　常见营养相关性疾病的营养治疗

第五篇　实训指导

绪　　论

一、营养与膳食的基本概念

（一）营养

人体从外界环境摄取食物，经过消化、吸收和代谢，利用其有益物质，供给能量，构成和更新身体组织，以及调节生理功能的全过程。

（二）营养素（nutrient）

营养素是食物中具有特定生理作用，能维持机体生长、发育、活动、生殖以及正常代谢所需的物质，包括蛋白质、脂类、碳水化合物、矿物质、维生素及水等。

（三）营养成分（nutrient component）

营养成分指食物中含有的对健康有益的成分，包括营养素及其他有效功能成分，如蛋白质、脂类、碳水化合物、矿物质、维生素、酚类化合物和苷类化合物等。

（四）必需营养素（essential nutrient）

必需营养素是指人体必需、体内不能合成或合成不足、需要从食物中获得的营养素。

（五）营养学（science of nutrition；nutrition；nutriology）

营养学是研究人体营养规律以及改善措施的科学，包括基础营养、食物营养、人群营养、公共营养、临床营养等。

（六）超重和肥胖（overweight and obesity）

由于体内脂肪的体积和（或）脂肪细胞数量的增加导致的体重增加，或体脂占体重的百分比异常增高，并在某些局部过多沉积脂肪，常用 BMI 进行判定。脂肪在腹部蓄积过多称为中心型肥胖（central obesity），通常用腰围或腰臀比进行判定。

（七）膳食指南（dietary guidelines，DG）

膳食指南是指一个国家或地区在一定时期内对所有居民或特殊人群的总指导原则，是依据营养学理论，结合社区人群实际情况制定的，是教育社区人群采取平衡膳食、摄取合理营养、促进健康的指导性意见，是政府部门或学术团体为了引导国民合理饮食维持健康而提出的饮食建议。

（八）计划膳食（dietary planning）

计划膳食是根据用膳者对能量和各种营养素的需要而进行膳食配方的设计。

（九）食谱（菜单）

食谱是根据就餐者的营养需要量、饮食习惯、食物的供应情况等，将一天或一周各餐主、副食的食物原料品种、数量及各种食物的烹调方法、进餐时间等进行详细计划，并以表格的形式展现给就餐者及食物加工人员。

（十）饮食行为（dietary behavior）

饮食行为是指人们习惯性的摄食活动，包括食物的选择与购买、食用频率、食用数量、食用方

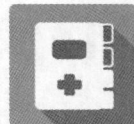

1

式、饮食场所等,可影响人们营养素的摄入及营养与健康状况。

(十一) 膳食(diet meals)

膳食是指各种食材经相互合理搭配以及一定的加工烹调而形成的食物或食品。由于种族、生活习惯、区域特点的不同,膳食有不同的结构和类型。

(十二) 膳食结构

膳食结构又称为膳食模式,是指居民消费的食物种类和数量的相对构成,即膳食中各类食物的数量及其在膳食中所占的比重。当今世界大致有四种膳食结构,即动/植物性食物平衡的膳食结构、以植物性食物为主的膳食结构、以动物性食物为主的膳食结构和地中海膳食结构。

营养与膳食最基本的理论基础是营养学,营养学是一门研究机体与食物之间关系的学科。2005 年发布的吉森宣言给出了新营养学的定义,并指出营养学的发展道路——成为生物学、社会学与环境科学三位一体的综合性学科。

营养与膳食的核心思想如下:要保证健康,必须注意合理营养、平衡膳食。合理营养是健康的物质基础,而平衡膳食又是合理营养的根本途径。

二、营养与膳食的发展

营养基因组学、转录组学、蛋白质组学和营养代谢组学、系统生物学等新概念和新技术在营养学领域得到了广泛应用。通过这些技术,可以从分子水平探索营养素对基因和蛋白质表达的影响,也可以反观基因改变对营养相关性疾病发生的影响。临床营养治疗的进展也为多样化的临床治疗以及患者的尽早康复提供了可能。2005 年第十八届国际营养学大会提出了 12 个主题:循证营养干预对 HIV/AIDS 发展的影响;非传染病预防的全球策略;贫困与食物营养保障;根据新原则的营养科学与食物政策;生态营养学;安全可持续的食物供给;多酚在健康和疾病中的作用;营养基因组学;循证营养学;营养过渡;食物作用声称的科学依据评价;儿童营养-人力基本投资。

未来营养学的发展应坚持个体营养与社会营养并重。社会营养面向的是整个人群,研究的是危害较大的营养学问题;个体营养则是基于基因组学技术研究饮食对个体的基因表达、蛋白表达以及代谢调节的影响,侧重于个体差异的分子机制。个体营养的研究结果可指导农业食品生产,并能为大规模人群试验、疾病防治提供理论依据。由此派生出的一系列分子生物学和系统生物学研究将大大提高国民的身体素质和健康基础水平。另外,慢性病营养因素研究与预防控制、肝病的营养治疗、高龄社会的营养健康干预也将成为今后的研究重点。

三、医药软件和"互联网＋"在营养与膳食中的运用

在营养与膳食蓬勃发展的同时,营养分析、营养调查与评价、营养配餐等医药软件也得到发展。这些软件以膳食平衡理论为基础,以膳食宝塔方案为原则,提供人们每日的平衡套餐食谱,帮助人们调整不良的饮食结构,教人们学会膳食的合理搭配,逐渐建立科学的饮食观念和良好的饮食习惯,减少由此而引起的种种疾病,提高人们的健康水平。这些软件是营养师、专业配餐人员的得力助手,也是家庭营养"指导员"。

医药营养软件已广泛应用于医院、社区、学校、公司等,为医护人员、营养师、学生等进行营养分析、营养评价、临床营养指导、食物营养素计算、食谱制作、人群配餐、营养信息的统计与管理服务等工作提供了极大的帮助。

"互联网＋"在营养与膳食中的运用也越来越广泛,营养线上咨询与个性化订制、营养课程培训等都可以在"互联网＋"实现。

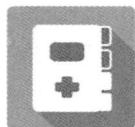

四、营养与膳食的内容和学习要求

全书分为四篇正文（共 11 章）、四个实训及三个附录。

营养与膳食与很多课程密切相关，如基础学科中的生物化学、生理学、药理学；临床学科的各种疾病的治疗学；预防医学中的食品卫生学、统计学等。要想学好这门课，就要学好这些相关课程。在当今社会，医学知识的更新速度越来越快，这就要求学生要有主动获取知识的能力，不断培养对理论知识和技能的好奇心和浓厚学习兴趣。通过实践教学环节，掌握营养学基本理论和基本技能，能够从事临床营养科室及其他各科室的营养护理日常工作，能够对患者营养状况进行调查和评价，并能从事社区居民的群体或个人的营养健康教育和干预工作。

（王江琼）

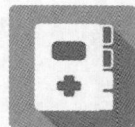

·第一篇·

食物与营养

第一章　基础营养

学习目标

掌握：营养与营养素的概念；必需氨基酸、必需脂肪酸、膳食纤维、微量元素的概念；蛋白质、脂类营养价值的评价方法；各类营养素及能量的膳食来源、缺乏与过量引起的疾病。

熟悉：各类营养素及能量的生理功能及参考摄入量；影响钙、铁、锌吸收的因素；常见营养状况的评价指标。

了解：膳食营养素参考摄入量的概念。

第一节　营养相关的基本概念

案例导入

李某，男，48岁，体重90 kg，身高170 cm，某公司经理，工作压力大，应酬多，吸烟，每天一盒，高血压病史20余年，体检总胆固醇、甘油三酯水平高于正常值，请问：

1. 李某的健康问题是什么？
2. 如何进行膳食指导？

一、概述

1. 营养素需要量　营养素需要量是指维持人体正常生理功能所需营养素的数量，又称为营养素生理需要量。

2. 营养素供给量　营养素供给量是指为满足机体营养需要，每日必须由膳食提供的各种营养素的数量。

3. 平均需要量（EAR）　平均需要量是指某一特定性别、年龄及生理状况群体中对某种营养素需要量的平均值。这一摄入水平能够满足群体中50％的个体对某一种营养素的需要，而不能满足另外50％的个体对该营养素的需要。EAR是制定推荐摄入量的基础。

4. 推荐摄入量（RNI）　推荐摄入量是以EAR为基础制定的，可以满足某一特定性别、年龄及生理状况群体中绝大多数（97％～98％）人的需要。长期摄入RNI水平，可以维持组织中有适当的储备，满足机体对该营养素的需要。RNI的主要用途是作为个体每日摄入该营养素的目

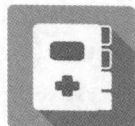

Note

标值。

5. 适宜摄入量(AI) 适宜摄入量是通过观察或实验获得的健康人群某种营养素的摄入量。AI 应能满足目标人群中几乎所有个体的需要。AI 的主要用途是作为个体每日营养素摄入量的目标量值,是限制过多摄入的标准。当健康个体摄入量达到 AI 时,出现营养缺乏的危险性很小。但如果长期摄入超过 AI,则有可能产生毒副作用。AI 的准确性远不如 RNI,可能显著高于 RNI。

6. 可耐受最高摄入量(UL) 可耐受最高摄入量是指平均每日可以摄入该营养素的最高量,这个量对一般人群中的几乎所有个体都不至于产生不良反应。UL 的主要用途是防止个体摄入量过高,避免发生中毒,它可用于指导营养强化食品和补充剂的安全消费,当摄入量超过 UL 时,发生毒副作用的危险性会增加。

第二节 蛋 白 质

案例导入

在安徽阜阳的农村,有一件怪事。从 2003 年 4 月开始,那里本来健康出生的 100 多名婴儿,在喂养期间,开始变得四肢短小、身体瘦弱,尤其是婴儿的脑袋偏大。当地人称这些孩子为"大头娃娃"。经诊断,这些孩子均为重度营养不良。调查显示,这些孩子都长期饮用了一种蛋白质含量极低的劣质奶粉。婴儿主要依赖的营养就是奶粉中的蛋白质,而这些劣质奶粉几乎无法给婴儿的发育提供任何养分,从而导致重度营养不良。

请问:

1. 蛋白质在生命活动中承担什么作用?
2. 为什么缺乏蛋白质会导致"大头娃娃"?

蛋白质是一切生命的物质基础,没有蛋白质就没有生命。它是构成人体的基本物质,与人体的生长发育和健康有着密切的关系,在人类营养中占有非常重要的地位,是人体最重要的营养素之一。正常成人体内 6%～19% 是蛋白质,成人体内每天约有 3% 的蛋白质被更新。

一、氨基酸

(一) 必需氨基酸

蛋白质由碳、氢、氧、氮、硫、磷等元素组成,主要是含氮元素。氨基酸是构成蛋白质的基本单位。构成人体蛋白质的 20 种氨基酸中,有 8 种(婴儿为 9 种)是人体不能合成或合成速度不能满足机体需要必须从食物中直接获得,称为必需氨基酸。包括异亮氨酸、亮氨酸、赖氨酸、蛋氨酸、苯丙氨酸、苏氨酸、色氨酸、缬氨酸和组氨酸(婴儿必需)。其余的为非必需氨基酸,可由其他营养物质转变而来。

(二) 氨基酸模式和限制氨基酸

氨基酸模式是指蛋白质中各种必需氨基酸的构成比例。

当食物蛋白质氨基酸模式与人体蛋白质氨基酸模式越接近时,必需氨基酸被机体利用的程

Note

度就越高,食物蛋白质的营养价值也相对越高,称为优质蛋白质,如动物性蛋白质中蛋、奶、肉、鱼以及大豆蛋白等。反之,当食物蛋白质中一种或几种必需氨基酸相对含量较低,导致其他的必需氨基酸在体内不能被充分利用而浪费,造成蛋白质营养价值降低,这些含量较低的必需氨基酸就称为限制氨基酸。如植物性蛋白质缺少赖氨酸、蛋氨酸、苏氨酸和色氨酸,其营养价值就相对较低。其中含量最低的称第一限制氨基酸,如大米和面粉蛋白质中赖氨酸含量最少,为第一限制氨基酸。

（三）蛋白质互补作用

为了提高植物性蛋白质的营养价值,往往将两种或两种以上的食物混合食用,达到以多补少的目的,提高膳食蛋白质的营养价值,这种不同食物间相互补充其必需氨基酸不足的作用称为蛋白质互补作用,如肉类和大豆蛋白可弥补米面蛋白质中赖氨酸的不足。因此,在饮食中提倡食物多样化,将多种食物混合食用,可使必需氨基酸互相补充,使其模式更接近人体的需要。

二、蛋白质的生理功能

（1）蛋白质是人体组织的构成成分。

（2）构成体内各种重要的生物活性物质。

（3）提供能量。

三、氮平衡

氮平衡是指氮的摄入量与排出量之间的平衡状态,包括零氮平衡、正氮平衡和负氮平衡三种情况。由于碳水化合物和脂肪中仅含有碳、氢、氧,不含氮,因此蛋白质是人体氮的唯一来源。

一般营养正常的健康成年人属于零氮平衡;生长期的儿童、少年,孕妇和恢复期的伤病员等就属于正氮平衡;慢性消耗性疾病、组织创伤患者和饥饿状态等就属于负氮平衡,长期处于负氮平衡时,将引起蛋白质缺乏、体重减轻、机体抵抗力下降。

四、食物蛋白质营养价值评价

蛋白质的营养价值评价,主要从食物蛋白质含量、蛋白质消化率和蛋白质利用率三个方面来进行全面的评价。

（一）蛋白质含量

评定一种食物的蛋白质营养价值,应以氮含量为基础,其含量测定一般用微量凯氏定氮法。食物中含氮量占蛋白质的16%,因此,由氮计算食物中蛋白质的换算系数为6.25。

（二）蛋白质消化率

蛋白质消化率是指蛋白质被消化酶水解后的吸收程度。消化率高则表明该蛋白质被吸收利用的可能性大,其营养价值也高。

测定蛋白质消化率时,无论是以人还是以动物为实验对象,都必须检测实验期内摄入的食物氮、排出体外的粪氮和粪代谢氮,再用下列公式计算。粪代谢氮是试验对象完全不摄入蛋白质时粪中的含氮量。成人24小时内粪代谢氮一般为0.9～1.2 g。

$$蛋白质消化率 = \frac{食物氮 - (粪氮 - 粪代谢氮)}{食物氮} \times 100\%$$

（三）蛋白质利用率

衡量蛋白质利用率的指标有很多,各指标分别从不同角度反映蛋白质被利用的程度,下面介绍三种常用指标。

1. 蛋白质生物学价值　蛋白质生物学价值是反映食物蛋白质被消化吸收后被机体利用的

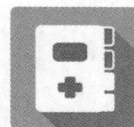

Note

部分。生物学价值越高则其被利用程度越高,最大值为100。计算公式如下。

$$蛋白质生物学价值 = \frac{储留氮}{吸收氮} \times 100\%$$

其中:

$$吸收氮 = 食物氮 - (粪氮 - 粪代谢氮)$$
$$储留氮 = 吸收氮 - (尿氮 - 尿内源性氮)$$

2. 蛋白质净利用率　蛋白质净利用率是反映食物中蛋白质被利用的程度,即机体利用的蛋白质占食物中蛋白质的百分比,它包含了食物蛋白质消化和利用两个方面,因此更为全面。

$$蛋白质的净利用率 = 消化率 \times 生物学价值 \times 100\%$$

3. 蛋白质功效比值　蛋白质功效比值是用处于生长阶段的幼年动物在实验期内其体重增加和摄入蛋白质的量的比值来反映蛋白质的营养价值的指标。由于所测蛋白质主要被用来提供生长之需,故该指标被广泛用来进行婴儿食品中蛋白质的评价。实验时,一般用刚断奶的雄性大白鼠,用含10%被测蛋白质的饲料喂养28天,饲料中被测蛋白质是唯一蛋白质来源,逐日记录进食量,每周称量体重。

$$蛋白质功效比值 = \frac{动物体质量增加(g)}{摄入食物蛋白质(g)}$$

五、蛋白质营养不良

(一) 膳食中蛋白质长期摄入不足

膳食中蛋白质长期摄入不足时,机体将发生蛋白质缺乏症,蛋白质营养不良常与热能营养不良同时发生,称为蛋白质-热能营养不良(PEM),可分为以下两种类型。

1. 消瘦型　消瘦型也称干瘦型,为蛋白质和热能同时严重缺乏,以消瘦为其特征。消瘦型多见于经济落后国家一岁以下婴儿,表现为精神萎靡,生长发育迟缓,皮下脂肪减少或消失,明显消瘦,体弱易哭闹,皮肤、毛发干燥无光泽,腹泻、脱水,对传染病的抵抗力降低,容易发生感染。

2. 水肿型　水肿型又称恶性营养不良,指能量摄入基本满足而蛋白质严重缺乏,以全身性水肿为其特征。其主要表现为腹部和腿部水肿,虚弱,表情淡漠,生长滞缓,头发变色、变脆和易脱落,易感染其他疾病等。

(二) 膳食中蛋白质摄入过高

膳食中蛋白质,尤其是动物性蛋白质摄入过高,会增加饱和脂肪酸和胆固醇的摄入。正常情况下,人体不储存蛋白质,所以必须将过多的蛋白质脱氨分解,氮则由尿排出体外,从而引起尿钙的丢失及肝、肾的负担。

六、蛋白质的食物来源与推荐摄入量

1. 蛋白质的食物来源　蛋白质广泛存在于动、植物性食物中,蛋、肉、鱼、乳类是优质蛋白质的良好来源;粮谷类是我国居民膳食蛋白质的主要来源。动物性蛋白质质量好、利用率高,但同时富含饱和脂肪酸和胆固醇,而植物性蛋白质利用率低,因此,注意蛋白质互补,进行适当搭配是非常重要的。大豆是植物中优质蛋白质的良好来源,蛋白质含量最高,且赖氨酸含量较多,对粮谷类蛋白质能起到较好的互补作用。

2. 蛋白质的推荐摄入量　成年人每日蛋白质推荐摄入量为1~1.2 g/kg,婴幼儿为1.5~3 g/kg;按蛋白质热能供给量占总热能的百分比计算,成人为10%～12%,儿童青少年为12%～14%。

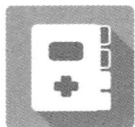

第三节　脂　类

案例导入

刘某，男，59岁，身高176 cm，体重82 kg，机关干部。请判断刘先生的体型并为刘先生提出合理膳食的建议。

脂类（lipids）是脂肪和类脂的统称，其共同特性是具有脂溶性。脂肪由碳、氢、氧三种元素组成，是由一分子甘油和三分子脂肪酸结合而成的甘油三酯。类脂则是一类在某些理化性质上与脂肪类似的物质，包括磷脂、胆固醇、脂蛋白等。食物中的脂类95％是甘油三酯，5％是其他脂类。人体内储存的脂类中甘油三酯高达99％。

一、脂类的生理功能

（1）储存和提供能量。

（2）机体重要的构成成分。

（3）提供必需脂肪酸（EFA）。

（4）促进脂溶性维生素的消化吸收。

（5）帮助机体更有效地利用碳水化合物和节约蛋白质。

（6）其他功能：脂肪组织有调节体温、支持和保护脏器、滋润皮肤、增进饱腹感及提高摄入食物口感的作用。

二、膳食脂肪营养价值评价

膳食脂肪的营养价值与许多因素有关，通常是从脂肪的消化率、必需脂肪酸含量、脂溶性维生素含量及油脂稳定性四个方面进行营养价值评价。

三、脂类营养不良

摄入脂肪过多，易引起肥胖及与肥胖相关的疾病，如高脂血症、高血压、冠心病、胆石症及癌症等，甚至影响寿命。因此，降低和限制脂肪的摄入，已成为发达国家及我国许多地区预防此类疾病发生的重要措施。但脂肪摄入过少，又有可能引起必需脂肪酸、脂溶性维生素和热能等摄入不足，也会影响人体健康。

反式脂肪酸

四、脂类的食物来源与推荐摄入量

1. 脂类的食物来源　脂类主要来源于各种植物油和动物脂肪。植物性食物中，以大豆、花生等作物的种子以及坚果类食品为主要来源；动物性食物中，以各种动物油脂，畜、禽肉类，蛋类及其制品为主要来源。植物油（椰子油除外）中以不饱和脂肪酸为主，动物脂肪（鱼油除外）则以饱和脂肪酸为主。鱼类脂肪含二十碳五烯酸（EPA）、二十二碳六烯酸（DHA）较多；蛋黄、动物肝脏、大豆、麦胚和花生含磷脂较多；动物肝、脑、肾等内脏和蛋黄中胆固醇含量较多。

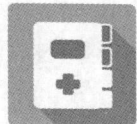

Note

EPA 与 DHA

2. 脂类的推荐摄入量 我国推荐的每日膳食脂肪供给量按照其占总热能的百分比进行计算,推荐成人为 20%～30%,儿童、青少年为 25%～30%,1 岁以内的婴幼儿为 35%～50%。其中饱和脂肪酸、单不饱和脂肪酸、多不饱和脂肪酸的比例以 1∶1∶1 为宜。胆固醇的摄入量每天不超过 300 mg。

第四节　碳水化合物

案例导入

某女,25 岁,身高 161 cm,体重 60 kg,认为自己太胖,便试用各种减肥方法,吃饭时杜绝一切碳水化合物。请问:

1. 碳水化合物的生理功能有哪些?

2. 长久不摄入碳水化合物会对身体带来哪些伤害?

碳水化合物又称为糖类,是由碳、氢、氧三种元素组成的化合物。它是自然界存在最多、分布最广的一类重要的有机化合物,也是人类最价廉且安全的能量来源,是食物中的主要成分之一。

一、碳水化合物的分类与组成

根据 WHO 专家组(1998 年)的建议,按聚合度,碳水化合物可分为糖、寡糖和多糖三类(表1-1)。

表 1-1　主要的膳食碳水化合物

分类(糖分子糖苷键聚合度)	亚组	组成
糖(1～2)	单糖	葡萄糖、半乳糖、果糖
	双糖	蔗糖、乳糖、麦芽糖、海藻糖
	糖醇	山梨醇、甘露醇
寡糖(3～9)	异麦芽低聚寡糖	麦芽糊精
	其他寡糖	棉子糖、水苏糖、低聚果糖
多糖(≥10)	淀粉	直链淀粉、支链淀粉、变性淀粉
	非淀粉多糖(膳食纤维)	纤维素、半纤维素、果胶、亲水胶质

(一)糖

糖包括单糖、双糖和糖醇。

1. 单糖 单糖是最简单的糖,通常条件下不能再被直接水解为分子更小的糖。常见单糖列举如下。

(1)葡萄糖:不仅是最常见的糖,也是世界上最丰富的有机物。它在血液、脑脊液、淋巴液、水果、蜂蜜以及多种植物液中都以游离形式存在,是构成多种寡糖和多糖的基本单位。

(2)半乳糖:此糖几乎全部以结合形式存在。它是乳糖、蜜二糖、水苏糖、棉子糖等的组成成分之一,不单独存在于天然食物中。

Note

（3）果糖：它通常与蔗糖共存于果汁及蜂蜜中，苹果及番茄中含量较多。果糖是天然碳水化合物中甜味最高的糖。

2. 双糖　双糖是由两个相同或不相同的单糖分子上的羟基脱水生成的糖苷。自然界最常见的双糖是蔗糖及乳糖，此外还有麦芽糖、海藻糖、异麦芽糖、纤维二糖、壳二糖等。

（1）蔗糖：又称白糖、砂糖，它是由一分子葡萄糖与一分子果糖缩合脱水而成。蔗糖几乎普遍存在于植物界的叶、花、根、茎及果实中，甜度仅次于果糖。

（2）乳糖：由一分子葡萄糖与一分子半乳糖缩合而成。乳糖只存在于各种哺乳动物的乳汁中，其浓度约为 5％。它不刺激胃肠黏膜，且促进肠道中有益菌生长，为婴儿的生长提供营养。人体消化液中乳糖酶可将乳糖水解为其相应的单糖。

3. 糖醇　糖醇是单糖的重要衍生物，常见的有山梨醇、甘露醇、木糖醇、麦芽糖醇等，因其不能被口腔中的微生物利用，所以有防龋齿作用。

乳糖不耐受

（二）寡糖

寡糖又称低聚糖。比较重要的寡糖是存在于豆类食品中的棉子糖和水苏糖，这两种糖都不能被肠道细菌代谢，产生气体和其他产物，造成胀气，因此必须进行适当加工以减小其不良影响。但也有些难以被人体消化吸收的寡糖，被认为是一种水溶性膳食纤维，但易被大肠双歧杆菌利用，促进这类菌群的增加可达到保健作用。

（三）多糖

多糖是由 10 个及以上单糖组成的大分子糖。

1. 淀粉　淀粉占膳食中糖类的绝大部分，是人类的主要食物，存在于谷类、根茎类等植物中。

2. 糖原　糖原几乎全部存在于动物组织中，故又称为动物淀粉，是人和动物体内糖的储存形式，分布于所有组织之中，而以肝和肌肉含量最多，肝脏中储存的糖原可维持正常的血糖浓度，肌肉中的糖原可提供机体运动所需要的能量，尤其是高强度和持久运动时的能量需要。

3. 纤维　纤维是存在于植物体中不能被人体消化吸收的多糖。存在于食物中的各类纤维统称为膳食纤维，根据其水溶性不同，一般分为可溶性纤维和不溶性纤维。

二、碳水化合物的生理功能

（1）提供和储存能量。

（2）构成机体的重要物质。

（3）节约蛋白质作用。

（4）抗生酮作用。

（5）提供膳食纤维。

（6）解毒功能。

三、碳水化合物的食物来源与推荐摄入量

1. 碳水化合物的食物来源　膳食中可利用的碳水化合物主要存在于植物性食物中，主要来源于粮谷类、豆类和根茎类，还可来自各种精制糖。奶和奶制品中的乳糖，是婴儿主要的能量来源。蔬菜、水果含有少量单糖和大量纤维素、果胶，是膳食纤维的主要来源。

2. 碳水化合物的推荐摄入量　根据我国膳食中碳水化合物的实际摄入量，建议除 2 岁以下的婴幼儿外，每日碳水化合物的供给量以占总能量的 50％～65％为宜，精制糖占总能量的 10％以下。

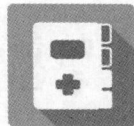

Note

第五节　能　　量

案例导入

据统计,我国目前肥胖发病率上升了17%,部分大中城市达到40%～50%,和某些发达国家的肥胖发病率相同。《英国医学杂志》的一篇评论说,中国的肥胖问题正以"令人担忧的"速度增加,有近15%的人口体重超标,儿童肥胖在15年里增加了28倍。请问:是什么原因导致肥胖?

能量是指人体维持生命活动所需要的热能。体内的能量,一方面不断地释放出热量,维持体温的恒定并不断向环境中散发,另一方面作为能源可维持各种生命活动的正常进行。

一、能量单位与能量系数

能量单位,过去习惯使用卡(cal)或千卡(kcal),1 kcal即指1 kg的水由15 ℃上升1 ℃所需要的热能。现在国际上通常以焦耳(J)为能量的计量单位,1 J是1 N的力使1 kg的物质移动1 m所消耗的能量,营养学上使用最多的是其1000倍的单位,即千焦耳(kJ)。其换算关系如下:1 J＝0.239 cal;1 cal ＝ 4.184 J。1 g碳水化合物和蛋白质产生的能量均为16.7 kJ(约4.0 kcal),1 g脂肪产生的能量为37.6 kJ(约9.0 kcal)。

二、人体的能量消耗

人体对能量的需要与其能量的消耗相等。人体的能量消耗包括基础代谢、体力活动和食物的热效应三个方面。对于生长发育中的儿童,还应包括机体生长发育和身体各种组织所需要的能量。孕妇和乳母还应有满足胎儿生长、母体组织储备和授乳的热能需要。

(一) 基础代谢

基础代谢(BM)是指维持生命的最低能量消耗,即身体在完全安静、松弛,无体力、脑力负担,无胃肠消化活动的恒温条件(18～25 ℃)下,禁食12 h后,静卧、放松而又清醒时的能量消耗。基础代谢占每日总能量消耗的60%～75%。

(二) 体力活动

中国营养学会建议将我国人民的活动强度分为3级(表1-2)。

表1-2　中国营养学会建议的中国成人活动强度分级

活动强度	职业工作时间分配	工作内容举例	PAL	
			男	女
轻	75%时间坐或站立; 25%时间站着活动	办公室工作,修理电器、钟表,销售,酒店服务,化学实验操作,讲课等	1.55	1.56
中	25%时间坐或站立; 75%时间特殊职业活动	学生日常生活,机动车驾驶,电工安装,车床操作,金工切割等	1.78	1.64

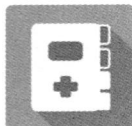

续表

活动强度	职业工作时间分配	工作内容举例	PAL	
			男	女
重	40％时间坐或站立；60％时间特殊职业活动	非机械化农业活动,炼钢,跳舞,体育运动,装卸,采矿等	2.10	1.82

注：PAL为体力活动比,PAL＝一项活动每分钟能量消耗量/每分钟基础代谢的能量消耗量。

(三) 食物热效应

食物热效应(TEF)即食物特殊动力作用,指人体在摄食过程中,由于要对食物中的营养素进行消化、吸收、代谢转化等,需要额外消耗能量,引起体温升高和散发能量。这种机体因摄食而引起的能量额外消耗称为食物热效应。食物的热效应因食物营养素而异,蛋白质最强,其次是碳水化合物,脂肪最弱。一般摄入蛋白质的食物热效应约消耗本身产生能量的30％,糖类为5％～6％,脂肪为4％～5％,三者的混合膳为10％。此外,食物热效应与进食量和进食频率也有关：吃得越多,热量消耗也越多;吃得越快,热效应越高。

三、能量的供给

膳食能量主要来自蛋白质、脂肪和碳水化合物。三大产热营养素占总热能的百分比分别为：蛋白质10％～15％;脂肪20％～30％;碳水化合物50％～65％。

四、能量与健康

能量平衡与否与健康的关系极大。正常情况下,人体每天摄入的能量与消耗的能量应基本保持平衡,则体重可维持在正常范围内,使机体健康。

由于饥饿或疾病等原因造成能量摄入不足,可使体力下降,出现全身无力、嗜睡、怕冷、头晕、目光无神、皮肤苍白等,生理功能受到影响,工作效率低下。能量摄入不足致使太少的脂肪储存,身体对环境的适应能力和抵抗力也因此而下降。体重太轻的女性,性成熟延迟,易生产低体重婴儿。年老时能量摄入不足会增加营养不良的危险。

过多的能量摄入易导致肥胖,增加高血压、心脏病、糖尿病和某些癌症的发病危险性。我国近些年来居民生活水平有了很大的提高,饮食结构发生变化,膳食中动物性食物的摄入量增加,使能量和脂肪摄入过多,导致营养过剩,严重威胁人们的健康,应引起重视。

第六节 维 生 素

案 例 导 入

小王长期偏食,喜欢吃肉类和油炸食品,很少吃蔬菜和水果。最近他出现了牙龈肿胀、疼痛,刷牙时还总是出血,身上有些部位有出血点,他怀疑自己缺乏维生素C。请简述维生素C缺乏的基本症状与体征,并给小王一些营养建议。

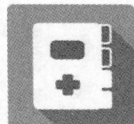

维生素是维持机体生命活动和正常功能所必需的一类微量的低分子有机化合物。它既不参与机体组成也不提供能量,机体对其需要甚微,但它们在体内的生理功能却非常重要,是体内重要的代谢酶的辅酶。由于维生素在体内不能合成或合成的数量不能满足生理需要,一般以其本体形式或被机体利用的前体形式存在于天然食物中,因此,必须从食物中获取。

维生素分为两大类:一类是脂溶性维生素,主要有维生素 A、维生素 D、维生素 E、维生素 K;另一类是水溶性维生素,主要有 B 族维生素(维生素 B_1、维生素 B_2、烟酸、泛酸、维生素 B_6、叶酸、维生素 B_{12} 等)和维生素 C。

维生素具有以下共同的特点:第一,以本体或前体化合物存在于天然食物中;第二,必须由食物供给,人体不能合成;第三,在机体内不提供能量,不参与机体组织的构成,但在调节物质代谢的过程中起着重要作用;第四,机体缺乏维生素时,物质代谢将发生障碍,表现出不同的缺乏症。

一、维生素 A 及类胡萝卜素

维生素 A 又称视黄醇,仅存在于动物性食物中。类胡萝卜素存在于植物性食物中,为维生素 A 的前体,能在体内转化为维生素 A,又称为维生素 A 原。目前发现约有 50 种天然类胡萝卜素能转化为维生素 A,其中比较重要的有 α-胡萝卜素、β-胡萝卜素、γ-胡萝卜素等,其中 β-胡萝卜素的活性最高,它常与叶绿素共存,其转化成的维生素 A 约占人体维生素 A 需要量的 2/3。

(一) 生理功能

(1)维持正常视觉功能。
(2)维护上皮组织细胞的结构和功能。
(3)维持正常生长发育与生殖。
(4)维持和增强免疫功能。
(5)抵制肿瘤细胞生长。

(二) 缺乏及过量

长期缺乏维生素 A 会导致暗适应能力下降,严重时引发夜盲症;儿童生长发育迟缓,易被感染;皮肤干燥,毛囊角化;结膜干燥、角化,形成眼干燥症。但维生素 A 过度摄入可引起头痛、恶心、腹泻、肝脾大等。

(三) 食物来源与参考摄入量

人体从食物中获得的维生素 A 有两大类。一类为维生素 A 原即各种类胡萝卜素,主要存在于深绿色或红、黄色蔬菜和水果等植物性食物中,例如胡萝卜、菠菜、红心甜薯、南瓜、西兰花、苜蓿等。另一类为动物性食物的维生素 A,主要存在于动物肝脏、未脱脂的奶及奶制品和蛋中。

二、维生素 D

维生素 D 又称抗佝偻病维生素,为固醇类衍生物,具有抗佝偻病作用。维生素 D 有五种化合物,以维生素 D_2(麦角钙化醇)和维生素 D_3(胆钙化醇)最常见。维生素 D 性质稳定,在中性和碱性溶液中耐热,不易被氧化,一般烹调加工不会损失,但脂肪酸败可致其破坏。

维生素 D 有以下三点特性:存在于部分天然食物中;人体皮下储存从胆固醇生成的 7-脱氢胆固醇,受紫外线的照射后,可转变为维生素 D_3;适当的日光浴足以满足人体对维生素 D 的需要。

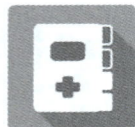

（一）生理功能

维生素 D 在肝脏被氧化成 $25\text{-}(OH)D_3$，再于肾脏中转化成为 $1,25\text{-}(OH)_2D_3$ 后才有生理活性。其主要生理功能如下：促进小肠钙的吸收转运；促进肾小管对钙、磷的重吸收，并与甲状旁腺共同作用调节血钙在正常范围内；促进骨骼和牙齿的正常生长与钙化；调节细胞的分化、增殖及生长；促进人体在怀孕期及哺乳期将钙输送到子体。

（二）缺乏及过量

维生素 D 缺乏的婴儿易引起佝偻病；对于成人，尤其是孕妇、乳母和老人，可使已成熟的骨骼脱钙而发生骨质软化症、骨质疏松症和手足痉挛症。

维生素 D 过量则会导致中毒，症状包括高钙血症、高钙尿症、痢疾或便秘、头痛、厌食、恶心、呕吐、肌肉乏力、关节疼痛、心律不齐等。

三、食物来源与参考摄入量

维生素 D 的来源包括阳光照射与食物摄入两方面。对婴幼儿来说，经常晒太阳是机体获取维生素 D_3 的主要途径。在我国北方冬季出生的婴儿，由于室外太冷，冬季的紫外线较弱，因此不能通过阳光照射得到维生素 D，需要从食物中补充。

动物性食物是天然维生素 D 的主要来源，动物肝脏、海鱼及鱼卵、蛋黄等食物中维生素 D 含量较高，瘦肉及奶中其含量较少，鱼肝油富含维生素 D。

四、维生素 B_1

维生素 B_1 也称硫胺素，又称为抗神经炎因子或抗脚气病因子。维生素 B_1 易溶于水，在酸性环境下较稳定，遇碱和高温易被破坏。烹调时在食物中放碱，如蒸馒头、煮稀饭、炸油条等，会造成维生素 B_1 的大量损失。

（一）生理功能

（1）辅酶功能。

（2）非辅酶功能。

（二）缺乏及过量

维生素 B_1 缺乏症又称为脚气病，常发生在以精白米面为主食的人群中。维生素 B_1 过量中毒很少见，因为其可以完全排出体外，不会潴留在人体中，过多摄入对人体无用。

（三）食物来源

维生素 B_1 广泛存在于天然食物中，其食物来源如下。一是谷类的谷皮和胚芽、豆类、硬果和干酵母，糙米和带麸皮的面粉比精白米面中的含量高。谷类食物中全粒谷物含维生素 B_1 较丰富，是我国居民维生素 B_1 摄入的主要来源。二是动物内脏（肝、心、肾）、瘦肉类和蛋黄。

五、维生素 B_2

维生素 B_2 又称为核黄素。

（一）生理功能

（1）参与体内生物氧化与能量代谢。

（2）参与烟酸和维生素 B_6 的代谢。

（3）参与体内的抗氧化防御系统和药物代谢。

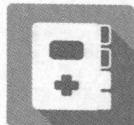

（4）其他：参与细胞的生长代谢，促进机体组织代谢和修复，如强化肝功能、调节肾上腺素的分泌；与机体铁的吸收、储存和动员有关；具有保护皮肤毛囊黏膜及皮脂腺的功能。

（二）缺乏及过量

摄入不足和酗酒是维生素 B_2 缺乏最常见的原因。维生素 B_2 缺乏可出现多种临床症状，主要表现为口腔、唇、皮肤、生殖器的炎症和机能障碍，如口角炎、舌炎、脂溢性皮炎、阴囊炎、眼睑炎及角膜血管增生等，称为口腔生殖综合征。长期缺乏维生素 B_2 会导致儿童生长迟缓，轻中度缺铁性贫血。妊娠期缺乏维生素 B_2 可致胎儿骨骼畸形。

一般来说，维生素 B_2 过量不会引发中毒。

（三）食物来源与参考摄入量

维生素 B_2 是我国居民最容易缺乏的营养素之一，应注意补充。它主要来源于动物性食物与植物性食物，动物性食物中其含量高于植物性食物。动物性食物以畜禽的肝、心、肾、乳及蛋类中含量尤为丰富，植物性食物以大豆和各类绿叶蔬菜为主要来源，而谷类含量较少，尤其是谷类加工对维生素 B_2 的存留有较大的影响。

六、维生素 C

维生素 C 又称抗坏血酸。维生素 C 在酸性溶液中较稳定，遇碱、光、热易分解破坏。维生素 C 易溶于水，在加工、烹调、储存过程中，也容易丢失，尤其烹调时间过长，采用煮、炸等方法将使维生素 C 大量损失。

（一）生理功能

（1）抗氧化作用。

（2）参与体内羟化反应，促进胶原蛋白的合成。防止坏血病，维持牙齿、骨骼和血管的正常功能，促进伤口愈合。

（3）解毒保肝及防癌作用。

（4）其他：促进抗体形成及铁的吸收和转运；促进四氢叶酸形成；降低血胆固醇含量；参与肾上腺皮质激素的合成与释放等。

（二）缺乏及过量

长期缺乏维生素 C 会导致坏血病。早期症状为嗜睡、疲乏、易感染、牙龈出血、伤口愈合不良、骨钙化异常、皮肤出现出血点与淤斑、轻微贫血等，严重缺乏时可发生精神异常（包括多疑症、抑郁症和癔症），重度维生素 C 缺乏则会出现内脏出血。小儿尤其是 5~24 个月的婴儿可因骨膜下出血，导致下肢肿胀、疼痛，两大腿外展，小腿内弯，呈假性瘫痪状。

维生素 C 在体内分解代谢最终的重要产物是草酸，长期服用过量维生素 C 可能出现草酸尿以致形成泌尿道结石，并出现对维生素 C 的依赖性。

（三）食物来源与参考摄入量

新鲜的水果、蔬菜是维生素 C 的主要食物来源，叶菜类比根茎类含量多，酸味水果比无酸味水果多。柑橘、柚子、山楂等水果及菠菜、青椒、芥菜等深色蔬菜中其含量均较高。野生的蔬菜和水果（如苋菜、苜蓿、刺梨、沙棘、酸枣和猕猴桃等）含量尤为丰富。因维生素 C 易氧化失活，故应注意合理烹调，避免损失。

合理选择饮料

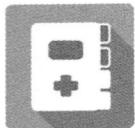

Note

第七节　矿　物　质

案例导入

某女性患者偏食严重,只吃一些水果和谷类食物,最近发现手脚麻木、关节疼,并有抽筋现象。请问:产生这些症状的主要原因是什么?

人体内有 20 多种元素为构成人体组织、机体代谢、维持正常生理功能所必需的。这些元素中,除了碳、氢、氧、氮以有机化合物的形式(如碳水化合物、脂肪、蛋白质、维生素等)存在以外,其余元素统称为矿物质,亦称无机盐或灰分。

矿物质又分为常量元素和微量元素。其中,含量大于体重 0.01% 的称为常量元素或宏量元素,有钙、磷、钠、钾、氯、镁、硫共七种,常量元素均为必需元素。在机体内含量少于体重 0.01% 的称为微量元素,共分为三类:第一类是维持正常人体生命活动不可缺少的必需微量元素,有铁、碘、锌、铜、硒、铬、锰、钴、氟、钼共十种;第二类是可能必需微量元素,具有一定生物学作用,如硅、镍、硼、矾等;第三类是具有潜在毒性的微量元素,具有体内蓄积倾向和潜在毒性,但低剂量时对人体可能具有必需功能,如铅、镉、砷、铝、锡、锂等。

矿物质具有以下特点:第一,体内不能合成,必须从食物和水中摄取;第二,在体内组织器官中的分布不均匀,如铁主要在红细胞,碘主要在甲状腺,钴主要在造血系统,锌主要在肌肉组织,钙、磷主要在骨骼和牙齿等;第三,矿物质元素相互之间存在协同或拮抗效应;第四,部分矿物质的生理作用剂量与毒性剂量带之间的距离较小,过量摄入易引起中毒。

根据我国居民的饮食习惯和矿物质在体内的分布及吸收特点,我国人群比较容易缺乏钙、铁、锌,在特殊地理环境或其他特殊条件下,也可造成碘和硒缺乏。有些元素也可因摄入过量而发生中毒。

一、钙

钙是人体含量最多的无机元素,成人体内的钙占体重的 1.5%～2%,为 1000～1200 g,其中 99% 集中在骨骼和牙齿,其余 1% 以离子态存在于软组织、细胞外液及血液中。

(一) 生理功能

(1) 构成骨骼和牙齿的主要成分。

(2) 促进体内酶的活动。

(3) 维持神经和肌肉活动。

(4) 其他:参与凝血过程;促进激素分泌;参与细胞间胶质形成,维持体内酸碱平衡等。

(二) 钙的吸收

钙在肠道的吸收率受诸多因素影响,如食物中的蛋白质、维生素 D、乳糖以及太阳紫外线的照射等可促进钙吸收,钙磷之比为 1∶1 时,钙吸收最好。同时,也受膳食中钙含量及年龄的影响。成年人钙的吸收率约为 20%,儿童约为 40%,婴儿可达 75%,老年人仅为 15% 左右。当机体钙需要量增加时,吸收率也会增加。

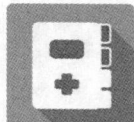

粮食、蔬菜等植物性食物中的草酸、植酸和磷酸,均可与钙形成不溶性钙盐,阻碍钙的吸收。此外,膳食纤维过多、脂肪过多或脂肪消化不良、某些碱性药物成分等也是影响钙吸收的因素。

(三) 缺乏与过量

人群中钙的缺乏比较普遍,通常钙的摄入量仅为推荐摄入量的 50% 以下。长期缺乏钙和维生素 D 可导致儿童生长发育迟缓,出现骨软化、骨骼变形,严重缺乏时可导致婴幼儿佝偻病;成人缺乏钙可发生骨软化病,老年人则易出现骨质疏松症;缺钙者易患龋齿,影响牙齿质量;缺钙者还可因神经-肌肉兴奋性增高而致低钙性手足搐搦症;有些还出现血液凝固障碍等。

持续摄入大量的钙则会增加肾结石的危险性,引起乳碱综合征,表现为高钙血症、碱中毒及不同程度的肾功能损害等,还可使降钙素分泌增多,发生骨硬化。

(四) 食物来源与参考摄入量

奶和奶制品含钙丰富且吸收率高,是理想的钙源。豆类、海带、小虾米、芝麻酱等也含有丰富的钙。绿色蔬菜也是钙的良好来源,但其中某些蔬菜含草酸较多会影响钙的吸收。

二、铁

铁是人体必需微量元素中含量最多的一种,在成人体内含 $4\sim5$ g,其中 $60\%\sim70\%$ 的铁存在于血红蛋白和肌蛋白中,其余以铁蛋白和含铁血黄素的形式存在于肝、脾与骨髓中。

(一) 生理功能

(1) 参与体内氧与二氧化碳的转运、交换和组织呼吸的过程。

(2) 维持正常的造血功能。

(3) 其他:参与组织呼吸,促进生物氧化还原反应;参与脂类从血液中转运及药物在肝脏中的解毒;催化抗体的产生,提高免疫力;催化胶原和嘌呤的合成等。

(二) 铁的吸收

食物中的铁有血色素铁和非血色素铁两种形式,它们的吸收机制各不相同。血色素铁主要以血红蛋白、肌红蛋白等形式存在于肉类食物中,不受植酸等因素影响,可被肠黏膜上皮细胞直接吸收,吸收率高(如鱼类为 15%,动物肌肉和肝脏为 22%)。非血色素铁又称离子铁,主要以氢氧化铁络合物的形式存在于植物性食物中,它必须在胃酸作用下与有机部分分离,还原为亚铁离子后被吸收,受到的影响因素较多,吸收率低(如大米为 1%,玉米和黑豆为 3%)。

植物性食物中含有的植酸盐、草酸盐,体内缺乏胃酸或抗酸药物等都影响铁的吸收。促进铁吸收的因素包括:①维生素 C:可将铁还原为亚铁离子,并与其形成小分子可溶性铁螯合物,有利于铁的吸收;②肉类因子:可促进非血红素铁的吸收;③维生素 B_2 有利于铁的吸收、转运与储存;④某些单糖、有机酸等,也可促进铁的吸收。

(三) 缺乏与过量

铁不足可导致体内铁储备减少,血清铁蛋白降低,从而导致血红蛋白生成障碍而产生缺铁性贫血,这是常见的营养缺乏病,婴幼儿、青少年、孕妇、乳母及老年人更易发生。缺铁性贫血主要表现为头晕、气短、乏力、注意力不集中、心悸等,还可导致工作效率下降、学习能力降低、冷漠呆板,儿童出现易烦躁及抗感染能力下降等表现。

铁摄入过多导致体内过多的铁沉积于器官中,伤害肝脏和心脏等脏器。因此,各种铁补充剂需在医生的指导下服用,且只有缺铁的人群才能服用,不能过量服用。

(四) 食物来源与参考摄入量

动物性食物含有丰富的铁,如动物内脏、全血及瘦肉含铁丰富且吸收率较高。海带、芝麻的铁含量很高,绿色蔬菜、黑木耳、红糖、干果也是铁的良好来源。乳及乳制品、蛋、谷类和一般蔬菜

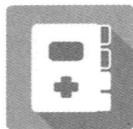

含铁量不高,吸收率也低,牛奶为贫铁食物。

三、碘

碘是人体必需的微量元素之一,主要来源于食物,其余来源于水和空气。在成人体内为20～50 mg,主要存在于甲状腺中,参与甲状腺素的形成。

(一) 生理功能

(1) 促进代谢和生长发育。

(2) 参与能量代谢。

(3) 甲状腺激素可促进大脑和神经系统的发育。

(4) 激活体内多种重要的酶,如细胞色素酶、琥珀酸氧化酶等。

(5) 调节组织中的水盐代谢,缺乏甲状腺素可引起组织水盐潴留并发黏液性水肿。

(二) 碘的吸收

人体由食物提供的碘几乎占所需碘的90%以上,主要是在胃和小肠内被迅速吸收。由消化道吸收的无机碘经过肝脏的门静脉进入体内循环,经过血液循环,碘离子分布到全身组织器官,但一般仅存在于细胞间液而不进入细胞内。血碘被甲状腺摄取,在甲状腺滤泡上皮细胞内生成甲状腺激素。碘主要通过肾脏由尿排出,少部分由粪便排出,极少部分可经乳汁、毛发、皮肤汗腺和肺呼气排出。

(三) 缺乏与过量

成人缺乏碘的主要原因是环境和食物中缺碘,会造成甲状腺激素合成不足,引起促甲状腺激素分泌增加,导致甲状腺代偿性增生、肥大。胎儿及新生儿期缺乏碘会影响智力发育,甚至引起克汀病。

碘过量主要发生于长期摄入含碘高的食物或治疗甲状腺肿时使用过量的碘剂。过量的碘摄入会导致高碘性甲状腺肿大、甲状腺功能亢进症等。

(四) 食物来源与参考摄入量

碘的食物来源主要为海产品,包括海带、海鱼、海参、紫菜、发菜、干贝等,陆地食物中的含碘量,动物性食物高于植物性食物,蛋、奶含碘量稍高,其次为肉类。在无条件食用海产品的内陆山区食用加碘食盐即可满足碘的需求。

四、锌

锌在成人体内含量为2～3 g,存在于所有组织中,其中肝、肾、胰、脑等组织中含锌量较多。锌对生长发育、智力发育、免疫功能、物质代谢和生殖功能等均具有重要的作用。

(一) 生理功能

(1) 酶的组成成分或酶的激活剂。

(2) 促进生长发育与组织再生。

(3) 促进食欲。

(4) 参与免疫功能。

(5) 促进维生素 A 的代谢和生理作用。

(二) 锌的吸收

锌由小肠吸收,吸收率为20%～30%,从肠道吸收的锌开始集中于肝,然后分布到其他组织。锌与白蛋白形成复合物很容易被吸收,动物性食物中锌的生物利用率高;维生素 D 能促进锌的吸收。植物性食物中的植酸、草酸、膳食纤维等均不利于锌的吸收;铁也可抑制锌的吸收。

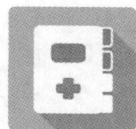

Note

（三）缺乏与过量

在身体迅速生长期、妊娠或哺乳期、膳食单一或过于精细的情况下易引起锌缺乏。缺锌时，儿童表现为生长停滞；青少年表现为生长停滞，性器官及第二性征发育不全；孕妇表现为影响胎儿的正常发育；成人表现为味觉减退或食欲不振、伤口愈合不良、机体免疫力低下、性功能减退等症状。大剂量补充锌会引发锌中毒，锌中毒表现为恶心、呕吐、上腹疼痛及腹泻等症状。

（四）食物来源与参考摄入量

动物性食物含锌量较为丰富且吸收率高，其中以海产品（如鱼贝类、牡蛎）最好，畜禽肉类、肝脏、蛋类和奶制品次之，水果和蔬菜中一般含锌量较低。

（路　彬）

本章小结

人体必需的营养素主要分为六类，即碳水化合物、脂类、蛋白质、维生素、矿物质、水。也有专家把膳食纤维从碳水化合物中单列出来，称为第七类营养素。其中，碳水化合物、脂类和蛋白质称为三大能量营养素。本章从营养与营养素的基本概念、能量与各种营养素的生理功能、缺乏与过量、食物来源与参考摄入量等方面，较全面地奠定营养与膳食的基本理论、知识和技能的基础。

能力检测

一、选择题

1. 评价蛋白质营养价值高低的主要指标是（　　　）。

A. 蛋白质的含量

B. 蛋白质的消化吸收

C. 蛋白质含量、氨基酸组成及机体消化吸收利用的程度

D. 氨基酸模式

2. 奶类含量低的营养素是（　　　）。

A. 钙　　　　　　　　B. 铁　　　　　　　　C. 蛋白质　　　　　　D. 脂肪

3. 下列哪一种食物优质蛋白含量最高？（　　　）

A. 大米　　　　　　　B. 玉米　　　　　　　C. 大豆　　　　　　　D. 肉类

4. 铁的主要食物来源是（　　　）。

A. 动物肝脏　　　　　B. 奶及奶制品　　　　C. 蔬菜、水果　　　　D. 豆类

5. 粮谷类食物中存在的第一限制性氨基酸是（　　　）。

A. 谷氨酸　　　　　　B. 组氨酸　　　　　　C. 蛋氨酸　　　　　　D. 赖氨酸

6. 孕妇出现巨幼红细胞性贫血，主要是由于缺乏（　　　）。

A. 铁　　　　　　　　B. 蛋白质　　　　　　C. 叶酸　　　　　　　D. 维生素 B_2

7. 反复淘洗大米或浸泡加热，损失最多的是（　　　）。

A. 碳水化合物　　　　B. 维生素 A　　　　　C. 蛋白质　　　　　　D. B 族维生素

8. 儿童生长发育迟缓、食欲减退或有异食癖，最可能缺乏的营养素是（　　　）。

A. 蛋白质和热能　　　B. 钙　　　　　　　　C. 维生素 D　　　　　D. 锌

9. 多不饱和脂肪酸含量较多的食物是（　　　）。

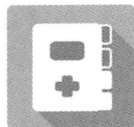

A. 海鱼   B. 畜肉   C. 禽肉   D. 江鱼

10. 下列能抑制钙吸收的是(　　)。

A. 维生素 D   B. 乳糖   C. 乳酸   D. 膳食纤维

二、思考题

1. 什么是限制氨基酸？什么是蛋白质的互补作用？

2. 列表说明维生素 A、维生素 D、维生素 B_1、维生素 B_2、维生素 C 的缺乏与过量引起的疾病、食物来源与参考摄入量。

3. 你熟悉的富含膳食纤维的食物有哪些？有何生理功能？

参 考 文 献

[1] 刘明清,王万荣.预防医学[M].5 版.北京:人民卫生出版社,2014.

[2] 张金梅.营养与膳食[M].北京:高等教育出版社,2009.

[3] 张爱珍.临床营养学[M].2 版.北京:人民卫生出版社,2006.

[4] 李胜利.营养与膳食[M].北京:人民卫生出版社,2004.

[5] 吴坤.营养与食品卫生学[M].5 版.北京:人民卫生出版社,2006.

第一章
选择题答案

Note

第二章　食物营养与加工

学习目标

掌握：食物营养价值的定义及意义；营养标签的定义及意义。
熟悉：动物性食物以及植物性食物的主要种类及其营养特点。
了解：营养强化食品的概念及种类；保健食品的概念及应用。

第一节　食物的营养价值

案例导入

日本料理一直以它的精致和讲究而闻名，与西方国家的饮食不同，日本饮食的基础是植物性食物，以谷类为主食，如寿司、饭团，这样既能为人体提供大量的碳水化合物和蛋白质，同时含少量脂肪，不含胆固醇，从而不会给人体增加负担；豆腐是汤里必备的原料，日本人喜欢吃的发酵豆类（如纳豆、味噌等）能很好地补充钙质，降低胆固醇，并对预防癌症有非常好的作用；日式烤鱼是烤鱼的最健康吃法，采用不加油、用文火长时间烤制的烹调方法，这种方法能更好地保护脂肪酸、蛋白质、维生素和矿物质；烹调方式选择少用油，多采用生食，以蒸、煮、烤为主。

一、食物营养价值概述

食物的营养价值是相对的，没有任何一种食物在营养素的质和量上能够满足人体生理的全部需要，所以人体在维持生理活动时，其所需要的各种营养素必须从各种食物中获取，这就要求人们在每日的膳食中要合理安排。

食物按其来源和性质大致可以分为三大类：①动物性食物；②植物性食物；③以上述两类天然食物为原料加工制作的食物等。

按食物中营养素的种类和含量，食物可分为五大类：第一类为谷薯类；第二类为动物性食物；第三类为豆类和坚果；第四类为蔬菜、水果和菌藻类；第五类为纯热能食物。

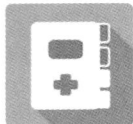

二、食物营养价值的评价及意义

评价食物的营养价值有很多种方法,有感官的、化学的、物理的,甚至包括动物实验和人体实验。

食物营养质量指数(INQ)是评定食物营养价值的指标之一。

(1)营养质量指数计算方法。

$$营养质量指数(INQ) = \frac{营养素密度}{能量密度}$$

$$营养素密度 = \frac{一定量食物提供的营养素含量}{相应营养素推荐摄入量}$$

$$能量密度 = \frac{一定量食物提供的能量值}{能量推荐摄入量}$$

(2)INQ评价标准。

INQ=1,说明该食物中营养素与能量供给可使个体营养需要达到平衡,二者满足人体需要的程度相等,为营养质量合格食物。

INQ>1,说明该食物中营养素的供给量高于能量供给,为营养质量合格食物。

INQ<1,说明该食物中营养素的供给量低于能量供给,营养价值低,如果长期、单一地食用此类食物,可致营养素不足或能量过剩,需要控制能量摄入的人不适合长期选择此类食物。

INQ评估各种(类)食物的营养质量很直观,它可以根据不同人群的需求来分别进行计算,因为同一食物对不同人的营养价值是不同的,INQ可对食物中的营养素进行全面评价,因此,INQ常用作评价食物营养价值的最直观指标。在减肥和其他需要控制能量摄入的过程中,它便于营养师指导营养学知识比较缺乏的人群,借助INQ值大小来选择那些相同能量所对应某营养素高的食物。但在食物中产生能量的脂肪和碳水化合物不适合用INQ计算与评价,对于正处于生长发育和特殊生理阶段的人群(如孕妇、儿童等)也不适合根据INQ选择食物。同时,INQ也不适于日常生活中对某种营养素每日摄入量的精确计算和营养食谱的编制。

鸡蛋、大米、大豆中几种营养素的INQ值见表2-1。

表 2-1　鸡蛋、大米、大豆中几种营养素的 INQ 值

项目	热能/kJ	蛋白质/g	视黄醇/μg	硫胺素/mg	核黄素/mg
能量需要量 EER 营养素 RNI(或 AI)	9419	65	800	1.40	1.40
100 g 鸡蛋	653	12.80	194	0.13	0.32
INQ	—	2.84	3.50	1.34	3.29
100 g 大米	1448	7.40	—	0.11	0.05
INQ	—	0.74	—	0.51	0.23
100 g 大豆	1502	35.00	37.00	0.41	0.20
INQ	—	3.37	0.29	1.83	0.90

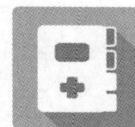

Note

第二节　各类食物营养特点

一、谷类与薯类

谷类食物包括大米、小麦、玉米、高粱、小米、大麦、燕麦、荞麦等,薯类食物包括马铃薯、甘薯、木薯、魔芋等。谷类与薯类主要提供能量、蛋白质、某些矿物质及 B 族维生素。通常把大米和小麦(面粉)称为细粮,小米、玉米、高粱等因食用时加工程度低、膳食纤维保留较多而被称为粗粮。在我国传统膳食中,将谷类食物及其制品称为主食。薯类是仅次于谷类的碳水化合物的主要来源。

(一)谷类的结构与营养素分布

谷类种子形态大小不一,其结构基本相似,由谷皮、糊粉层、胚乳、谷胚、胚芽等几个主要部分组成。

1. 谷皮　谷皮为谷粒的外壳,占全谷类的 13%~15%,主要含纤维素、半纤维素和戊聚糖等,脂肪和矿物质含量也较高,谷皮中还含有谷维素和谷固醇,但完全不含淀粉。

2. 糊粉层　糊粉层介于谷皮和胚乳之间,此层含有丰富的 B 族维生素和矿物质,纤维素和蛋白质的含量较少。在碾磨加工时,易与谷皮同时脱落,混入糠麸中被除去。

3. 胚乳　胚乳占全谷类的 83%~87%,是谷粒的主要部分,含大量淀粉和一定量的蛋白质。越靠近胚乳周围蛋白质越高,中心则含量最少。

4. 谷胚　位于谷粒的一端,占谷类总重量的 2%~3%,含有丰富的蛋白质、脂肪、维生素和矿物质。

5. 胚芽　胚芽位于谷粒的一端,营养素种类丰富,富含蛋白质、脂肪、矿物质、B 族维生素和维生素 E,其中所含的蛋白质为优质蛋白。胚芽质地较软且有韧性,不易碾碎,加工时因与胚乳分离而损失。

(二)谷类与薯类的营养成分

1. 蛋白质　蛋白质主要由谷蛋白、白蛋白、醇溶蛋白、球蛋白组成。玉米、小米、高粱等粗粮比小麦、大米中蛋白质的含量要高。一般谷类蛋白质赖氨酸含量少,苏氨酸、色氨酸、苯丙氨酸、蛋氨酸含量偏低,故谷类食物蛋白质营养价值低于动物性食物。

为提高谷类食物蛋白质的营养价值,常采用氨基酸强化和蛋白质互补的方法,用 0.2%~0.3%赖氨酸强化后的大米或多种食物混合食用,其蛋白质生物价会明显提高。

2. 碳水化合物　谷类中的碳水化合物含量为 70%~80%,主要为淀粉,集中在胚乳的淀粉细胞内。稻米中碳水化合物的含量较高,小麦粉中的含量次之,玉米中含量较低。谷类也含果糖和葡萄糖等,约占碳水化合物总量的 10%,虽然所占比例小,但在食品加工上有一定意义,如在面包制作发酵中,单糖首先可给酵母提供直接利用的能量。

3. 脂类　谷类中脂肪含量低,以不饱和脂肪酸为主。大米、小麦的脂肪含量为 1%~2%,玉米和小米中的脂肪含量可达 3%,主要集中在糊粉层和胚芽中,在谷类加工时,易转入副产品中。谷类中脂肪的含量虽然很低,但具有重要作用。从米糠中可提取与机体健康相关的米糠油、谷维素和谷固醇。从玉米和小麦芽中提取的胚芽油,80%为不饱和脂肪酸,主要为油酸、亚油酸和棕榈酸。其中亚油酸含量高达 30%以上,玉米油中高达 54%以上,具有降低血脂胆固醇、防止动脉粥样硬化的作用。

食物的营养特点和营养价值

4. 矿物质 谷类中矿物质含量为 1.5％～5.5％，主要集中在谷皮和糊粉层中。矿物质主要成分是磷和钙，但多以植物盐的形式存在，消化吸收差。矿物质中铁含量较低。

5. 维生素 谷类是膳食中 B 族维生素的重要来源，主要分布在胚芽和糊粉层。谷类中含泛酸、烟酸、维生素 B_1、维生素 B_2 等。谷类加工的精度越高，保留的胚芽和糊粉层越少，维生素损失就越多。

小麦胚芽含丰富的维生素 E，是植物原料中含维生素 E 最高的，玉米胚芽次之。黄玉米、小米含有少量的类胡萝卜素。谷类的烟酸有一部分以结合型存在，不易被人体利用，特别是在玉米中主要为结合型烟酸，只有经过适当的烹调加工使其变为游离型，才能被人体吸收。谷类中不含维生素 A 和维生素 D。干种子中不含有维生素 C。

（三）谷类与薯类的合理利用

1. 合理加工 通过加工去除谷类的杂质和谷皮，不仅改善了谷类的感官性状，而且有利于消化吸收。

谷类所含的矿物质、维生素、蛋白质、脂肪多分布在谷粒的周围和胚芽内，向胚乳中心逐渐减少，因此，加工精度与谷类营养素的保留程度有密切关系。加工精度越高，糊粉层和胚芽损失越多，尤其是 B 族维生素显著减少。我国加工的标准米（九五米）和标准面（八五面）就是保留了一部分皮层和米胚，它们的无机盐和 B 族维生素含量较高，对于预防某些营养缺乏病，以及节约粮食等方面都有较好的社会及经济效益。近年来，人们对精米精面的需求越来越多，为了保障人民的健康，国家应对这些精米精面采取营养强化的措施，提倡粗细粮混食的方式来克服精米精面的营养缺陷。

2. 合理烹调 选择合理的烹调方法可以使谷物中营养素特别是 B 族维生素和矿物质的损失大大减少，如减少大米的淘洗次数、浸泡时间，不用高温水浸泡，不用加碱煮、油炸等方法。

3. 合理储存 谷类应避光储存，并注意通风、干燥，因水分含量高，会增加维生素损失。注意控制温度、湿度，因为温度过高、湿度过大容易引起霉变。

二、豆类、坚果类及其制品的营养价值

豆类的营养价值非常高，我国传统饮食讲究"五谷宜为养，失豆则不良"，意思是说五谷是有营养的，但没有豆子就会失去平衡。现代的营养学也证明了，坚持每天食用豆类食品，并持续两周，人体就可以减少脂肪量，增强免疫力，降低患病的概率。

豆类食物是植物性蛋白质的重要来源，在我国居民膳食指南中占有重要地位。豆类的品种很多，按营养成分，可分为大豆类（如黄豆、黑豆和青豆等）和其他豆类（如豌豆、蚕豆、绿豆、芸豆等）。大豆含较高的蛋白质和部分脂肪，碳水化合物的含量相对较少；蚕豆、豌豆等则含有较高的碳水化合物，部分蛋白质以及少量脂肪。

坚果类是指果皮坚硬的果实种子，常见的坚果分为两类：一类富含脂肪和蛋白质，如花生、核桃仁、腰果、松子、榛子、葵花籽等；另一类含碳水化合物较多而脂肪较少，如白果、栗子和莲子等。

（一）大豆的营养特点

1. 蛋白质 大豆的营养价值相对较高，它含有 30％～40％的蛋白质，其中蛋白质的氨基酸组成接近人体氨基酸模式，还富含谷类蛋白质较为缺乏的赖氨酸，然而组成优质植物性蛋白质的硫氨基酸（蛋氨酸、半胱氨酸）含量较低。大豆与谷类、动物性蛋白质互补，两者混合食用可大大提高其营养价值。

2. 碳水化合物 大豆中碳水化合物的含量为 25％～30％，淀粉含量相对较少，其中 50％作为提供利用阿拉伯塘、半乳糖和蔗糖；剩下的 50％作为人体不能消化的膳食纤维、大豆低聚糖（棉子糖、水苏糖）。值得注意的是低聚糖普遍存在于大豆的细胞壁，它能够促进益生菌的生长，

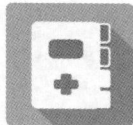

从而导致细菌在大肠生长繁殖过程中产生气体,引起腹胀。

3. 脂类　大豆含有 15%～20% 的脂肪,其中不饱和脂肪酸占 85%,如亚油酸占 50%、亚麻酸占 2%～10%、磷脂占 1.64% 和少量维生素 E,不含胆固醇,所以大豆油易于消化吸收,并有利于降低血液胆固醇和软化血管,适宜老年人食用。

4. 矿物质　大豆中钙、磷、钾、镁和微量元素铁、锌、硒含量丰富,其中钙、铁含量最为丰富,其中每 100 g 大豆含钙 191 mg,每 100 g 大豆含铁 8.2 mg,但由于膳食纤维和一些抗营养因子的存在,钙与铁的消化吸收率均不高。

5. 维生素　大豆含有丰富的 B 族维生素,其维生素 B_1、维生素 B_2 和叶酸的含量在植物性食物中相对较高,比粮谷类多数倍。大豆还含有较多类胡萝卜素和维生素 E。

6. 大豆中的活性成分　大豆中含有大量皂苷、大豆异黄酮及大豆低聚糖等,它们具有某些特殊的生理功能。如大豆皂苷具有溶血、降脂和抗氧化作用,抑制肿瘤生长,还有免疫调节、抗病毒等保健功能;大豆异黄酮又称植物雌激素。

(二) 大豆的抗营养因素

大豆的抗营养因素可影响人体对某些营养素的消化吸收。在应用大豆时,应注意合理处理这些抗营养因素,才能充分发挥大豆的营养作用。

1. 蛋白酶抑制剂　这是一种能抑制蛋白酶活性的物质,妨碍蛋白质的消化吸收。加热 30 min 或在大豆浸泡至含水量 60% 时水蒸 5 min,即可除去蛋白酶抑制剂。

2. 植物红细胞凝集素　加热可除去植物红细胞凝集素。

3. 脂肪氧化酶　脂肪氧化酶可以水解大豆脂肪,使其变成低级脂肪酸、醛和酮类物质,从而产生豆腥味。去除豆腥味的方法如下:在 95 ℃ 以上环境中加热 10～15 min;酒精处理后减压蒸发;钝化大豆中的脂肪氧化酶;用酶或微生物进行脱臭等。

4. 植酸　大豆中含有的植酸能与锌、钙、铁等元素螯合从而影响这些矿物质元素被机体利用吸收,例如让大豆适当发芽,在 19～25 ℃ 中用水浸泡,经过三天,促使其发芽,这时豆芽中的植酸酶活性大大升高,植物被分解,从而能大大提高大豆中上述元素的生物利用率。

(三) 豆类制品的营养特点

豆类制品包括非发酵性豆制品(如豆浆、豆腐、豆腐干、腐竹等)和发酵豆制品(如腐乳、豆豉、臭豆腐等)。非发酵性豆制品在加工过程中所含的蛋白酶抑制剂被破坏,大部分纤维素、植酸被去除;大豆蛋白质的结构从密实变成疏松状态,蛋白酶易进入分子内部,因此消化吸收率明显提高,如大豆蛋白质消化率只有 65%,而豆浆为 85%,豆腐则高达 92%～96%。大豆发酵后可产生大量维生素 B_{12}、维生素 B_6,维生素 B_2 也明显增高。

1. 豆浆　大豆经过清洗、浸泡和过滤后即成为豆浆。豆浆中蛋白质的利用率可达 90% 以上。但豆浆或其他豆制品必须经过彻底加热方能食用,因为大豆中含有胰蛋白酶抑制剂,会影响蛋白质的消化吸收。豆浆含有丰富的营养成分,在蛋白质的供给上不亚于牛肉,其铁的含量还超过鲜乳很多倍。但是脂肪含量和糖含量较低。维生素 B_2、维生素 A、维生素 D 的含量比鲜乳少。

2. 豆奶　豆奶与豆浆不同,是用现代科技手段制造的植物性高蛋白质饮料,所含的营养成分非常容易被吸收,全豆奶的蛋白质与钙质的含量都比豆浆高,还无豆腥味。豆奶在美国的销售量占大豆食品的 1/4。多数美国人和西欧国家人既喝牛乳又喝豆奶。从 1995 年开始,我国政府推行国家大豆行动计划,在中小学生中推行豆奶,试点地区的学生体质得到普遍增强。

3. 豆腐　向煮沸的豆浆中加入适量的硫酸钙或者卤水,或者葡萄糖酸内酯使豆浆中的大豆蛋白凝固,压榨去除其中的大部分水分就成为豆腐。豆腐中蛋白质消化吸收率也很高。

4. 豆芽　豆芽是由大豆和绿豆经水泡后发芽而成。豆类中几乎不含有维生素 C,但经过发

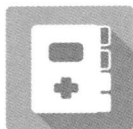

芽后每 100 g 大豆芽中维生素 C 的含量可达 15～25 mg,绿豆芽约为 20 mg。豆芽质地脆嫩,有清热解毒、利水消肿等功能。豆芽生成过程中,豆中营养成分有不同程度的降解和被利用。大豆中的胰蛋白酶抑制剂可因发芽而部分被除去。由于酶的作用,豆中的植酸降解,又增加了矿物质的吸收利用率,蛋白质利用率也比大豆提高 10% 左右。

5. 腐乳　鲜豆腐切成块状,经初步发酵,用盐和盐水腌制,再进行后期发酵制成腐乳。鲜豆腐块经霉菌发酵后,产生多种氨基酸、多肽等营养物质变得更易于被人体吸收和利用。

6. 大豆蛋白制品　大豆蛋白制品是运用现代科学技术对大豆进行深加工的产品,有大豆粉、浓缩大豆蛋白、分离大豆蛋白和组织化大豆蛋白等。组织化大豆蛋白有肉的口感,又称人造肉。这些常作为营养食品和保健食品的配料,在食品工业中有重要应用。我国人民膳食蛋白质来源主要是粮谷类蛋白质,质量较差,为了提高蛋白质质量,应该大力开发豆类食品,尤其是大豆蛋白制品,使大豆蛋白的摄入量达到蛋白质总摄入量的 25%。例如在肉类食物中添加一定数量的大豆分离蛋白,这样既不影响动物性蛋白质的营养也不影响食品的风味,还可降低生产成本。

（四）坚果类的营养

坚果是一种营养价值较高的食品,坚果以种仁为食用部分,因外覆硬壳,故称为坚果。根据脂肪含量的不同,可分油脂坚果和淀粉坚果。前者富含油脂,包括核桃、杏仁、松子、腰果、花生、葵花子、西瓜子、南瓜子等;后者富含淀粉,包括栗子、银杏、莲子等。

1. 花生　花生含有丰富的 B 族维生素、磷脂、维生素 E、维生素 K、胆碱及钙、磷、钾等多种矿物质元素。花生粒外层的红皮含有一种能抑制纤维蛋白溶解的止血成分,具有促进骨髓制造血小板、加强毛细血管收缩等功能,对各种出血性疾病有止血作用。但花生在潮湿的环境下易被黄曲霉菌污染而产生易导致肝癌的黄曲霉毒素,因此不宜食用霉烂的花生。

2. 芝麻　芝麻含有多种天然抗氧化成分及多种常见营养素,例如蛋白质、B 族维生素、维生素 E 和油脂,其中铁、锌、硒的含量大大超过其他坚果。每 100 g 黑芝麻中含蛋白质 21.9 g,脂肪 61.7 g、钙 564 mg、磷 368 mg、铁 50 mg。黑芝麻脂肪含量占 60% 左右,主要成分为油酸、亚油酸、软脂酸和硬脂酸等甘油酯,具有抗衰老的功效,所以常吃芝麻可使皮肤保持柔嫩细致和光滑。

3. 核桃仁　核桃仁富含脂肪、蛋白质、糖类、矿物质及维生素等营养成分。核桃仁中的脂肪中 71% 为亚油酸,12% 为亚麻酸,蛋白质为优质蛋白。核桃仁中的不饱和脂肪酸有软化血管、降低胆固醇的作用,可以防治动脉硬化和心脑血管疾病。除此之外,核桃仁中的磷脂也相对较高,可维护细胞正常代谢,增强细胞活力,甚至所含的桃醌,对某些肿瘤有很好的抑制作用。

三、蔬菜及水果类

蔬菜和水果含有人体需要的多种营养成分,如含有丰富的矿物质(钙、钾、钠、镁等)、维生素(维生素 C、叶酸等)、膳食纤维和一定量的碳水化合物,但蛋白质和脂类含量很低。蔬菜和水果是膳食的重要组成部分。

1. 叶菜类　叶菜类主要包括白菜、菠菜、油菜、韭菜等。蛋白质含量较低,一般为 1%～2%,脂肪含量不足 1%,碳水化合物含量为 2%～4%,膳食纤维约 1.5%。叶菜类是胡萝卜素、维生素 B_2、维生素 C 和矿物质及膳食纤维的良好来源。绿叶蔬菜和橙色蔬菜的营养素含量较为丰富,特别是胡萝卜素的含量较高,维生素 B_2 含量虽不是很丰富,但绿叶蔬菜在我国居民膳食中仍是维生素 B_2 的主要来源。

2. 根茎类　根茎类主要包括白萝卜、胡萝卜、藕、葱、蒜、竹笋等。根茎类蛋白质含量为 1%～2%,脂肪含量不足 0.5%,碳水化合物含量为 5%～20%,每 100 g 可提供 330～420 kJ(79～100 kcal)能量。膳食纤维含量根茎类比叶菜类低。胡萝卜中胡萝卜素含量最高。大蒜不仅具有较高的营养价值,还有很高的食疗作用。

什么时间吃水果最适宜

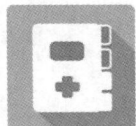

Note

3. 瓜茄类　瓜茄类包括南瓜、冬瓜、丝瓜、黄瓜、茄子、番茄、辣椒等。瓜茄类具有水分含量较高,营养素含量相对较低的特点。瓜茄类蛋白质的含量为 0.4%～1.3%,脂肪微量,碳水化合物含量为 0.5%～3.0%,膳食纤维含量为 1%左右。其中南瓜、番茄和辣椒中胡萝卜素含量较高,红辣椒、苦瓜中维生素 C 含量较高。除此之外,辣椒还含有丰富的硒、铁和锌,是营养价值较高的食物。

4. 鲜豆类　鲜豆类包括毛豆、四季豆、扁豆、豌豆等。鲜豆类蛋白质含量为 2%～14%,平均占 4%左右。脂肪含量相对较少,均在 0.5%以下;碳水化合物为 4%左右,膳食纤维为 1%～3%。此外,还含有丰富的钾、钙、铁、锌、硒等矿物质元素。鲜豆类的维生素 B_2 含量与绿叶蔬菜相似。

5. 鲜果及干果类　鲜果种类很多,主要包括苹果、橘子、桃、梨、杏、葡萄、香蕉和菠萝等。含维生素 C 丰富的水果为鲜枣、橙、柑和柿子等,胡萝卜素含量较高的水果为芒果、木瓜、菠萝、柑、橘、杏、柿和鲜枣;大枣、芒果、榴莲、木瓜、香蕉、西瓜钾的量较高,桂圆和大枣中铁的含量较高。干果是新鲜水果经过加工晒干制成,如葡萄干、杏干、蜜枣和柿饼等。由于加工的影响,干果中维生素损失较多,尤其是维生素 C,但干果便于储运,并别具风味,有一定的食用价值。

6. 其他类

(1)食用菌:食用菌是真菌类食物,如香菇、银耳、黑木耳、灵芝等。香菇素具有降血脂功能。食用菌含丰富的维生素 C 和 B 族维生素、矿物质、蛋白质、碳水化合物等。菇类中的多糖物质具有免疫功能,能抑制人体癌细胞增殖。

(2)海带:海带为叶状海生的一种大型藻类,营养丰富。海带中含有较丰富的碳水化合物,含量可达 60%～70%。海带主要是纤维素和多糖类化合物,蛋白质的含量为 8%左右。海带中的碘可预防甲状腺肿大,海带中的藻酸盐有预防白血病和骨痛病的作用,甚至对动脉出血亦有止血作用。海带性寒味咸,具有软坚散结、清热利尿、祛脂降压等功效。

(3)紫菜:紫菜为海生藻类,含有丰富的营养成分。紫菜中蛋白质含量为 15%～20%,碳水化合物含量为 30%～50%,脂肪含量在 0.1%以下,并含有丰富的碘、钙等矿物质元素。紫菜中还含有少量的脂溶性维生素和 B 族维生素,这些营养素在人体内的消化吸收率都比较高。紫菜性寒味甘咸,具有化痰软坚、清热利尿、降低胆固醇、抑制癌症和防止动脉硬化等功效。

四、畜肉、禽肉、鱼肉类

畜肉(如牛肉、猪肉、羊肉)、禽肉(如鸡肉、鸭肉、鹅肉)以及鱼肉类等皆为动物性食物。从营养价值方面来看,这些肉类有许多相似之处,但同时它们也有各自的特点。

(一)畜肉的营养特点

1. 蛋白质　畜肉的蛋白质含量为 10%～20%,肥肉蛋白质含量非常低。肉类蛋白质有各种必需氨基酸,且其氨基酸组成和人体蛋白质的氨基酸组成接近,因此肉类蛋白质为优质蛋白,营养价值高。此外,肉类还含有嘌呤、肌酸、肌酐、核苷酸、氨基酸等含氮浸出物,这些物质是使肉汤味道鲜美的主要因素。

2. 碳水化合物　畜肉的碳水化合物含量较少,一般为 1%～3%,平均为 1.5%,主要以糖原的形式存在于肌肉和肝脏中。

3. 脂类　畜肉脂肪的含量因动物种类、部位的不同而有较大的差异。肥瘦兼有的猪肉,脂肪含量高达 60%,即便是瘦猪肉,其脂肪含量也在 20%～30%。猪肉、牛肉、羊肉三种畜肉当中,牛肉脂肪含量较少。

畜肉脂肪以饱和脂肪酸为主,主要成分是甘油三酯、少量卵磷脂、胆固醇和游离脂肪酸。动物内脏脂肪较少,胆固醇含量则相对较高。

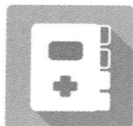

4. 矿物质　对于矿物质的含量来说,内脏高于瘦肉,瘦肉高于肥肉。动物肝、血含铁较多,铁的含量一般为(0.8～25) mg/100 g。畜肉中的铁主要以血红素铁的形式存在,消化吸收率高。肝脏锌的含量也较高。肾脏含硒较多。羊肉中锌、硒的含量高于牛肉和猪肉。铁的含量中驴肉高于牛肉,牛肉高于羊肉,羊肉高于猪肉。肉中钙的含量不高。

5. 维生素　畜肉可提供多种维生素,以 B 族维生素和维生素 A 为主,内脏维生素含量比肌肉多,其中肝脏中的维生素最为丰富。

（二）禽肉类的营养特点

1. 鸡肉　鸡肉的营养价值很高,是一类高蛋白质、低脂肪的食物,特别是赖氨酸的含量,是猪肉的 13 倍,鸡肉是人体摄取蛋白质的最佳来源;鸡肉富含维生素 B_{12},晚上睡眠质量差、白天总感觉疲劳的人可多吃鸡肉。

2. 鸭肉　鸭肉的营养价值很高,是富含 B 族维生素和维生素 E 的肉类,蛋白质含量为 16%～25%,比畜肉中的蛋白质含量高很多,此外,鸭肉还含有 0.8%～1.5% 的无机物和较高的铁、铜、锌等微量元素。

3. 鹅肉　鹅肉营养丰富,富含人体必需的多种氨基酸、蛋白质、维生素、烟酸、糖、微量元素,并且脂肪含量很低,不饱和脂肪酸含量高,对人体健康十分有利。鹅肉的蛋白质含量很高,根据测定,其含量比鸭肉、鸡肉、牛肉、猪肉都高,赖氨酸含量比肉仔鸡高。同时鹅肉作为绿色食品于 2002 年被联合国粮食及农业组织列为 21 世纪重点发展的绿色食品之一。鹅蛋含有蛋白质、油脂、卵磷脂、维生素、钙、镁、铁等。

（三）鱼肉类的营养特点

鱼类分为淡水鱼和海水鱼两大类。常见淡水鱼有鲤鱼、鲫鱼、青鱼、鳊鱼、草鱼、鲢鱼、鳙鱼等;海水鱼有小黄鱼、大黄鱼、带鱼、鲐鱼等。

1. 蛋白质　鱼肉中蛋白质含量为 15%～20%。蛋白质的氨基酸组成接近畜肉,营养价值高。鱼肉的肌纤维短而纤细,含水分较多,比畜肉更易消化,蛋白质吸收率可达 83%～90% 。

2. 脂类　鱼肉脂肪含量一般在 5% 左右,脂肪组成明显与畜肉不同,以不饱和脂肪酸为主。海鱼的脂肪中还含有较多的二十碳五烯酸(EPA)和二十二碳六烯酸(DHA);鱼肉胆固醇含量与畜禽类瘦肉相近,但低于畜禽类肥肉、内脏及蛋类。

3. 碳水化合物　鱼肉碳水化合物的含量低,约占 1.5%。碳水化合物的主要形式是糖原。

4. 矿物质　鱼矿物质含量为 1%～2%,硒和锌的含量较丰富,钙、磷、钾、碘和铁的含量也较高,海水鱼比淡水鱼的含碘量高。

5. 维生素　鱼肉中含有多种维生素,尤其富含维生素 A 和维生素 D,以鱼肝的含量最多,是膳食和药用鱼肝油维生素 A 的来源。

（四）畜肉、禽肉的合理利用

畜肉、禽肉蛋白质营养价值较高,含有较多的赖氨酸,与谷类食物搭配食用最佳,以发挥蛋白质的互补作用。畜肉脂肪和胆固醇的含量较高。脂肪主要由饱和脂肪酸组成,食用过多易引起肥胖和血脂异常等疾病,因此膳食中畜肉的比例不宜过多。畜禽内脏(特别是肝脏)含有丰富的铁、锌、硒、钙和维生素,B 族维生素和维生素 A 含量丰富,宜适量食用。

五、乳类及乳制品

乳类营养丰富,含有人体必需的各种营养成分,组成比例适宜,容易消化吸收,食用价值高。

1. 蛋白质　牛乳中蛋白质含量约为 3%。牛乳蛋白质中酪蛋白约占 80%,乳清蛋白约占 11%,乳球蛋白约占 3%,此外还有血清白蛋白、免疫球蛋白及酶等。酪蛋白在胃酸的作用下形

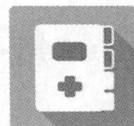

成不易消化吸收的凝块,不利于婴儿消化吸收。人乳中蛋白质含量低于牛乳,但酪蛋白与乳清蛋白的构成比与牛乳恰好相反,人乳以乳清蛋白为主,乳清蛋白在胃酸作用下形成的乳凝块细小而柔软,容易被婴儿消化和吸收。

2. 脂类 牛乳中全脂奶脂肪含量为 $2.8\%\sim4\%$,低脂奶脂肪含量为 $1.5\%\sim2\%$,脱脂奶脂肪含量低于 0.5%。牛乳脂肪的 95% 为甘油三酯,脂肪酸组成复杂,油酸占 35%,亚油酸和亚麻酸分别占 5.3% 和 2.1%。牛乳中的脂肪颗粒很小,呈高度分散状态,易于消化吸收,消化率高达 98%。每 $100\ g$ 牛乳中胆固醇含量仅为 $15\ mg$。牛乳中还含有少量的卵磷脂。

3. 碳水化合物 牛乳中的碳水化合物主要为乳糖,含量为 $4.5\%\sim4.7\%$,比人乳少。乳糖有促进胃液分泌和胃肠蠕动的作用,在肠道中可被乳糖酶分解为乳酸,有助于肠道中乳酸杆菌的繁殖和抑制肠道致病菌的生长,调节肠道菌群平衡,并有促进钙吸收的作用。

4. 矿物质 牛乳中矿物质的含量为 $0.7\%\sim0.75\%$,其中钙、磷和钾尤其丰富,钙的含量为 $104\ mg/100\ g$,牛乳中的钙主要以酪蛋白钙的形式存在,是婴儿、孕妇和乳母膳食钙的良好来源,且吸收率高。牛乳中铁的含量较低,吸收率也低,每 $100\ g$ 牛乳含铁 $0.2\sim0.3\ mg$,低于人乳。故用牛乳哺育幼儿还需要注意铁的补充。牛乳中还含有多种微量元素,如铜、锌、锰和碘等。

5. 维生素 牛乳中几乎含有所有种类的维生素,含量受很多因素影响,如乳牛的饲养条件、季节等。

羊乳的营养价值:羊乳的蛋白质含量低于牛乳,约为 1.5%,但羊乳中脂肪、碳水化合物与人乳相近,磷、铁含量均高于牛乳和人乳,羊乳钙含量低于牛乳钙含量,此外羊乳的脂肪球小而均匀,直径为 $1\sim7\ \mu m$,多数为 $4\sim5\ \mu m$,溶解快,食用后在肠道保持液态,易被人体消化吸收。羊乳很少会对人体产生过敏反应。

六、蛋及蛋制品

蛋类食品有鸡蛋、鸭蛋、鹅蛋、鹌鹑蛋、鸽蛋等。蛋类是一类营养价值较高的食品,含有丰富的营养成分,如蛋白质、脂肪、矿物质和维生素。蛋白和蛋黄在成分上有显著不同,蛋黄内营养成分的含量和种类比蛋白多,所以蛋黄的营养价值高。

(一) 蛋的营养特点

1. 蛋白质 蛋的蛋白质含量在 10% 以上,蛋清蛋白占全蛋的 54%,蛋黄占 46%。蛋黄中的蛋白质是脂类相结合的脂蛋白和磷蛋白。蛋黄与蛋清的氨基酸组成适合人体需要,是食物中最理想的优质蛋白,也被称为参考蛋白。红皮鸡蛋与白皮鸡蛋蛋白质中的氨基酸种类和数量相同。鸡蛋与鸭蛋相比,蛋白质中氨基酸种类没有分别,但鸡蛋中蛋白质的含量高于鸭蛋。蛋类的蛋白质消化吸收率高,各种食品的蛋白质消化率为蛋类 98%、奶类 $97\%\sim99\%$、肉类 $92\%\sim94\%$、米饭 82%、面包 79%。

2. 脂类 鸡蛋中脂类含量为 $10\%\sim15\%$,主要集中在蛋黄,蛋清中几乎不含脂类。蛋及蛋制品中的中性脂肪占 $62\%\sim65\%$,磷脂占 $30\%\sim33\%$,胆固醇占 $4\%\sim5\%$。脂肪中以单不饱和脂肪酸为主,再是亚油酸、饱和脂肪酸。蛋黄中含有大量的胆固醇,其中以鹅蛋黄中的含量最高,为 $1696\ mg/100\ g$;其次是鸭蛋黄,为 $1576\ mg/100\ g$。鸡蛋黄中胆固醇的含量为 $1510\ mg/100\ g$,鹌鹑蛋黄中的胆固醇含量最低。蛋黄中卵磷脂的含量丰富,还有脑磷脂和神经鞘磷脂。

3. 矿物质 蛋的矿物质含量约为 1%,主要存在于蛋黄中。蛋黄中铁、钙、镁、硒的含量高低次序依次为鹅蛋、鸭蛋、鸽子蛋、鸡蛋。鸡蛋黄中的铁因能与卵磷脂蛋白结合,故吸收率只有 3%。蛋中矿物质含量受所添加饲料的影响。

4. 维生素 蛋中含有较多的维生素 A、维生素 D、维生素 B_1 和维生素 B_2,主要集中在蛋黄中。鸭蛋、鹌鹑蛋的维生素 A 和维生素 E 含量高于鸡蛋。

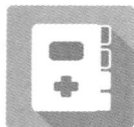

（二）蛋制品的营养特点

蛋制品主要有咸蛋、松花蛋（皮蛋）、蛋粉等。咸蛋的盐含量较高，应少吃，高血压和肾病患者更应注意。在制作松花蛋时，用石灰、碱、盐等使蛋白质凝固，碱会破坏 B 族维生素。此外，松花蛋在生产中为了保持风味，人为地加入了少量氧化铅（黄丹粉）作为改良剂，铅摄入过多会对人体健康造成不良影响，尤其影响儿童智力发育。

（三）蛋类的合理利用

生鸡蛋蛋清含有抗生物素蛋白和抗胰蛋白酶，影响生物素的吸收和蛋白质的消化吸收，食用后可引起食欲不振、全身无力、毛发脱落等症状，故不可生食蛋清。烹调加热可破坏这两种物质，但不宜加热过度，影响蛋白质的消化吸收。蛋黄中胆固醇含量高，因此有高脂血症的人应少食，一般每人每日吃一个鸡蛋，对血清胆固醇水平没有多大影响。

第三节　营养强化食品

案 例 导 入

强化食品的由来

20 世纪 50 年代，菲律宾人由于长期食用精白米，有相当一部分人因缺乏维生素 B_1 患脚气病，由于菲律宾当时的生活水平不高，医疗条件欠缺，脚气病的死亡率较高。为了防治脚气病，一位名叫威廉斯的博士首次成功使用经过化学处理的维生素 B_1 溶液，浸渍或喷洒在精米的表面，然后烘干，使维生素附着在米粒上形成薄膜，即使搓洗蒸煮养分仍然完好无损。菲律宾广泛推广这一方法后，脚气病发病率骤减。这种添加了维生素的米被人们称为"强化米"。此后，各种强化食品在世界各国陆续出现。20 世纪 70 年代后期为了弥补面粉在加工过程中丢失的养分，美国食品厂制作面包必须要添加维生素和矿物质，使之成为"强化面包"。

一、营养强化食品概述

食品营养强化、平衡膳食、膳食多样化和应用营养素补充剂是世界卫生组织推荐改善人群微量营养素缺乏的三种主要措施。

1. 营养强化食品的概念　食品营养强化是在现代营养科学的指导下，根据不同地区、不同人群的营养缺乏状况和营养需要，以及为弥补食品常在加工、储存时所造成的营养素损失，在食品中选择性地加入一种或者多种微量营养素或其他营养物质。为了增加食品的营养成分（价值）而加入的天然的或人工合成的营养素以及其他营养成分称为营养强化剂。营养强化食品是根据食品营养强化剂使用标准规定加入的一定量营养强化剂的食品。

膳食补充剂或营养制剂是指以一定剂量的营养素或者功能因子制成的胶囊、粉剂、片剂等。这类制剂与营养强化食品的主要区别如下：无须食物作为载体；外观与药品相似，但不以诊断、治疗疾病为目的。

食品中需要强化的营养素主要包括人群中普遍供给不足的，或由于地理环境因素造成地区

我国营养强化食品的发展历史

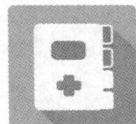

Note

33

性缺乏的,或由于生活环境、生理状况变化造成对某些营养素供给量有特殊需要的营养成分。食品营养强化不需要改变人们的饮食习惯就可以增加人群对某些营养素的摄入量,从而达到纠正或预防人群微量营养素缺乏的目的。

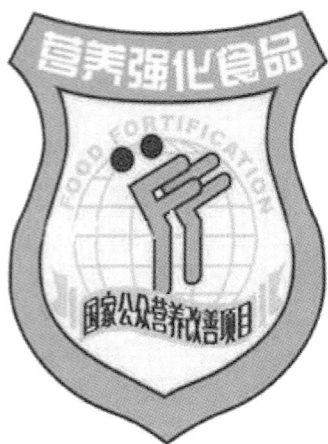

图 2-1　营养强化食品证明标识

营养强化食品证明标识(图 2-1)由一个盾形图案组成,盾形象征着国家的权威性。图案上方的"营养强化食品"表明了标识的准确含义;图案中心的地球代表了营养强化是一个全球性的解决营养不良的有效途径;图案中"FOOD FORTIFICATION"是"强化食品"的英文名称,两个变形的"FF"是其缩写形式,同时代表了营养平衡人民的健康和活力;图案下方丝带上显示的是"国家公众营养改善项目",说明了标识的出处,表达了"营养强化食品"是国家公众营养改善项目推出的一项公共产品,具有至高的权威性。

2. 营养强化食品的意义

(1)弥补天然食物的营养缺陷:除母乳外,自然界中没有任何一种能满足人体对各种营养素的需要使其营养趋于均衡的天然食物。以米、面为主食的地区,除了可能出现维生素 B 缺乏,赖氨酸等必需氨基酸的含量偏低也可能影响食物的营养价值,如能通过营养强化来解决,就能减少和防止疾病的发生,增强体质。

(2)弥补食品在加工、储存及运输过程中所造成的营养素损失:如在水果、蔬菜的加工过程中,很多水溶性和热敏性维生素均损失 50％以上,通过食品营养强化可弥补。

(3)简化膳食处理,方便摄食:如在乳制品中强化多种维生素和矿物质等供给婴儿食用,可以方便地满足婴儿的营养需要。

(4)适应不同人群的营养需要:营养强化食品能够适应不同人群的营养需要。婴儿配方奶粉中强化铁、钙、维生素 D、牛磺酸等,使其组成成分在数量上和质量上都接近母乳,更适合婴儿的喂养。钢铁厂高温作业的工人可通过适当增补维生素 A、维生素 B₂ 和维生素 C 来减轻疲劳、提高工作能力。

(5)适应特殊职业(如矿井作业及高温、低温作业)人员以及某些易引起职业病的工作人员的营养需要:每一种工作对某些特定营养素都有特殊的需要。因而这类强化食品极为重要。如维生素 E、卵磷脂、维生素 C 既是食品中主要的强化剂,又是良好的抗氧化剂。

(6)预防营养不良:营养强化是营养干预的主要措施之一,在改善人群的营养状况中发挥着巨大的作用。如:在缺碘地区的食盐中加碘可大大降低该地区人群甲状腺肿大的发病率;加入维生素 B₁ 防治食米地区人群的维生素 B₁ 缺乏病等。

3. 食品营养强化分类

食品营养强化的营养素在我国通常可分为以下四大类。

(1)矿物质类:钙、铁、锌、硒、镁、钾、钠、铜、锰、铬、锶、钒等。

(2)维生素类:维生素 A、维生素 D、维生素 E、维生素 C、B 族维生素(维生素 B₁、维生素 B₂、维生素 B₃、维生素 B₅、维生素 B₆、维生素 B₁₂)、叶酸、生物素等。

(3)氨基酸类:牛磺酸等十八种必需氨基酸。

(4)其他营养素物质:DHA、氨基酸、低聚糖、膳食纤维、益生元、卵磷脂、核苷酸、胆碱、左旋肉碱等。

根据强化目的的不同,食品营养强化剂大体可分为以下三类。

(1)营养素的强化:向食品中添加原来含量不足的营养素,如向谷类食品中添加赖氨酸;向原来不含某种营养素的食品中添加该种营养素,如在职业性毒害威胁下,特别强调食品中要富含某种维生素(如维生素 C)的应用。

(2) 营养素的复原:补充食品加工中损失的营养素,如向出粉率低的面粉中添加维生素等。

(3) 营养素的标准化:使一种食品尽可能满足食用者全面的营养需要而按一定的标准加入各种营养素,如婴儿配方奶粉、宇航食品等,使营养素达到某一标准。

根据营养强化种类不同,可以分为单一强化食品和复合强化食品。单一强化食品是指仅强化一种营养素的食品,如高钙饼干;复合强化食品是指强化了两种以上营养素的食品,如 AD 钙奶、多维谷物早餐等。

二、食品营养强化载体与营养强化剂

1. 食品营养强化载体

(1) 单一营养素强化可选择的载体:单一营养素强化是指在食物载体中强化铁、碘或维生素 A 等营养素中的任何一种。常用的单一营养素强化可选择的载体有牛奶、面粉、大米、食用油、果汁等。

(2) 复合营养素强化可选择的载体:复合营养素强化是指在食物载体中加入两种以上的营养素(如碘、铁、维生素 A 等),例如在小麦面粉、大米、谷氨酸钠、食糖、婴儿食品中强化碘和维生素两种营养素。

对缺乏两种或多种营养素的人群来说,食物的复合强化可能是一种相当经济的方法。对于微量营养素的复合强化,在谷物和婴儿断奶食物中加入铁和维生素,我国已取得了很大成功。

2. 常用的营养强化剂

(1) 蛋白质:目前常用于食品强化的蛋白质有大豆蛋白、乳清蛋白、脱脂乳粉、酵母粉、鱼粉等。大豆蛋白是优质蛋白质,是常用的蛋白质强化剂。

(2) 氨基酸:常用的赖氨酸强化剂有 L-盐酸赖氨酸、L-赖氨酸、L-赖氨酸-L-谷氨酸盐等。另外,牛磺酸是一种特殊的氨基酸,也是常用的氨基酸强化剂。

(3) 维生素:

①维生素 A:常用于食品强化的维生素 A 有粉末和油剂两类,一般以视黄醇、视黄酯、棕榈酸视黄醇的形式添加。β胡萝卜素是在许多植物性食物中均含有的色素物质,既具有维生素 A 的功效,又可作为食用天然色素使用,是一种比较理想的食品添加剂。

②维生素 B_1:常用于食品强化的维生素 B_1 有两类。一是盐酸硫胺素,通常多用于强化面粉(面包、饼干等制品)及牛乳和豆腐等,本品添加后稳定性较差,损失较大,储存时应置于遮光容器中密封保存。二是硝酸硫胺素,稳定性比盐酸硫胺素高,添加于面包等食品中效果较好。

③维生素 B_2:目前多用亲油性的核黄素丁酸酯,其用量 1.75 g 相当于 1 g 维生素 B_2;液体食品强化剂型为核黄素磷酸钠,其用量 1.37 g 相当于 1 g 维生素 B_2。本品对碱、光不稳定,使用时应注意。

④烟酸:可用于面包、饼干、糕点及乳制品等的强化。

⑤维生素 C:维生素 C 是常用的强化剂。L-抗坏血酸除用于多种食品的维生素 C 强化外,还广泛用于防止氧化、保持鲜度及作为肉的发色助剂。其主要用于强化果汁、面包、饼干、糖果等。在橘汁中添加 0.2～0.6 g/kg,还具有提高制品风味的作用。

(4) 矿物质:

①钙:常用葡萄糖酸钙、乳酸钙、碳酸钙、磷酸钙等。

②碘:在碘盐中经常以碘酸钾(KIO_3)的形式来强化。

③铁:根据铁来源的不同,可分为血红素铁与非血红素铁两类。目前在食物中应用的铁强化剂主要有元素铁、硫酸亚铁、柠檬酸铁、焦磷酸铁、血红素铁和 EDTA 铁钠等。

④锌:常用的锌强化剂有硫酸锌、乳酸锌和葡萄糖酸锌等可溶解的锌化合物。

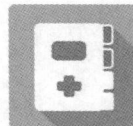

第四节 保健食品

一、概述

（一）保健食品的概念

保健食品在国际上称为健康食品、功能性食品或食品增补剂等。在我国，保健食品是指依法批准具有特定保健功能的食品。保健食品适合特定人群食用，能调节机体功能，但不以治疗疾病为目的，并且对人体不产生急性、亚急性或者慢性危害。保健食品产品及说明书应当经国家食品药品监督管理部门审查批准。以补充维生素、矿物质为目的的营养素补充剂也可纳入保健食品管理。

（二）保健食品的基本特点

1. 保健食品属性 保健食品首先必须是食品，它必须无毒无害正常服用就能显示效果。保健食品是指供人食用或饮用的成品和原料，以及按照传统来说既是食品又是药品的物品，但是不包括以治疗为目的的物品，保健食品应当无毒、无害，符合营养要求，具有相应的色、香、味等感官性状。

2. 成分属性 保健食品可以是含有某种成分的天然食品，也可以是添加或去除了某种成分的食品，还可以是具有保健功能或者以补充维生素、矿物质为目的的食品。

3. 功能属性 保健食品不以治疗为目的，不能取代药品，不能取代人体正常的膳食摄入和对各类营养素的需求。保健食品适合特定人群食用，不是所有人群都适用，所以保健食品不配有说明书，没有功能主治或适应证，只有适宜人群或不适宜人群。

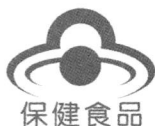

"蓝帽子"是保健品的特制标志！

图 2-2 "蓝帽子"

另外，保健食品的生产销售必须申请注册，获得国家药品监督管理局或相关部门的健字号批准文号。各省、直辖市、自治区没有权力注册批准保健品的生产销售。同时保健品的包装上必须标有健字号批准文号和保健品的标识"蓝帽子"(图 2-2)。

（三）药品、普通食品、营养强化食品与保健食品的区别

1. 药品与保健食品的区别 保健食品的保健功能与药品的疗效有本质的区别。药品是预防、诊断和治疗疾病，有目的地调节人体生理机能并规定有适应证或者功能主治、用法和用量的物质，其中包括中药材、中药饮片、中成药、化学原料及其制剂、抗生素、生化药品、放射性药品、血清、疫苗、血液制品和诊断药品等。保健食品不以治疗疾病为目的，通过调节人体生理功能，达到提高健康水平的目的。药品允许有一定的不良反应，而保健食品对人体不能产生任何急性、亚急性或慢性危害；药品有多种给药方式，而保健食品以口服为主，可以长期食用。

2. 普通食品与保健食品的区别 普通食品和保健食品两者都能提供人体必需的基本营养物质（食品第一功能），都具特定色、香、味、形（食品第二功能）。但是普通食品是任何人群皆可食用，目的是满足人们对营养和感官的需求，不强调保健功能；保健食品一般限于特定人群食用，对食用量也有规定。保健食品含一定的功效成分（如生理活性物质），浓缩（或添加纯度较高的某种生理活性物质），使其在人体内达到发挥作用的浓度，能调节人体机能，从而具备了特定的功能（食品第三功能）。

3. 营养强化食品与保健食品的区别 营养强化食品就是根据人体的营养需要，调整食品中营养素的含量，以食品为载体，增加人体有可能缺少的营养素，使食品更适于人体营养需要的一

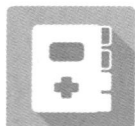

种深加工产品。保健食品是食品的一个种类，具有一般食品的共性，能调节人体的机能，限于特定人群食用，但不能治疗疾病。保健（功能）食品在欧美各国被称为"健康食品"，在日本被称为"功能食品"。保健食品强调调节人体生理功能，不需要食物作为载体。

二、保健食品的功能

根据国家发布的《保健食品功能范围调整方案》，保健食品的功能有以下 18 项：①增强免疫力功能；②辅助降血脂功能；③辅助降血糖功能；④抗氧化功能；⑤辅助改善记忆功能；⑥缓解视疲劳功能；⑦促进排铅功能；⑧清咽功能；⑨改善睡眠功能；⑩促进泌乳功能；⑪缓解体力疲劳功能；⑫提高缺氧耐受力功能；⑬减肥功能；⑭增加骨密度功能；⑮改善营养型贫血功能；⑯对化学肝损伤有辅助保护功能；⑰促进面部皮肤健康功能；⑱有助于改善胃肠功能。

上述保健功能大致可归纳为以下几个方面。

（1）增强生理功能的保健食品：由于生活特点、工作性质、特殊环境的需求，人们要求增强某一方面的生理功能，以减轻机体损伤，如增强免疫力功能、抗氧化功能、辅助改善记忆功能、缓解视觉疲劳功能、改善睡眠功能、促进泌乳功能、辅助降血脂功能、辅助降血糖功能。

（2）预防慢性病的保健食品：如减肥功能、增加骨密度功能、辅助降血压功能、辅助降血脂功能、辅助降血糖功能。

（3）增强机体对外界有害物质因素抵抗力的保健食品：如促进排铅功能、对辐射危害有辅助保护功能、对化学肝损伤有辅助保护功能。

第五节　食品标签与食品营养标签解读

案例导入

赵先生在某超市购买了一款韩国进口的芦荟饮料 28 瓶，一共花去 358.4 元。饮料的中文标签标注其配料为水、芦荟粉、芦荟胶、白砂糖、芦荟汁……购买后，赵先生得知芦荟属新资源食品，有特别的标识规定，而这款芦荟饮料并未依规标注，于是他将超市告上法院，要求退还货款 358.4 元，并支付 10 倍赔偿金。

根据《卫生部等 6 部局关于含库拉索芦荟凝胶食品标识规定的公告》，芦荟产品中仅有库拉索芦荟凝胶可用于食品生产加工，每日食用量应不大于 30 g，孕妇、婴幼儿不宜食用。添加库拉索芦荟凝胶的食品必须标注"本品添加芦荟，孕妇与婴幼儿慎用"字样和每日食用量警示语，并应在配料表中标注"库拉索芦荟凝胶"。

因此，在案件中涉讼饮料中文标签仅概括性地标注配料中含有芦荟，致使消费者无法得知其中的芦荟品种，而且未对每日摄入限量及孕妇与婴幼儿慎用等事宜作出特别警示，违反了《中华人民共和国食品安全法》对食品标签、标识要求的规定，未尽到警示说明的义务，有可能损害消费者的身体健康，据此认定涉讼饮料为不符合食品安全标准的食品。最终，法院判决被告超市对消费者赵先生"退一赔十"。

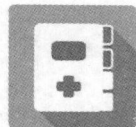

一、预包装食品标签解读

（一）概述

随着新的食品加工技术的应用,辐射食品、转基因食品、强化食品等不断出现,这些食品的安全问题也日渐受到关注。国际社会大多采用食品标签的管理办法,让消费者了解食品成分和相关处理方法,让消费者根据食品标签选择所需要的食品。

食品标签是指食品包装上的文字、图形、符号及一切说明,其主要作用是帮助消费者选择适合自己的商品。标签内容是生产商的自我声明和食品的"身份证",也是消费者选购食品的主要依据。

食品标签通常说明的是食品的外部信息、食品安全等问题,如生产商、生产日期、保存期、产品的质量等,消费者可根据生产商的信誉、生产保存期等选择产品。食品营养标签是消费者了解产品营养成分和营养特性、获取相关营养知识的重要途径,是食品的内部特征和信息。不同的食用人群应根据产品的营养特点选择不同的预包装食品,如婴儿食用应选择婴儿配方奶粉,糖尿病患者应选择无糖的食品,高脂血症患者应选择低脂肪、低胆固醇的产品等。从概念上来说,食品标签包含食品营养标签;从内容上来说,食品标签和食品营养标签分别从不同的角度为消费者提供选择预包装食品的信息。

随着我国居民生活水平的不断提高,可供消费者选择的预包装食品越来越多,我国的《预包装食品标签通则》(GB 7718—2011)正是在这种前提下制定的。它是我国居民正确阅读预包装食品外包装上的内容、了解食品相关信息的重要途径。

（二）食品标签标准阅读

预包装食品,是指预先定量包装或者制作在包装材料和容器中的食品,包括预先定量包装以及预先定量制作在包装材料和容器中,并且在一定量限范围内具有统一的质量或体积标识的食品。预包装食品有两大特征,一是应当预先包装,二是包装上要有统一的质量或体积的标识。

根据我国的《预包装食品标签通则》(GB 7718—2011)的规定,食品标签分为强制标识和非强制标识(推荐标识)内容。强制标识内容包括食品名称、配料表、配料的定量标识、净含量和固形物(沥干物)含量、制造者或经销商的名称和地址、日期标识和保存期、产品标准号以及质量(品质)等级等;非强制标识内容包括批号、食用方法等。

1. 食品名称 食品名称是指在食品标签的醒目位置清晰地标示,反映食品真实属性的专用名称。

2. 配料表 预包装食品的标签上应标示配料表。配料表中的各种配料应按相关要求标示具体名称,食品添加剂也要按照相关要求标示具体名称;配料表应以"配料"或"配料表"为引导词。

各种配料应按制造或加工食品时加入量的递减顺序排序;加入量不超过 2% 的配料可以不按递减顺序排序。

如果某种配料是由两种或以上的其他配料构成的复合配料(不包括复合食品添加剂),应在配料表中标示复合配料的名称,随后将复合配料的原始配料在括号内按加入量的递减顺序标示;当某种复合配料已有国家标准、行业标准或地方标准,且其加入量小于食品总量的 25% 时,不需要标示复合配料的原始配料。

食品添加剂应当标示其在《食品添加剂使用标准》(GB 2760—2011)中的食品添加剂通用名称。食品添加剂通用名称可以标示为食品添加剂的具体名称,也可以标示为食品添加剂的功能类别名称并同时标示食品添加剂的具体名称或国际编码(INS 号)。名称不包括其制法。加入量小于食品总量 25% 的复合配料中含有的食品添加剂,不需要标示复合配料的原始配料。在食品

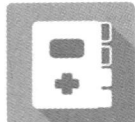

制造或加工过程中,加入的水应在配料中标示。在加工过程中已挥发的水或其他挥发性配料不需要标示。

可食用的包装物也应在配料表中标示原始配料,国家另有法律法规规定的除外。

3. 配料的定量标识 如果在食品标签或食品说明书上特别强调添加了或含有一种或多种有价值、有特性的配料或成分,应标示所强调配料或成分的添加量或在成品中的含量;如果在食品的标签上特别强调一种或多种配料或成分的含量较低或无时,应标示所强调配料或成分在成品中的含量;食品名称中提及了某种配料或成分而未在标签上特别强调,不需要标示该种配料或成分的添加量或在成品中的含量。

4. 净含量和固形物(沥干物)含量 必须标明容器中食品的净含量,通常按以下方式标明。液态食品用体积,固态食品用质量,半固态食品用质量或体积。容器中含有固、液两项物质的食品,除标明净含量外,还必须标明该食品的固形物含量,用质量或百分数表示。同一容器中如果含有互相独立且品质相同、形态相近的几种食品时,在标明净含量的同时还必须标明食品的数量。

5. 生产者、经销商的名称、地址和联系方式 应当标注生产者的名称、地址和联系方式。生产者名称和地址应当是依法登记注册、能够承担产品安全质量责任的生产者的名称、地址。

6. 日期标识 应清晰标示预包装食品的生产日期和保质期。

日期的标识举例如下:2014 年 3 月 20 日;20140320;2014/03/20;03202014;03/20/2014。

保质期是指预包装食品在标签标注的储存条件下,保持品质的期限,在此期间内,产品完全适于销售,并保持标签中不必说明或已经说明的特有品质。在一定时间内,预包装食品可能仍然可以食用。保质期标示形式如下:最好在××之前食(饮)用;××之前食(饮)最佳;此日期前食(饮)最佳;保质期至××;保质期××个月(或××日/天/周/年)。

保存期即推荐的最后食用日期,指预包装食品在标签指明的储存条件下,预计的终止食用日期。在此日期之后,预包装食品可能不再具有消费者所期望的品质特性,不宜再食用。保存期标示形式:××之前食(饮)用;此日期前食(饮)用最佳;保质期至××;保质期××个月(或××日/天/年)。

如果食品的保质期或保存期与储存条件有关,应标示食品的特定储存条件。

7. 储存条件 预包装食品标签应标示储存条件。储存条件可以标示"储存条件""储藏条件""储藏方法"等标题,或不标示标题。储存条件可以有如下标示形式:

常温(或冷冻,或冷藏,或避光,或阴凉干燥处)保存;××～××℃保存;

请置于阴凉干燥处;常温保存,开封后需要冷藏;温度:≤××℃;湿度:≤××%。

8. 食品生产许可证编号 预包装食品标签应标示食品生产许可证编号,标示形式按照相关规定执行。

9. 产品标准代号 在国内生产并在国内销售的预包装食品(不包括进口预包装食品),应标示产品所执行的标准代号和顺序号。

10. 其他标示内容

(1)辐射食品:经电离辐射线或电离能量处理过的食品,应在食品名称附近标示"辐射食品";经电离辐射线或电离能量处理过的任何配料,应在配料表中标明。

(2)转基因食品:转基因食品的标示应符合相关法律、法规的规定。

(3)营养标签:特殊膳食类食品和专供婴幼儿的主辅类食品,应当标示主要营养成分及其含量,标示方法按照《预包装特殊膳食用食品标签》(GB 13432—2013)执行;其他预包装食品如需标示营养标签,标示方式参照相关法规标准执行。

(4)质量(品质)等级:食品所执行的相应产品标准已明确规定质量(品质)等级的,应标示质量(品质)等级。

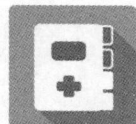

11. 推荐标示内容

（1）批号：根据产品需要，可以标示产品的批号。

（2）食用方法：根据产品需要，可以标示容器的开启方法、食用方法、烹调方法等对消费者有帮助的说明。

（3）致敏物质：以下食品及其制品可能导致过敏反应，如果用作配料，宜在配料表中使用易辨识的名称，或在配料表临近位置加以提示：含有麸质的谷物及其制品（如小麦、黑麦、大麦、燕麦、斯佩耳特小麦或它们的杂交品系）；甲壳纲类动物及其制品（如河虾、龙虾、蟹等）；鱼类及其制品；蛋类及其制品；花生及其制品；大豆及其制品；乳及乳制品（包括乳糖）；坚果及其果仁类制品。如加工过程中可能带入上述食品或制品，宜在配料表临近位置加以提示。

二、预包装食品营养标签解读

预包装食品是指预先定量包装或者制作在包装材料和容器中的食品，包括预先定量包装以及预先定量制作在包装材料和容器中并且在一定限量范围内具有统一的质量或体积标识的食品。食品营养标签是在预包装食品的外包装上向消费者提供食品营养信息和特性的说明，包括营养成分表、营养声称和营养成分功能声称。

（一）食品营养标签的意义

1. 指导食品选购，有助于膳食平衡　食品营养标签是营养健康知识的重要来源，是膳食平衡和选购食品的指南，当前我国居民存在营养不足和营养过剩的双重问题，这些与每日的膳食营养状况密切相关。在食品标签中标注营养信息有助于提高广大居民的健康意识，指导居民科学合理地选购食品，有效预防和减少营养相关性疾病。

2. 满足消费者知情权　随着公众维权意识的提高，越来越多的消费者将食品营养标签作为选购食品的重要参考和比较依据。

3. 规范企业标注行为　食品营养标签立法最早开始于 1969 年，由美国提出，于 1975 年正式实施。各个国家根据本国的实际情况和营养状况，在严格执行国际食品法典委员会（CAC）相关标准的前提下，制定各自的营养标签制度。不同国家在具体细节上有一定差别，如日本在 20 世纪 70 年代发布了《食品标签法》；2003 年加拿大发布强制食品营养标签规则，要求标示能量和 13 种重要营养成分的含量；2003 年我国香港地区发布营养标签制度咨询文件；2006 年美国和加拿大要求食品营养标签标示反式脂肪酸等。我国曾于 2008 年颁布实施了《食品营养标签管理规范》，2011 年 10 月 12 日发布《预包装食品营养标签通则》（GB 28050－2011），并于 2013 年 1 月 1 日实施，原《食品营养标签管理规范》执行废止。这些法规的实施及对外贸易的需要，促使我国食品企业逐步认识到食品营养标签的重要性，开始规范营养标签的使用。

（二）食品营养标签的内容

食品营养标签标示食品的营养特性和相关营养学信息，是消费者了解食品营养组分和特征的主要途径，食品营养标签包括营养成分表、营养声称和营养成分功能声称。

1. 营养成分表　营养成分表是标有食品营养成分名称、营养素含量和营养素含量占营养素参考值百分比的规范性表格。我国规定的必须标注核心营养素的有蛋白质、脂肪、碳水化合物和钠 4 种。

营养素含量占营养素参考值的百分比计算：中国食品标签营养素参考值（nutrient reference values，NRV）是以中国居民膳食营养素参考摄入量（DRIs）为依据制定的，专用于食品营养标签上比较食品营养素含量，是消费者选择食品时的一种营养参考标准。基于中国居民和其他国家居民的饮食结构不同，在《预包装食品营养标签通则》中，中国食品标签营养素参考值如表 2-2 所示。

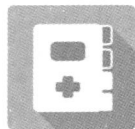

表 2-2 中国食品标签营养素参考值

营养成分	NRV	营养成分	NRV
能量[①]	8400 kJ	叶酸	400 μg
蛋白质	60 g	泛酸	5 mg
脂肪	≤60 g	生物素	30 μg
饱和脂肪酸	≤20 g	胆碱	450 mg
胆固醇	≤300 mg	钙	800 mg
碳水化合物	300 g	磷	700 mg
膳食纤维[②]	25 g	钾	2000 mg
维生素 A	800 μg RAE	钠	2000 mg
维生素 D	5 μg	镁	300 mg
维生素 E	14 mg α-TE	铁	15 mg
维生素 K	80 μg	锌	15 mg
维生素 B_1	1.4 mg	碘	150 μg
维生素 B_2	1.4 mg	硒	50 μg
维生素 B_6	1.4 mg	铜	1.5 mg
维生素 B_{12}	2.4 μg	氟	1 mg
维生素 C	100 mg	锰	3 mg
烟酸	14 mg		

①能量相当于 2000 kcal；蛋白质、脂肪、碳水化合物供能分别占能量的 13%、27% 与 60%。

②膳食纤维暂为营养成分。

在营养标签上,以营养素含量占 NRV 的百分比(NRV%)标示是营养成分表的重要内容之一。某营养素含量占 NRV 的百分比(NRV%)的计算公式为

$$Y\% = X/NRV \times 100\%$$

其中:X 为 100 g(mL)或每份食品中某营养素的含量;NRV 为该营养素的营养素参考值;Y% 为计算结果。

根据营养成分分析、计算结果以及 NRV% 计算结果制定营养成分表(表 2-3)。

表 2-3 营养成分表

项目	含量/100 g	NRV%
能量	1823 kJ	22%
蛋白质	9.0 g	15%
脂肪	12.7 g	21%
碳水化合物	70.6 g	24%
钠	204 mg	10%
维生素 A	72 μg	9%
维生素 B_1	0.09 mg	6%

2. 营养声称 营养声称是指食品营养标签上对食品营养特性的描述和声明,如能量水平、蛋白质含量水平。营养声称包括含量声称和比较声称。

（1）含量声称：描述食品中能量或营养成分含量水平的声称。声称用语包括"含有""高""低"或"无"等，如低脂奶、高膳食纤维饼干等。

（2）比较声称：与消费者熟知的同类食品的营养成分含量或能量值进行比较后的声称。所声称的能量或营养成分含量差异必须大于或等于 25%（如普通奶粉可作为脱脂奶粉的基准食品，普通酱油可作为强化铁酱油的基准食品等）。比较声称用语分为"增加"和"减少"两类，可根据食品特点选择相应的同义语。

进行含量声称和比较声称时应当满足一定的要求和限制性条件，必须使用规定的用语，具体见能量和营养成分含量声称与比较声称的要求、条件和同义语部分。

3. 营养成分功能声称 营养成分功能声称是指某营养成分可以维持人体正常生长、发育和正常生理功能等作用的声称。只有当食品的能量或营养成分"含量显著"时，才能进行营养成分功能声称；营养成分功能声称不可暗示或声称营养素有预防和治疗疾病的作用；营养成分功能声称的标准用语按规范要求，不可删改和添加。目前，《预包装食品营养标签通则》给出了能量和营养成分功能声称标准用语，如：人体需要能量来维持生命活动；蛋白质是人体的主要构成物质并提供多种氨基酸等。

（三）食品营养标签的标示基本要求

（1）预包装食品营养标签标示的任何营养信息应真实、客观，不得标示虚假信息，不得夸大产品的营养作用或其他作用。

（2）预包装食品营养标签应使用中文。如同时使用外文时，其内容应当与中文相对应，外文字号不得大于中文字号。

（3）食品企业可根据食品的营养特性、包装面积的大小和形状等因素选择使用其中的一种形式。营养成分表应以一个方框表的形式表达（特殊情况除外），方框可为任意尺寸，并与包装的基线垂直，表名为"营养成分表"。

（4）食品营养成分含量应以具体数值标示，数值可通过原料计算或产品检测获得。

（5）营养标签应标在向消费者提供的最小销售单位的包装上。

（6）营养声称和营养成分功能声称可以在标签的任意位置，其字号不得大于食品名称和商标。

附：食品营养标签制作示例

某企业生产的饼干营养成分表制作

①根据饼干特点确定需要分析的营养成分：一般饼干包括能量和蛋白质、脂肪、碳水化合物、钠 4 种核心营养素，以及膳食纤维、矿物质、维生素等。

②通过检测方法获取食品营养标签数据：经测定得知该企业生产的某种饼干营养成分含量为：100 g 饼干中含有能量 1823 kJ、蛋白质 9.0 g、脂肪 12.7 g、碳水化合物 70.6 g、钠 204 mg、维生素 B_1 0.09 mg。

③营养成分分析数据表达：按照《预包装食品营养标签通则》要求标示营养成分。

④计算营养素含量占营养素参考值（NRV）的百分比。

能量　　　　　　　NRV% ＝1823 kJ/8400 kJ×100%≈22%

蛋白质　　　　　　NRV% ＝9.0 g/60 g×100%＝15%

脂肪　　　　　　　NRV% ＝12.7 g/60 g×100%≈21%

碳水化合物　　　　NRV% ＝70.6 g/300 g×100%≈24%

钠　　　　　　　　NRV% ＝204 mg/2000 mg×100%≈10%

维生素 B_1　　　　　NRV% ＝0.09 mg/1.4 mg×100%≈6%

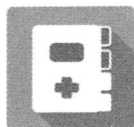

⑤根据营养成分分析和计算结果以及 NRV％计算结果测定某企业生产的饼干的营养成分表如表 2-4 所示。

表 2-4　某企业生产的饼干营养成分表

项目	含量/100 g	NRV％
能量	1832 kJ	22％
蛋白质	9.0 g	15％
脂肪	12.7 g	21％
碳水化合物	70.6 g	24％
钠	204 mg	10％
维生素 B$_1$	0.09 mg	6％

（林美金）

本章小结

　　本章将食物分为三大类,分别介绍了植物性食物(主要包括谷类及薯类食物、豆类及其制品、蔬菜、水果、坚果)、动物性食物(主要包括畜禽肉类食物、畜禽肉类制品、水产品、乳及乳制品、蛋类及其制品)及其他食物(主要包括食用油脂、常用调味品、酒类)的营养价值特点,并在此基础上对食物营养价值的评价。

　　全面了解各种食物的天然组成成分,包括所含营养素种类、生物活性成分、抗营养因子等;发现各种食物的主要缺陷,并指出改造或开发新食品的方向,解决抗营养因子问题,以充分利用食物资源。

　　掌握食品能量密度和营养质量指数评价方法。

　　全面掌握食品标签、配料和食品营养标签的概念和要求,食品营养标签相关标准和法规,通过掌握食品标签和营养标签指导人们科学地选购食物和合理调配平衡膳食,以达到合理营养、促进健康、增强体质、延年益寿及预防疾病的目的。

能力检测

一、选择题

1. 我国居民碳水化合物的食物来源主要是(　　　),这是膳食能量最经济的来源。

A. 谷类和薯类　　　　　B. 畜禽肉　　　　　　C. 乳类　　　　　　　　D. 蔬菜和水果

2. 下列食物中碘含量丰富的是(　　　)。

A. 海带、紫菜　　　　　B. 青菜、菠菜　　　　C. 大白菜、茄子　　　　D. 竹笋、番茄

3. 下列食物中胆固醇含量最高的是(　　　)。

A. 鸡蛋黄　　　　　　　B. 猪脑　　　　　　　C. 甲鱼　　　　　　　　D. 牛奶

4. 下列不是膳食中铁的良好来源的是(　　　)。

A. 动物肝脏　　　　　　B. 动物全血　　　　　C. 畜禽肉类　　　　　　D. 奶和奶制品

5. 花生含油丰富且(　　　)。

A. 以含不饱和脂肪酸为主　　　　　　　　　　B. 以含饱和脂肪酸为主

C. 以含胆固醇等类脂为主　　　　　　　　　　D. 以上选项都错误

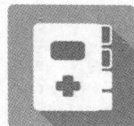

Note

6. 大豆制品与米饭同时食用可使(　　　)。

A. 蛋白质更大的浪费　　　　　　　　　　B. 蛋白质互补

C. 蛋白质生物价下降　　　　　　　　　　D. 蛋白质利用率下降

7. 有关血糖生成指数的描述哪项是正确的?(　　　)

A. 进食 50 g 食物与 50 g 葡萄糖或白面包对比餐后血糖

B. 血糖生成指数越低,血糖升高越趋缓和

C. 高血糖生成指数高,食物进入消化道后,消化慢,吸收不完全

D. 以上都对

8. 某食物中蛋白质 INQ 值等于 1,则(　　　)。

A. 表示该食物蛋白质的供给量高于能量供给量

B. 表示该食物蛋白质的供给量低于能量供给量

C. 表示该食物蛋白质的供给量高于机体所需

D. 表示该食物蛋白质的该给量等于能量供给量

9. 含牛磺酸丰富的食物是(　　　)。

A. 鱼类　　　　　　　　B. 猪肉　　　　　　　　C. 牛肉　　　　　　　　D. 鸡肉

10. 酸牛奶的营养特点是(　　　)。

A. 含有乳酸杆菌　　　　　　　　　　　　B. 乳糖已经部分分解

C. 脂肪容易吸收　　　　　　　　　　　　D. 以上都对

第二章
选择题答案

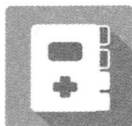

二、名词解释

1. 食物的营养价值;

2. INQ;

3. 营养标签;

4. 乳糖不耐症

三、思考题

1. 如何采用 INQ 值评价食物的营养价值? 什么样的食品营养价值相对较高?

2. 评定食物营养价值有何意义? 其常用评价指标是什么?

3. 谷类食物的营养价值特点是什么? 精制米损失了哪些营养素?

4. 大豆的营养价值特点是什么? 谷类食物的营养特点如何?

5. 蔬菜、水果的营养特点是什么?

6. 什么是强化食品? 食品强化的目的是什么?

7. 保健食品与普通食品、药品有什么区别和联系?

8. 某蛋糕厂商声称其产品"富含维生素 A",其营养价值成分如下表,请计算并说明此处营养声称是否正确。

项目	含量/100 g	NRV%
能量	1452 kJ	17%
蛋白质	8.6 g	14%
脂肪	5.1 g	8%
碳水化合物	67.1 g	22%
钠	68 mg	3%
维生素 A	86 μg	11%

四、简述题

记录自己一餐当中所吃的食物,然后查询食物成分表,计算一餐中的总能量摄入。

五、分析题

到大型超市去进行以下几个方面的调查:①去超市寻找带有营养标签的食物产品,计算每一小份食物的能量,如一片饼干、一块小蛋糕、一粒水果糖。比较哪些产品能量高,哪些能量低,并分析原因。②去食品超市,看一看哪些食品类别添加了维生素,添加剂量是多少,是如何宣传的。分析添加这些维生素对于膳食营养供给有多大意义,添加这些维生素是否改变了这些产品的健康意义。

六、运用题

某品牌葡萄干面包,根据其外包装上的营养标签数值,在营养成分表一栏查得 100 g 面包的能量为 1088 kJ。维生素 B_2 的含量为 0.06 g,其他营养成分见下表。请计算表格中各营养素的 INQ 值。

面包中的营养素成分

营养成分	RNI(或 AI)	面包	
		含量/100 g	INQ
能量	10030 kg	1088	
蛋白质	75 g	6.6	
脂肪	66~80 g	3.7	
碳水化合物	360 g	50.1	
钠	2200 mg	478	
维生素 A	800 μg	0	
维生素 B_1	1.5 mg	0.05	
维生素 B_2	1.5 mg	0.06	
钙	800 mg	42	
铁	15 mg	1.2	

参 考 文 献

[1] 韦莉萍.公共营养师[M].2 版.广州:广东人民出版社,2016.

[2] 王丽琼.食品营养与卫生[M].2 版.北京:化学工业出版社,2013.

[3] 程小华.烹饪营养与配餐[M].北京:北京大学出版社,2015.

[4] 黄俊,赵千骏.食品营养与安全[M].北京:中国轻工业出版社,2013.

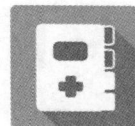

第三章　食品安全与卫生管理

掌握：各类食品污染预防措施；食源性疾病的流行病学特点、中毒表现和预防措施；食品添加剂的卫生要求；各类食品的主要卫生问题；食源性疾病、食物中毒的概念；食物中毒的预防控制措施；毒物、毒性、毒性作用、损害作用、非损害作用的基本概念；GMP、HACCP 的概念。

熟悉：食品污染的类型；食品添加剂的定义、分类；我国常用的食品添加剂；食品的卫生管理；食源性疾病的分类；食物中毒的表现；表示毒性损伤的指标；表示毒性的常用指标；食品安全监督管理的范围。

了解：食物中毒的病原特点与发病机制；食物中外源性化学物的毒性及其评价；外源性化学物的一般毒性评价；食品安全风险评估；食品安全监督管理的概念；食品安全法律法规、食品安全标准；实施 GMP 和 HACCP 的意义。

第一节　食品污染及其预防

案例导入

2013 年 5 月，湖南省攸县 3 家大米厂生产的大米在广东省广州市被查出镉超标的事件被媒体披露。广东佛山市顺德区通报了顺德市场大米检测结果，在销售终端发现了 6 家店里售卖的 6 批次大米镉含量超标；在生产环节，发现 3 家公司生产的 3 批次大米镉含量超标；在流通环节抽检了湖南产地的大米。5 月 16 日，广州市食品药品监督管理局在其网站公布了 2013 年第一季度抽检结果，8 批次不合格的原因都是镉含量超标。从 5 月 19 日开始，由农业、环保等多个政府部门组成调查组对此展开调查。请问：

1. 大米中的镉对健康有什么危害？
2. 作为传统的"鱼米之乡"，湖南出产的大米为何会出现重金属污染？
3. 重金属超标大米又是如何流向餐桌的？

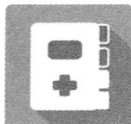

一、食品的生物性污染

食品的生物性污染是指微生物、寄生虫和昆虫等生物对食品的污染,其中以微生物的污染最为常见。根据致病能力可将污染食品的微生物分为三类:①直接致病微生物,包括致病性细菌、人畜共患传染病致病菌,以及病毒、产毒霉菌及其毒素,可直接致病而造成危害;②相对致病微生物,即通常条件下不会致病,在一定特殊条件下才致病的微生物;③非致病性微生物,包括非致病菌、不产毒霉菌及常见酵母,它们对人体本身无害,是引起食品腐败变质、卫生质量下降的主要原因。

(一) 食品的细菌污染

1. 常见的食品细菌

(1) 假单胞菌属细菌:假单胞菌属细菌为革兰阴性的无芽孢杆菌,需氧,嗜冷,最适 pH 值为 5.0～5.2。假单胞菌属细菌是典型的腐败细菌,在肉和鱼上面很容易繁殖,多见于冷冻食品。

(2) 微球菌属与葡萄球菌属细菌:微球菌属与葡萄球菌属细菌为革兰阳性菌,嗜中温,营养要求较低。此类细菌在肉、水产品、蛋类食品中常见。

(3) 芽孢杆菌属与芽孢梭菌属细菌:芽孢杆菌属与芽孢梭菌属细菌分布较广泛,多见于肉类和水产品。前者需氧或兼性厌氧,后者厌氧。此类细菌大多属嗜中温菌,少数为嗜热菌。

(4) 肠杆菌科各属细菌:肠杆菌科各属细菌除了志贺菌属和沙门菌属细菌外,都为常见的食品腐败菌。此类细菌为革兰阴性菌,需氧或兼性厌氧,嗜中温菌,多见于水产品、肉及蛋类食品。其中,变形菌分解蛋白质能力非常强,是需氧腐败菌的代表。

(5) 弧菌属与黄杆菌属细菌:弧菌属与黄杆菌属细菌均为革兰阴性兼性厌氧菌。此类细菌主要来自海水或淡水,在低温和 5％食盐中均可生长,故在鱼类等水产品中多见。黄杆菌属细菌还能产生色素。

(6) 嗜盐杆菌属与嗜盐球菌属细菌:盐杆菌属与盐球菌属细菌为革兰阴性需氧菌,嗜盐,在 12％以上的盐水中仍能生长。此类细菌多见于咸鱼,可产生橙红色素。

(7) 乳杆菌属细菌:乳杆菌属细菌经常与乳酸菌同时出现,为革兰阳性杆菌,厌氧或微需氧,在乳品中多见。

2. 食品中细菌菌相及其卫生学意义

细菌菌相是指共存于食品中的细菌种类及其相对数量的构成。其中相对数量较多的细菌为优势菌。食品在细菌作用下发生变化的程度与特征主要取决于细菌菌相,特别是优势菌。

根据食品的理化性质及其所处的环境条件可以预测污染食品的菌相。如罐头食品中的细菌种类主要根据 pH 值高低而不同:pH 值大于 5.3 时主要是嗜热平酸菌和厌氧的腐败菌,pH 值在 5.3～4.5 时主要是嗜热厌氧菌,pH 值为 4.5～3.7 时主要为芽孢杆菌和梭状芽孢杆菌中的耐酸嗜热菌,而 pH 值低于 3.7 时则可能只存在乳杆菌。由于食品细菌菌相及优势菌种不同,食品腐败变质引起的变化也会出现相应的特征,因此检验食品细菌菌相又可对食品腐败变质的程度及特征进行估计。

3. 食品中菌落总数及其卫生学意义

菌落总数是指在被检样品的单位重量(g)、容积(mL)或表面积(cm^2)内,所含能在严格规定的条件下(培养基及其 pH 值、培养温度与时间、计数方法等)培养所生成的细菌菌落数,以菌落形成单位(CFU)表示。

检测食品中细菌总数,有助于判定食品的卫生质量,以及食品在生产、储运、销售过程中的卫生措施和管理情况。食品中的细菌污染程度,不一定代表食品对人体健康的危害程度,但能反映食品的清洁状态。食品细菌数量对食品卫生质量的影响比菌相更为明显。食品中细菌在繁殖过

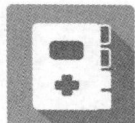

程中可分解食品中的成分,因而食品细菌数量越多越能加快食品腐败变质的速度。因此,菌落总数在一定程度上也能反映食品的腐败变质程度。利用菌落总数预测食品的耐保藏性,是食品菌落总数的另一食品卫生学意义。

4. 大肠菌群与肠球菌及其卫生学意义

大肠菌群包括肠杆菌科的埃希菌属、柠檬酸杆菌属、肠杆菌属和克雷伯菌属细菌。这些菌属中的细菌均来自人和温血动物的肠道,为革兰阴性杆菌,需氧与兼性厌氧,不形成芽孢,在 35～37 ℃下能发酵乳糖产酸、产气。

大肠菌群一般都是直接或间接来自人与温血动物粪便。当粪便排出体外后,初期以典型大肠埃希菌占优势,两周后典型大肠埃希菌在外界环境的影响下产生生理特性的变异。食品中检出大肠菌群的卫生学意义之一是表示食品曾受到人与温血动物粪便污染。其中,检出典型大肠埃希菌说明近期有粪便污染,检出其他菌属细菌可能为粪便的陈旧污染。

大肠菌群在粪便中数量较多,与肠道致病菌来源相同,并且在一般条件下,在外环境中生存时间与主要肠道致病菌一致,故大肠菌群另一重要食品卫生学意义是作为肠道致病菌污染食品的参考指示菌。

（二）食品的霉菌及霉菌毒素污染

霉菌分布极广,有 45000 多种,但是只有少数菌种或菌株能产生对人体有害的霉菌毒素。霉菌产毒主要受到食物基质、含水量、环境湿度以及空气流通等的影响。目前已知的产毒霉菌主要有:①曲霉菌属;②青霉菌属;③镰刀菌属;④其他菌属。霉菌毒素大约有 200 种,一般按照产生毒素的主要霉菌名称来命名,比较重要的霉菌毒素有黄曲霉毒素、镰刀菌毒素、赭曲霉毒素、展青霉素等。

1. 黄曲霉毒素 黄曲霉毒素是黄曲霉和寄生曲霉的代谢物,具有极强的毒性和致癌性。

（1）黄曲霉毒素的理化性质与食品污染:黄曲霉毒素是结构相似的一类化合物,该类毒素均为二呋喃香豆素的衍生物,目前已明确结构者为二十余种。由于紫外线照射黄曲霉毒素能够发出荧光,因此根据荧光颜色及其结构可以对黄曲霉毒素进行命名,如黄曲霉毒素 B_1、黄曲霉毒素 B_2、黄曲霉毒素 G_1、黄曲霉毒素 G_2、黄曲霉毒素 M_1、黄曲霉毒素 M_2、黄曲霉毒素 P_1 及黄曲霉毒素 Q_1 等。黄曲霉毒素的毒性与结构有一定的关系,凡二呋喃环的末端有双键者,其毒性较强,并有致癌性,如黄曲霉毒素 B_1＞黄曲霉毒素 M_1＞黄曲霉毒素 G_1。黄曲霉毒素耐热,在 280 ℃时方可发生裂解而破坏其毒性。在加碱条件下,黄曲霉毒素的内酯环被破坏（内酯环被碱水解）,形成香豆素钠盐而通过水洗去除。但是若碱处理不够,酸化将使反应逆转而形成原来的黄曲霉毒素。

黄曲霉在自然界分布十分广泛,最适宜黄曲霉产生毒素的食物是花生、玉米和大米。我国受黄曲霉毒素污染较严重的地区主要是长江流域以及长江以南的广大高温、高湿地区,尤以广西为甚。

（2）黄曲霉毒素的毒性:①急性毒性:黄曲霉毒素是剧毒物质,其毒性为氰化钾的 10 倍;黄曲霉毒素具有肝脏毒性,可以抑制肝细胞 DNA、RNA 的合成,也抑制肝脏蛋白质的合成;一次大量口服后,可出现肝实质细胞坏死、胆管上皮增生、肝脂肪浸润及肝出血等急性病变。②慢性毒性:少量持续摄入黄曲霉毒素会引起动物肝脏纤维细胞增生,甚至肝硬化等慢性损伤。此外,黄曲霉毒素可以使动物生长发育受阻、体重减轻、食物利用率下降、母畜不孕或产仔减少等。③致癌性:研究发现,黄曲霉毒素在大鼠、禽类、灵长类等动物身上能诱发实验性肝癌;调查发现,食物中黄曲霉毒素污染严重地区,如非洲撒哈拉沙漠以南、菲律宾等的高温潮湿地区,居民肝癌发病也多。

（3）黄曲霉毒素污染的预防控制措施:

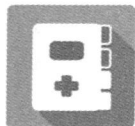

①食品防霉:防霉的主要措施是控制食品的水分。粮食水分控制到安全水分以下,一般粮粒含水量在 13% 以下,花生在 8% 以下;从田间收获、脱粒、晾晒、入库、运输等过程都应注意防霉。②去除黄曲霉毒素:可采用剔选碾磨法、吸附法、生物学解毒法、气体熏蒸法、碱处理法、日光晒或紫外线照射等。③加强检验工作:对出库的各种食物应加强检验,凡黄曲霉毒素超过国家标准者,一律不许投放市场;我国对大米、花生、玉米、豆类、发酵食品、婴儿奶粉、牛乳等多种食品制定了的黄曲霉毒素 B_1 允许量标准。

2. 镰刀菌毒素　镰刀菌毒素也是一类重要的霉菌毒素。镰刀菌毒素主要是镰刀菌产生的有毒代谢物质的总称。目前发现的镰刀菌毒素有十几种,根据其化学结构和毒性作用,分为单端孢霉素类、玉米赤霉烯酮、丁烯酸内酯和伏马菌素等毒素。镰刀菌属霉菌能引起人和家畜中毒,俄罗斯的西伯利亚和远东地区曾分别发生过食物中毒性白细胞减少症和赤霉病麦中毒。食物中毒性白细胞减少症的主要症状是皮肤出现出血斑点、白细胞缺乏、坏死性咽喉炎和骨髓再生障碍,严重者可死亡。赤霉病麦中毒的主要表现有头痛、头晕、乏力、呕吐,有醉酒感,故又称醉谷病。

3. 赭曲霉毒素　赭曲霉毒素是曲霉属和青霉属产生的结构相似的一组代谢物。赭曲霉毒素 A 是毒性较强的一种。研究发现,赭曲霉毒素 A 有较强的急性毒性(中毒靶器官为肾脏和肝脏)以及致畸、致突变和致癌作用。保加利亚、罗马尼亚、南斯拉夫等国家部分地区居民膳食中赭曲霉毒素 A 的污染被认为与地方性肾病有关。赭曲霉毒素 A 主要污染的食物是谷物、大豆、咖啡豆和可可豆。

4. 展青霉素　展青霉素是一种由多种霉菌产生的有毒代谢物。展青霉素不仅污染食品和饲料,而且对水果及其制品也污染严重。展青霉素可引起啮齿动物急性中毒,表现为痉挛、肺出血、皮下组织水肿、无尿直至死亡。展青霉素能抑制植物和动物细胞的有丝分裂,对鸡胚有明显的致畸作用,主要表现为小鸡外张爪、踝关节运动受限、颅裂、喙畸形、突眼等。

二、食品的化学性污染

(一) 有害金属对食品的污染

金属毒物对食品的污染是指来自生产及生活环境中的金属毒物侵入食品的量超出了自然本底值。食品中金属毒物污染主要是由于工业生产中各种金属毒物的废气、废渣和废水的不合理排放,农业化学物质(如化肥、农药)施用不当等。食品中有害金属污染对人体有强蓄积毒性,常以慢性中毒和远期效应为主。常见的污染食品的有害金属有汞、镉、铅、砷、锡、铝等。

1. 汞对食品的污染

(1) 食品中汞污染的来源:含汞的工业污水污染水体中的鱼虾贝类等水产品,含汞废水、淤泥和含汞农药直接接触农产品或其他水生生物,通过食物链的生物富集和转移进入人体。

(2) 食品中汞污染对人体的危害:微量的汞进入人体内,可随尿、粪便、汗液排出体外,基本保持体内动态平衡。但是如果汞量过多即可在体内蓄积,并引起急性或慢性汞中毒。有机汞毒性大于无机汞,以甲基汞毒性最大。甲基汞除了能引起严重中枢神经损害外,还可以通过胎盘屏障对胎儿造成损害,导致先天性汞中毒。

2. 镉对食品的污染

(1) 食品中镉污染的来源:含镉化肥、农药、工业三废以及容器与包装材料等均可造成食品的镉污染。植物、水产品、海生贝类含镉量最高。表面镀镉处理的食品加工设备、器皿等也可造成严重的食品镉污染。酸性食品或饮料能从器皿中溶出镉而受到污染。烟草中含有镉,每支香烟含镉约为 2 μg。

(2) 食品中镉污染对人体的危害:镉在人体内有明显的蓄积性,生物半减期长达 16～33 年。

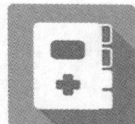

镉中毒主要是由于镉对体内含巯基酶的抑制。镉中毒主要损害肾、骨骼和消化系统,尤其是损害肾近曲小管上皮细胞,使其重吸收功能障碍,出现蛋白尿、氨基酸尿、高钙尿和糖尿,导致体内出现负钙平衡,并由于骨钙析出而发生骨质疏松和病理性骨折。摄入较多的镉,尚可引起高血压、动脉硬化和心脏病变。

3. 铅对食品的污染

(1)食品中铅污染的来源:食品容器和包装材料中含有铅,如陶瓷食具;工业"三废"和汽车尾气中含有铅;含铅农药的使用;食品添加剂和加工助剂,如松花蛋使用的黄丹粉(氧化铅)。

(2)食品中铅污染对人体的危害:铅主要侵害神经系统、造血器官和肾脏。铅中毒常见的症状有食欲不振、胃肠炎、口腔金属味、失眠、头昏、关节痛、肌肉酸痛、腹痛、便秘或腹泻、贫血等,严重者可发生休克或死亡。部分铅中毒患者可观察到血液中点彩红细胞和牙龈的"铅线"。慢性铅中毒患者后期可出现腹痛和瘫痪症状。有人认为铅可使儿童智力低下,损害人体免疫系统。动物实验发现铅有致畸、致突变和致癌作用,但铅盐对人无致癌性。

4. 砷对食品的污染

(1)食品中砷污染的来源:工业"三废"的污染,如用含砷废水灌溉农田;含砷农药的使用;食品加工过程中容器的污染;食品添加剂的不当使用,如生产奶粉时使用磷酸氢二钠作为稳定剂等。

(2)食品中砷污染对人体的危害:食品中砷的毒性与其存在形式和价态有关。元素砷没有毒性,三价砷的毒性高于五价砷。砷的急性中毒大多是因为误食,长期经口摄入少量的砷化合物则可导致慢性砷中毒。慢性砷中毒常有感觉异常、进行性虚弱、眩晕、心悸、食欲不振、恶心、呕吐等症状;可同时出现皮肤角化,颜面及四肢、躯干等部位的色素异常,严重者可出现四肢末梢神经性疼痛;砷对心肌、肝脏也有损害;砷还是一种致畸物,可引起染色体畸变。

5. 锡对食品的污染

(1)食品中锡污染的来源:马口铁上的镀锡层长期直接接触酸性较强的果汁、水果等时可将锡层大量溶出。工农业生产中的锡及其化合物使用不当时将对农作物造成污染。

(2)食品中锡污染对人体的危害:有机锡对神经系统毒性很强。大量食用锡污染的食品,可导致呕吐、腹泻等中毒症状。

6. 铝对食品的污染

(1)食品中铝污染的来源:炊具、食具、包装材料及食品工业中的铝可通过不同途径进入食物中。

(2)食品中铝污染对人体的危害:铝在人体主要于胃肠内与磷酸盐形成不溶性磷酸铝盐,使粪便中磷酸盐排出增加,体内磷吸收减少,血磷浓度下降。铝在体内还干扰磷代谢,影响细胞和组织的磷酸化过程,三磷酸腺苷含量也下降。长期大量摄入铝及其化合物可抑制胃蛋白酶活性,使胃液分泌下降。当铝离子被肝细胞摄取后,可引发紫质症。此外,由于铝干扰磷的代谢,可使骨铝增加,骨钙减少,引起骨骼脱钙软化及萎缩。

7. 预防有害金属对食品污染的措施

(1)严格监管工业"三废"排放、农田灌溉用水和渔业养殖用水。

(2)限制含有害金属农药的使用。

(3)限制食品加工工具设备、管道、包装材料和容器的有害金属含量。

(4)控制食品生产加工过程的有害金属的污染。

(5)制定食品中有害金属的允许限量标准并加强监督检验。

(二)农药对食品的污染

农药是指用于预防、消灭或者控制危害农业与林业的病、虫、草和其他有害生物,以及有目的

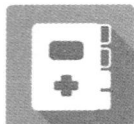

地调节植物、昆虫生长的化学合成或者来源于生物、其他天然物质的一种物质或者几种物质的混合物及其制剂。由于使用不当，化学农药可对人类造成急、慢性损害。

1. 农药污染食品的途径　农药对食品的污染途径主要有直接喷洒污染、从污染的环境中吸收、在生物体内富集及食物链污染等。

2. 常见农药对食品的污染

（1）有机氯类农药：有机氯类农药是一类高效广谱杀虫剂，我国过去曾大量使用，如六六六、DDT等。有机氯类农药易溶于脂肪和多种有机溶剂、挥发性小、不易分解，在高温及酸性环境中比较稳定，在含脂肪组织中容易蓄积、不易降解。有机氯类农药可通过胎盘进入胎儿体内，也能通过母乳排出，能引起染色体畸变。有机氯类农药对人体的主要影响是肝脏组织和肝功能的损害，还可引起神经系统的紊乱、骨骼功能紊乱，导致再生障碍性贫血。我国1983年停止生产，1984年停止使用。

（2）有机磷类农药：有机磷类农药在我国农业上用量大、品种多，如乐果、敌百虫、敌敌畏等。有机磷的化学性质不稳定，极易分解，在生物体内迅速分解解毒；在农业作物上残留时间短，所以在慢性中毒方面较为安全，但对哺乳动物的急性毒性较强。有机磷类农药具有神经毒性，对血液和组织中胆碱酯酶有明显的抑制作用。有机磷类农药中毒的临床表现有出汗、肌肉颤动、嗜睡、瞳孔缩小、精神错乱、抑郁等。部分有机磷类农药在急性中毒8～14天后可出现迟发性神经中毒症状，表现为下肢共济失调、肌无力和食欲减退，严重的可出现下肢麻痹。部分有机磷类农药具有胚胎毒性、致畸性、致突变性和致癌性。

（3）氨基甲酸酯类农药：氨基甲酸酯类农药杀虫能力强，作用迅速，有较强的选择性，较易分解，对人毒性低。其毒性与有机磷类相似，主要抑制血液和组织中的胆碱酯酶，但是能很快恢复正常，比一般有机磷类农药安全。

（4）拟除虫菊酯类农药：拟除虫菊酯类农药对哺乳动物毒性较低，在环境中滞留时间短，可用于杀虫、杀螨、防霉。拟除虫菊酯类农药有中枢神经毒性，可使神经传导受阻；动物中毒后出现流涎、共济失调、痉挛等症状，但不抑制胆碱酯酶。拟除虫菊酯类农药的施药量很少，残留量低，对人类一般不构成危害；但是其缺点是高抗性（昆虫在短时间内可对其产生抗药性而使其杀虫活性降低，甚至完全失效）。

3. 控制食品中农药残留量的措施

（1）加强对农药生产和经营的管理：我国规定了申请农药登记的一系列资料、程序及农药生产的制度。未取得农药登记和农药生产许可证的农药不得生产、销售和使用。

（2）安全合理使用农药：我国已颁布《农药安全使用总则》和《农药合理使用准则》，以保证食品中农药残留不超过最大允许限量标准。

（3）制定和严格执行食品中农药残留限量标准：根据《食品安全国家标准 食品中农药最大残留限量》（GB 2763—2016），我国目前已颁布了284种食品中农药残留限量国家标准（387种农药），为农药残留的控制提供了可参考的法律依据。

（三）N-亚硝基化合物对食品的污染

1. 概述　N-亚硝基化合物是一类对动物致癌性很强的化合物，分为N-亚硝胺和N-亚硝酰胺两大类。食品中天然存在的N-亚硝基化合物的含量极微。其前体物质如亚硝酸盐和仲胺等广泛存在于自然界，在适宜条件下这些前体物质可形成亚硝胺或亚硝酰胺。N-亚硝基化合物的合成与氢离子浓度、反应物的浓度、胺的种类及催化剂等有关。含N-亚硝基化合物的主要食物是腌制动物性食物、啤酒和霉变食物等。

N-亚硝基化合物主要损害动物肝脏，可出现肝小叶中央坏死、出血、胆管增生和纤维化等病变；许多亚硝胺和大多数N-亚硝基化合物是强致癌物、强致突变物，还有一定的致畸性。

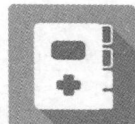

2. 预防 N-亚硝基化合物对食品污染的措施

（1）阻断 N-亚硝基化合物合成：维生素 C、维生素 E、酚类化合物等可阻断抑制 N-亚硝基化合物的合成。动物实验表明，当给动物仲胺和亚硝酸盐时，同时给予维生素 C，合成的 N-亚硝基化合物的数量减少并阻止动物肝脏肿瘤的形成。

（2）防止食物霉变及其他微生物污染：真菌可促使 N-硝基化合物形成，细菌可促使硝酸盐还原为亚硝酸盐，使蛋白质分解为胺类化合物，从而促进 N-亚硝基化合物的形成。在食品加工过程中，用料要新鲜，防止真菌和细菌污染食物。

（3）控制食品加工中亚硝基化合物的用量：在制作熟肉和罐头食品时，减少硝酸盐和亚硝酸盐的使用量，防止 N-亚硝基化合物的形成。

（4）改进农用肥料使用：蔬菜中硝酸盐和亚硝酸盐的含量增高，是促进 N-亚硝基化合物合成的重要因素之一，使用钼肥可使蔬菜中亚硝酸盐降低 26%。

（5）制定限量标准并开展监测监督：目前我国已制定出啤酒和熟肉制品的二甲基亚硝胺的含量限制标准，按标准监督检查。其中肉制品亚硝酸钠含量＜30 mg/kg，肉罐头亚硝酸钠含量＜50 mg/kg。

（6）食用抑制 N-亚硝基化合物合成的食物：我国发现大蒜、茶、猕猴桃、刺梨、沙棘等天然食物有阻断 N-亚硝基化合物合成的作用，食用这些食物有益于防止 N-亚硝基化合物对人体的危害。

（四）杂环胺对食品的污染

1. 概述　食品在高温（100～300 ℃）条件下，肌组织中的氨基酸和肌酸或肌酐可形成杂环胺。杂环胺的生成受烹调方式和食物成分影响较大。烧、烤、煎、炸等直接与火接触或与灼热的金属表面接触的烹调方法产生杂环胺的数量较多；蛋白质含量较高的食物产生杂环胺也较多。鱼和肉类食品是膳食杂环胺的主要来源。

所有的杂环胺都是前致突变物或前致癌物，必须经过代谢活化后才有致癌和致突变作用。在哺乳类细胞测试系统中，杂环胺具有显著的遗传毒性作用，表现为诱发基因突变、染色体畸变、姐妹染色单体交换、DNA 链断裂和程序外 DNA 合成等。杂环胺致癌的主要靶器官是肝脏，但大多数还可诱发其他多种部位的肿瘤。

2. 预防杂环胺危害的措施

（1）改变不良的烹调方式和膳食习惯，少吃烧烤煎炸食物。

（2）增加蔬菜、水果的摄入量。

（3）用次氯酸、过氧化酶等处理杂环胺，使氧化失活。

（4）加强食物中杂环胺含量监测，制定食品中的允许限量标准。

三、食品的物理性污染

物理性污染物包括任何在食品中发现的不正常的有潜在危害的外来物污染。根据污染物的性质可将物理性污染物分为食品的外来物污染和食品的放射性污染物。

（一）食品的外来物污染

食品在生产、储存、运输、销售过程中，由于存在管理上的疏漏，可使食品受到外来物体的污染，如石头、木屑、金属、玻璃、螺钉、煤渣、油漆碎片、铁锈，以及肉中注的水，牛奶中加入的米汤等。

食品外来物污染的预防措施如下。

（1）加强食品生产、储存、运输、销售过程的监督管理。

（2）建立食品良好农业规范（GAP）、良好生产规范（GMP），危害分析与关键控制点

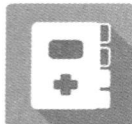

（HACCP）体系；提高食品的生产和加工技术，尽量采用先进的生产和加工工艺设备和技术。

（3）制定食品卫生标准时，尽可能规定食品外来物的限量标准。

（二）食品的放射性污染

放射性物质的使用、放射性废物排放，以及意外事故中放射性核素的渗漏，均可通过食物链污染食物。特别是鱼类等水产品对某些放射性核素有很强的富集作用，以致超过安全限量对人体健康造成危害。

放射性核素释放出能使物质发生电离的射线叫做电离辐射。电离辐射包括 α 射线、β 射线、γ 射线、X 射线等。食品中有天然放射性核素和人为放射性核素。

食品放射性污染的控制措施如下。

（1）加强对污染源的管理：对放射源要进行科学化管理，防止意外事故的发生和放射性核素在采矿、冶炼、燃料精制、浓缩、生产和使用过程中对环境的污染。

（2）定期进行食品卫生监测，严格执行国家卫生标准，使食品中放射性物质的含量控制在允许浓度范围以内。

第二节　食品添加剂及其管理

案例导入

2014 年 3 月份，昆明市西山公安分局经侦大队联合质监、食药监部门对 3 家黑作坊生产的米线、卷粉等进行了突击检查并抽样送检，发现这些米线和卷粉中二氧化硫残留，质检样品不合格。在脏乱差的生产作坊里，执法人员查获了焦亚硫酸钠等 4 种添加剂和包装袋，3 家米线作坊的老板因涉嫌生产、销售有毒、有害食品被刑拘。请问：

1. 什么是食品添加剂？

2. 食品添加剂的卫生要求有哪些？

一、食品添加剂的定义、分类

（一）定义

食品添加剂是指为改善食品品质、色、香、味，以及防腐和加工工艺的需要而加入食品中的化学合成物质或天然物质。《中华人民共和国食品安全法》明确规定营养强化剂也属于食品添加剂的范围，但污染物不包括在食品添加剂中。

食品添加剂的种类和数量伴随着食品工业的发展逐年增加。目前我国使用的食品添加剂有 22 大类、1513 种，其中允许食用的食用香料有 1027 种。

（二）分类

1. 按来源分类　食品添加剂可分为天然与合成两大类。天然食品添加剂主要来自动物和植物组织或微生物的代谢产物及一些矿物质。在现阶段，天然食品添加剂的价格高、品种少、毒性小，应重点发展天然食品添加剂。合成添加剂是将化学元素和化合物经过各种反应合成的化

Note

学物质,其中包括天然等同香料和天然等同色素。合成食品添加剂价格较低,品种比较齐全,使用剂量较小,但毒性相对较大,若合成食品添加剂使用量过大或质量不符合要求,则易造成机体损害。

2. 按用途分类 食品添加剂可分为防腐剂、抗氧化剂、发色剂、漂白剂、调味剂、着色剂、甜味剂、乳化剂、保鲜剂、增味剂、酶制剂、香料、营养强化剂等。

二、我国常用的食品添加剂

(一) 防腐剂

防腐剂是能够抑制微生物的繁殖,防止食品腐败变质,延长食品保存期和维持食用价值的一类食品添加剂。目前允许使用的防腐剂品种有苯甲酸及其钠盐、山梨酸及其钾盐、丙酸及其盐类及其他允许使用的防腐剂,如对羟基苯甲酸乙酯、对羟基苯甲酸丙酯、脱氧乙酸、丙酸钙等。

(二) 抗氧化剂

抗氧化剂是防止食品营养成分发生氧化变质而使用的一类食品添加剂。抗氧化剂可防止脂肪酸被氧化及防止食品被氧化而发生褐变、脱色等。我国允许使用的抗氧化剂主要有叔丁基羟基茴香醚、没食子酸丙酸酯、异山梨酸钠等。

(三) 发色剂

发色剂本身无颜色,无着色作用,但可保持食品中的发色物质不褪色,也可使食品中的无色基因产生鲜红色。我国允许使用的发色剂有亚硝酸钠、硝酸钠以及发色助剂。亚硝酸钠可使肉类生成鲜红色的亚硝基肌红蛋白和亚硝基血红蛋白。亚硝酸钠除发色作用外,还有抑菌作用,特别是抑制梭状芽孢杆菌。亚硝酸钠使用过量可引起中毒;亚硝酸钠过量还可与胺类作用形成亚硝胺,故使用时需要严格限量。硝酸盐被还原成亚硝酸盐后可发挥上述作用。抗坏血酸、异抗坏血酸、烟酰胺等可作为发色助剂,与发色剂配合使用。

(四) 漂白剂

漂白剂可破坏食品中的发色基因而使食品褪色或免于褐变。我国允许使用的漂白剂有硫黄、二氧化硫、低亚硫酸钠、焦亚硫酸钠等。亚硫酸盐既是漂白剂也是防腐剂。

(五) 着色剂

着色剂本身具有颜色可使食品着色,以改善食品的感官性状。着色剂分为天然着色剂和人工合成着色剂两类。天然着色剂来自动物及植物的组织或微生物代谢产物,比人工合成色素安全,但价格较贵、着色能力差、色泽不稳定,目前使用品种有限。我国允许使用的天然着色剂主要有植物色素、昆虫类色素、微生物色素和焦糖色。人工合成色素的着色力强,色泽鲜艳持久,成本较低,但人工合成色素多属于偶氮化合物,部分合成色素有致癌性而被禁止使用。

(六) 甜味剂

甜味剂可分为人工合成甜味剂和天然甜味剂。人工合成甜味剂是具有甜味的合成化学物质,甜度比天然甜味剂高,不具有营养价值,而且某些合成甜味剂对人体有潜在危害被禁止使用。常用的人工合成甜味剂有糖精钠、甜蜜素和甜味素等。天然甜味剂的甜味较小但安全性较高,我国允许使用的天然甜味剂有木糖醇、甘草、甜叶菊苷、D-山梨糖醇、麦芽糖醇等。

(七) 增味剂

增味剂是为了增强、改进食品中原有风味的物质,如谷氨酸钠、5′-肌苷酸二钠、5′-鸟苷酸二钠、5′-呈味核苷酸二钠、L-丙氨酸等。

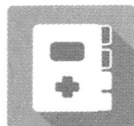

三、食品添加剂的卫生要求

（1）经过规定的食品毒理学安全性评价程序和方法的评价，证明在规定的使用限量内长期使用对人体安全无害。

（2）不影响食品的口感和理化性质，对食品营养成分不具有破坏作用。

（3）应有国家卫生健康委员会颁布并批准执行的卫生标准和质量标准，其中有害杂质不得超过允许限量。

（4）不得由于使用食品添加剂而降低食品良好的加工措施和卫生要求标准。

（5）不得使用食品添加剂掩盖食品的缺陷或作为生产假冒伪劣食品的手段；不得使用非定点厂生产无生产许可证及污染、变质的食品添加剂。

（6）未经卫生行政部门的允许，婴儿及儿童食品不得加入食品添加剂。

（7）在达到相应的使用目的后，食品添加剂经加工、烹调、储存能被破坏或排除。

苏丹红的危害

第三节　各类食品卫生及其管理

案 例 导 入

根据国家食品药品监督管理总局 2017 年 4 月 1 日发布的通告显示：哼哼猪食品专营店在网上销售的标称靖江市清之坊食品贸易有限公司委托龙口市宏海食品有限公司生产的章鱼足片，菌落总数检出值为 2000000 CFU/g，比标准规定（不超过 30000 CFU/g）高出 65.7 倍；大肠菌群检出值为 230 MPN/100 g，比标准规定（不超过 30 MPN/100 g）高出 6.7 倍。请问：

1. 水产品的主要卫生问题有哪些？

2. 如何开展水产品的卫生管理？

各类食品在生产、运输、储存等环节中，均有可能受到生物性、化学性及物理性有毒有害物质的污染，威胁人体健康。本节将讨论食品及加工品的主要卫生问题和卫生管理。

一、粮谷类食品的卫生及其管理

（一）粮谷类食品的主要卫生问题

1. 生物性污染　当谷物处在不良的贮运、加工条件下时，由于微生物的活动就会造成粮食变质、带毒等多种问题，从而严重影响粮食的安全性。粮谷类的微生物主要有细菌、酵母和毒菌三大类。就对粮食危害的严重程度而言，以霉菌最为严重，细菌次之，酵母最轻。黄曲霉毒素是黄曲霉和寄生曲霉产生的一类有毒代谢物，具有很强的毒性和致癌性。在我国长江流域及长江以南许多高温地区，粮食中黄曲霉毒素的污染比较普遍，尤其是花生、玉米和大米。

2. 农药残留　粮谷中农药残留可来自直接施用的农药，以及农药通过水、空气、土壤等途径进入粮谷作物。残留在粮谷中的农药可转移到人体，损害机体健康。

3. 污水灌溉的污染　工业废水不经处理或处理不彻底便进行农田灌溉，由于废水中有害物

Note

质含量较高,可使土壤遭到严重污染,这些污染物通过农作物根系吸收后富集于籽实中而造成粮食污染。

4. 食品添加剂的不当使用 谷类食品可以使用的食品添加剂种类繁多,如增白剂,尤其是用于面制品的含铝添加剂。

5. 熏蒸剂残留 常用的粮食熏蒸剂包括磷化铝、溴甲烷、环氧乙烷、二硫化碳等。一般而言,熏蒸剂要从药品源头、使用方法、粮食处理后药剂残留扩散时间上严格把关,才能够将其残留量控制在安全的范围。

6. 意外污染和掺假 如在大米中掺入霉变米、陈米,将陈小米洗后染色冒充新小米;在面粉中掺入滑石粉、石膏、吊白块等。

7. 仓储害虫 仓储害虫在原粮、半成品粮中都能生长,仓库温度高、湿度在 65% 以上时适于虫卵孵化繁殖。当库温在 10 ℃ 以下,仓储害虫活动能力减弱。

(二) 粮谷类食品的卫生管理

1. 粮谷的安全水分 粮谷的水分含量过高,粮食易发热,霉菌、仓储害虫易生长繁殖,致使粮食发生霉变。粮谷的安全水分含量一般为 12%~14%,应加强粮食入库前的质量检查,同时还应控制储存环境的温度和湿度。

2. 仓库的卫生要求 为使粮食在贮藏期不受霉菌和昆虫的侵害,保持原有的质量,应执行粮仓的相关管理规定,如仓库防鼠、防雀,定期清扫消毒,控制仓内的温度和湿度等。

3. 粮谷运输、销售的卫生要求 粮谷运输时,铁路、交通和粮食部门要认真执行安全运输的各项规章制度,搞好粮谷运输和包装的卫生管理。如运粮应有清洁卫生的专用车,销售单位应按相关要求设置各种经营房舍、库房等。

4. 防止农药及有害金属的污染 为控制粮谷中农药的残留,必须合理使用农药,严格遵守《农药安全使用规定》和《农药安全使用准则》。使用污水灌溉必须使灌溉污水符合《农田灌溉水质标准》,定期检测农田污染程度及农作物的毒物残留量,防止污水中有害化学物质对粮谷的污染。

5. 防止无机夹杂物及有毒种子的污染 在粮谷加工过程中采用过筛、吸铁和风车筛选等可有效去除有毒种子和无机夹杂物。为防止有毒种子的污染,应加强选种、种植及收获后的管理,制定粮谷中各种有毒种子的限量标准并进行监督。

二、豆类食品的卫生及其管理

(一) 豆类食品的主要卫生问题

1. 豆类中的天然有毒有害物质 豆类含有对人体健康有害的化学成分,如胰蛋白酶抑制剂、脂肪氧化酶、胀气因子、植酸、皂苷、植物红细胞凝集素等。一般情况下,通过合理的食品加工,这些抗营养物质可被破坏,但是如果加热的温度或时间不够,这些有害物质能引起中毒。

2. 生物性污染 豆类在农田生长期、收获、储存过程中的各个环节都可受到霉菌的污染。污染豆类常见的霉菌有曲霉、青霉、毛霉、根霉和镰刀菌等。

3. 有害毒物的污染 未经处理或处理不彻底的工业废水和生活污水灌溉农田,可造成农作物严重污染,这些有害毒物主要包括汞、镉、砷、铅、铬、酚和氰化物等。

(二) 豆类食品的卫生管理

1. 消除抗营养因素 通过食品加工过程可以不同程度地消除抗营养因素。如采用常压蒸汽加热 30 min,可破坏生大豆中的抗胰蛋白酶因子;将大豆制成豆制品时,可全部或部分除去胀气因子。

2. 防止贮藏霉菌及产毒霉菌的污染 贮藏时大豆的含水量降至 12% 以下,控制贮藏温度

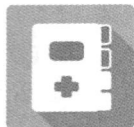

为 5～10 ℃,能有效防止和控制霉菌的繁殖和产毒。当然还要注意与贮粮有关的害虫,它们的活动可提高温度和水分。

三、蔬菜和水果的卫生及其管理

（一）蔬菜和水果的主要卫生问题

1. 有害化学物质对蔬菜和水果的污染　污染蔬菜和水果的有害化学物质主要有农药、有害重金属、多环芳烃化合物以及硝酸盐污染。

2. 生物性污染　生物性污染主要包括细菌污染、霉菌及其毒素污染、寄生虫污染。细菌污染主要由于环境污染和未腐熟的农家肥与生活污水灌溉。水果由于酸度大,细菌难以生长,主要是霉菌及其毒素污染。扩展青霉是导致水果霉烂的主要霉菌。生食蔬菜、水果是人们感染寄生虫的主要途径。在虫种构成比例上,蛔虫卵最高,其次为钩虫卵,鞭虫卵最低。

3. 蔬菜和水果中的天然有毒有害物质　蔬菜和水果是人体维生素、矿物质等营养物质的重要来源,然而如果食用不当也可引起中毒。蔬菜中亚硝酸盐、鲜黄花菜中秋水仙碱、十字花科蔬菜中的芥子苷、四季豆的植物血凝素、苦杏仁和苦桃仁中的苦杏仁苷、柿子中的柿胶酚和红鞣质、银杏中的白果二酚等都可以危害机体健康。

（二）蔬菜和水果的卫生管理

（1）防止肠道致病菌及寄生虫卵的污染。

（2）施用农药的卫生要求:严格遵守《农药安全使用规范总则》,严格遵守施用于蔬菜、水果上的农药品种、用量、次数以及安全间隔期的规定。同时应制定蔬菜、水果的农药残留限量标准。

（3）工业废水灌溉的卫生要求:利用工业废水灌溉菜地应经无害化处理,水质符合国家工业废水排放标准后方可使用;应尽量使用地下水灌溉。

（4）蔬菜和水果贮藏的卫生要求:蔬菜和水果贮藏的关键是保持蔬菜和水果的新鲜度。贮藏温度低于 0 ℃,保存蔬菜和水果最适宜的温度是 0～4 ℃。采用辐照可延长洋葱、土豆、苹果、草莓等食物的保藏期。

四、畜、禽肉类食品的卫生及其管理

（一）畜、禽肉类食品的主要卫生问题

1. 肉的腐败变质　肉类食品从屠宰后开始,从新鲜到腐败变质一般要经过僵直、后熟、自溶、腐败 4 阶段的变化。自溶现象的出现标志着腐败的开始,腐败阶段是自溶过程的继续。不适当的生产、加工和保藏条件,很容易导致细菌污染,促使肉类的腐败变质。

2. 人畜共患传染病　牲畜的疾病很多,有些疾病对人有传染性,这类疾病称为人畜共患传染病,如炭疽、布鲁菌病、口蹄疫、疯牛病、结核病、禽流感等。

3. 人畜共患寄生虫病　常见的人畜共患寄生虫病主要有囊尾蚴病、旋毛虫病、猪弓形虫病等。

4. 药物残留　瘦肉精、激素、抗菌药物、有机砷制剂、饲料中的重金属、农药等残留,都会危害人的健康。

5. 禽肉的微生物污染　禽肉容易受到病原微生物(如沙门菌、金黄色葡萄球菌等)和假单胞菌污染,可引起食物中毒和禽肉腐败变质。

（二）畜、禽肉类食品的卫生管理

1. 屠宰场的卫生要求　根据我国《肉类加工厂卫生规范》的规定实施。

2. 屠宰的卫生要求　屠宰前牲畜应停食、喂水、测体温,体温异常者应予以隔离。屠宰的一

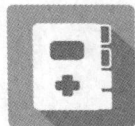

般程序是淋浴、电麻、宰杀、倒挂放血、热烫刮毛或剥皮、剖腹、取出内脏、剔除病变组织、编号、检验合格后入库、冷冻。

3. 运输、销售的卫生要求 肉类的运输应密闭、冷藏、防尘、防蝇、防晒。肉类销售应防蝇、防尘,防止交叉污染。为了保障人民身体健康,我国国务院颁布了《生猪屠宰管理条例》,国家对生猪实行定点屠宰、集中检疫、统一纳税、分散经营的制度。

4. 禽肉的卫生管理 禽肉的卫生管理主要包括加强卫生检验、合理宰杀、宰后冷冻保存。

五、水产品的卫生及其管理

(一) 水产品的主要卫生问题

1. 生物性污染 水中的病原体有细菌、病毒、寄生虫及虫卵,它们来自人畜粪便和生活污水。水体受到生物性因素污染后,可引起水生生物感染疾病、带菌、带毒或带虫。如海产品最容易受到副溶血弧菌的污染、牡蛎和毛蚶等贝类水产品容易受到甲型肝炎病毒的污染、鱼和草鱼等可感染华支睾吸虫囊蚴。

2. 腐败变质 水产品水分含量多,蛋白质丰富,酶活性强,肌肉组织结构细,微生物容易生长繁殖,极易发生腐败变质。水产品分解产生的氨、胺类、酚类等,不仅降低了食品的品质,而且也影响食用者的健康。如青皮红肉鱼类受到摩根变形菌污染后,可使游离组氨酸生成组胺,组胺是一种过敏性毒物可引起中毒。

3. 水产品中的天然毒素 含有天然毒素的水产品种类很多,如河豚含有河豚毒素、滤食性贝类可含有麻痹性贝类毒素、露珠盔鱼含有雪卡毒素等。

4. 有毒化学物质污染和蓄积 由于工业"三废"的大量排放,水体中可含有大量有毒有害化学物质,如农药、重金属、多氯联苯等。这些有害物质可通过生物富集作用浓集在水生动物中并转移至人体内,导致人体的慢性损害和远期危害。鱼体还可将化学物质转化成毒性更强的物质,如将汞转化为甲基汞。

(二) 水产品的卫生管理

1. 鱼类保鲜 鱼类保鲜的有效措施是低温、盐腌、防止微生物污染,减少鱼体损伤。低温保鲜有冷藏和冷冻两种。冷藏是把鱼体温度降至 10 ℃左右,保存 5～14 天;冷冻是将新鲜鱼类在 −25 ℃以下速冷,可保鲜 6～9 个月。盐腌是用 15% 以上食盐对鱼类进行保藏。

2. 运输、销售的卫生要求 鱼类在运输、销售时,应避免污水和化学毒物的污染,供销各环节均应建立质量验收制度,有生食鱼类习惯的地区,应限制品种并严格遵守卫生要求,防止食物中毒。卫生部门可根据防疫要求,随时采取临时限制措施。

六、乳类食品的卫生及其管理

(一) 乳类食品的主要卫生问题

乳类食品的主要卫生问题包括致病菌污染,鲜奶腐败变质,奶牛在饲养过程中引起的污染,鲜奶的掺假掺杂及伪造等。乳类的致病菌主要指人畜共患传染病病原体。鲜奶的腐败变质主要是由细菌引起。奶牛在饲养过程中可受到饲料中残留的农药、霉菌的有毒代谢物、重金属、药物性添加剂、兽药、抗菌药物以及环境化学性污染物和放射性物质等污染。掺假是指以假乱真,向奶中掺入非奶成分,出售时仍冒充原物,如向奶中掺水。掺杂是以杂当真,应用其他物质代替奶,如在奶中掺入米汤或豆浆。伪造是以伪代真,使用与乳品内在品质、种类、成分不符的商品作为乳品出售,或以某种物质混合以掩盖其缺点,如在变质奶中加碱。

(二) 乳类食品的卫生管理

1. 奶的生产卫生要求 乳品厂的厂房设计与设施的卫生应符合相应的卫生标准。乳品加

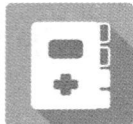

工厂的工作人员应遵守有关卫生制度,定期进行健康检查,取得健康合格证后方可上岗。奶牛应定期预防接种及检疫,如发现病牛应及时隔离饲养。挤出的奶应立即进行净化处理,除去奶中的草屑、牛毛、乳块等非溶解性杂质,净化后及时冷却。

2. 奶的储运卫生要求　奶的储存和运输应保持低温,贮奶容器应清洁,运送奶需用冷藏车辆。

3. 鲜奶的卫生管理　鲜奶需进行消毒,消毒的目的是杀灭致病菌和多数繁殖型微生物。鲜奶的消毒方法一般包括低温长时间巴氏消毒法(62.8 ℃,保持 30 min)、高温短时间巴氏消毒法(71.7 ℃加热 15 s 或 80～85 ℃加热 10～15 s)、超高温瞬间灭菌法(135 ℃,保持 2 s)、煮沸消毒法、蒸汽消毒法(将瓶装生奶置蒸汽箱或蒸笼中加热至蒸汽上升后维持 10 min ,奶温可达 85 ℃)等。若乳畜患有结核、布鲁菌病及乳腺炎时,致病菌可污染鲜奶,奶中的致病菌多为人畜共患传染病病原体,人食后可感染人畜共患传染病,必须分别进行卫生处理。有明显结核症状的病畜奶禁止食用并就地消毒销毁;对结核菌素试验阳性而无临床症状的病畜奶,经巴氏消毒或煮沸 5 min后可制成乳制品。有布鲁菌症状的奶羊,禁止挤奶并应予以淘汰;对凝集反应阳性但无明显症状的奶牛,其奶经巴氏消毒后,允许工业使用,但不得制奶酪。凡乳房出现口蹄疫病变(如水疱)病畜的奶,禁止食用,并就地严格消毒处理后废弃;体温正常病畜的奶煮沸 5 min 或经巴氏消毒后允许喂饲禽畜。不论乳房局部炎症还是全身疾病病畜的奶,均应消毒废弃,不得利用。

七、蛋类的卫生及其管理

(一)蛋类的主要卫生问题

鲜蛋腐败变质以及有毒有害物质残留污染是蛋类的主要卫生问题。卵巢内污染可导致细菌直接侵入蛋黄,泄殖腔内微生物可造成蛋壳形成前的污染,储运过程中蛋壳表面的微生物可通过气孔侵入蛋内部导致散黄蛋、泻黄蛋、贴壳蛋。禽蛋中有机氯农药、抗菌药物及其他药物添加剂、重金属、有机砷、性激素等有毒有害物质的残留比较普遍,是危害人体健康的重要隐患。此外,环境化学性污染物质对禽蛋的污染也不容忽视。

(二)蛋类的卫生管理

为防止微生物对禽蛋的污染,应加强禽类饲养条件的卫生管理,保持禽体及产蛋场所的卫生。鲜蛋应低温储存(1～5 ℃),相对湿度为 87％～97％,出库前进行预暖等。

第四节　食源性疾病及其预防

案 例 导 入

2017 年 8 月,三亚哈曼酒店管理有限公司因经营金黄色葡萄球菌超标的食品导致顾客食物中毒,于 8 月 6 日,被三亚市食品药品监督管理局没收违法所得 720 元,并处 10 万元罚款。请问:

1. 常见的食源性疾病有哪些?
2. 如何预防食源性疾病?

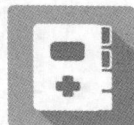

一、食源性疾病

（一）食源性疾病的概念

食源性疾病是指通过摄食而进入人体的各种致病因子引起的、通常具有感染性质或中毒性质的一类疾病。

（二）食源性疾病的分类

食源性疾病一般包括食物中毒、食源性肠道传染病、食源性寄生虫病、食源性化学物质污染食物引起的慢性中毒、食源性放射性病以及其他食源性疾病（如食源性变态反应性疾病、暴饮暴食引起的急性胃肠炎、酒精中毒等）。

（三）食源性疾病的病原物

食源性疾病的病原物主要包括生物性、化学性、物理性病原物三大类。

1. 生物性病原物

（1）细菌及其毒素：引起细菌性食物中毒的致病菌、引起人类肠道传染病的致病菌、引起人畜共患传染病的致病菌。

（2）病毒。

（3）真菌：如镰刀菌及毒素、曲霉及毒素。

（4）寄生虫及其卵：如旋毛虫、绦虫。

（5）动植物的天然毒素：如鱼体毒素、贝类毒素、毒蕈毒素、氰甙类、棉酚、其他植物毒素、动植物食物贮藏过程中产生的有毒物质。

2. 化学性病原物　农药残留、食品添加剂、食品加工中产生的有毒化学物质、混入的有毒物质。

3. 物理性病原物　主要指放射性物质。

（四）食源性疾病的流行病学特点

1. 暴发性　微生物引起的食源性疾病多为集体暴发。

2. 散发性　化学性病原物、有毒动植物引起的食源性疾病多以散发病例出现，如有机磷中毒、毒蕈中毒等。

3. 地区性　某些食源性疾病常发生于某一地区，如副溶血性弧菌食物中毒多见于沿海地区。

4. 季节性　某些食源性疾病在一定季节内高发，如细菌性食物中毒以夏秋季发病率最高、霉变甘蔗中毒主要发生在2～5月。

二、食物中毒

食物中毒是指摄入了含有生物性、化学性有毒有害物质的食品或者将有毒有害物质当作食品摄入后出现的非传染性的急性、亚急性疾病。它不包括摄取"非可食状态的""非正常数量的""非经口摄入的"以及"因一次大量或长期少量多次摄入某些有毒有害物质而引起的以慢性毒害为主要特征的疾病"。

食物中毒可以简单地分为细菌性食物中毒和非细菌性食物中毒，也可以分为真菌及其毒素中毒、动物性食物中毒、有毒植物中毒、化学性食物中毒等。

食物中毒的发病特点是突然暴发、潜伏期短、发病者均与食用某种食物有明确的联系、停止食用有毒食品后发病很快停止、临床表现相似（多为急性胃肠道症状）、与人之间不直接传染。

食物中毒的流行病学特点主要是细菌性食物中毒占绝大多数、明显的季节性与地区性、大多

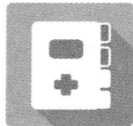

集体暴发。

（一）细菌性食物中毒

细菌性食物中毒是指因摄入被致病性细菌或其毒素污染的食物而引起的食物中毒。细菌性食物中毒可分为感染型、毒素型和混合型三类。感染型是由病原菌和/或内毒素作用引起的中毒；毒素型是由外毒素引起的中毒；混合型是致病菌及其内毒素与产生的肠毒素共同作用引起的中毒。

细菌性食物中毒发生的原因很多，主要有以下几种：食物在生产、运输、储存、销售及烹调过程中受到致病菌的污染；贮藏方法不当，食物中的少量致病菌大量繁殖或产生毒素；烹饪方法不当，出现生熟交叉污染或加热不彻底或食品从业人员带菌者再次污染。

细菌性食物中毒的流行病学特点如下：发病率高、病死率低；夏秋季发病率高；中毒食物以动物性食物为主。细菌性食物中毒的临床表现主要以急性胃肠炎为主（恶心、呕吐、腹泻等），感染型食物中毒常伴有发热。

1. 沙门菌食物中毒

（1）病原特点：沙门菌属于肠杆菌科，有 2500 多种血清型。沙门菌的宿主特异性较弱，极易引起人类的食物中毒。致病能力较强的沙门菌是猪霍乱沙门菌、鼠伤寒沙门菌、肠炎沙门菌、伤寒沙门菌、副伤寒甲杆菌、副伤寒乙杆菌。沙门菌属细菌不分解蛋白质，不产生靛基质，污染食物后感官性状不发生变化。肠炎沙门菌在适合的条件下可产生肠毒素，该毒素为蛋白质，在 $50\sim70\ ^{\circ}\mathrm{C}$ 时可以耐受 8 h，对胰蛋白酶、水解酶及酸碱有较强的抵抗力。这些特点对于沙门菌引起食物中毒有重要意义，应特别注意。

（2）流行病学特点：沙门菌食物中毒大多由动物性食物引起，畜肉及其制品最常见，其次是禽肉、蛋类、乳类及其制品。家禽、家畜的生前感染和宰后污染是肉类食品中沙门菌的主要来源；患沙门菌病奶牛的奶中带菌；鸭、鹅等水禽及其蛋类的沙门菌带菌率也较高；生熟交叉污染或食品从业人员带菌都可导致食物的污染。沙门菌食物中毒在全年皆可发生，多见于夏、秋季节。沙门菌食物中毒的发病率较高，一般占总食物中毒的 $40\%\sim60\%$。

（3）发病机制：沙门菌食物中毒以感染型为主。大量沙门菌由肠道经淋巴系统进入血液，引起全身感染。同时，沙门菌在肠壁释放的内毒素与活菌共同作用于胃肠道，引起黏膜充血、水肿、渗出等炎性变化。内毒素还可以引起体温升高。某些沙门菌如肠炎沙门菌、鼠伤寒沙门菌可产生肠毒素，该肠毒素可通过对小肠黏膜细胞膜上腺苷酸环化酶的激活，使小肠黏膜细胞对 Na^{+} 吸收抑制而对 Cl^{-} 分泌亢进，使 Na^{+}、Cl^{-}、水在肠腔潴留而致腹泻。

（4）中毒表现：沙门菌食物中毒在临床上有胃肠炎型、类霍乱型、类伤寒型、类感冒型和败血症型。其共同特点是：潜伏期一般为 $12\sim36$ h。中毒初期表现为头晕、恶心、食欲不振，以后出现呕吐、腹泻、腹痛、发热，重者可引起痉挛、脱水、休克等。腹泻以黄色或黄绿色水样便为主。病程 $3\sim5$ 天，及时治疗预后良好。

（5）诊断和治疗：沙门菌食物中毒的诊断一般根据流行病学特点、临床表现和实验室检验结果（细菌学检验＋血清学检验）进行诊断。沙门菌食物中毒的治疗以对症处理为主（补液、纠正电解质紊乱），重症者考虑抗菌、镇静、升压或抗休克治疗等。

（6）预防措施：防止食品被沙门菌污染（不食用病死牲畜肉，生熟分开）；控制沙门菌的繁殖（低温冷藏 $5\ ^{\circ}\mathrm{C}$ 以下）；高温杀灭沙门菌（肉块深部的温度至少达到 $80\ ^{\circ}\mathrm{C}$ 并持续 12 min；加热肉块重量应不超过 2 kg，肉块厚度不超过 8 cm，持续煮沸 $2.5\sim3$ h；蛋类煮沸 $8\sim10$ min）。

2. 副溶血弧菌食物中毒

（1）病原特点：副溶血弧菌为革兰阴性杆菌，兼性厌氧；在 $30\sim37\ ^{\circ}\mathrm{C}$，pH 值为 $7.4\sim8.2$，含氯化钠 $3\%\sim4\%$ 的培养基中生长最佳；副溶血弧菌是一种嗜盐菌，其导致的食物中毒是我国沿海地区最常见的一种食物中毒。副溶血弧菌抵抗力较弱,56 ℃时可存活 5 min,90 ℃时可存活 1 min,1%食醋中 5 min 即可将其杀灭;在淡水中存活不超过 2 天。部分血清型的副溶血弧菌能使人或家兔的红细胞发生溶血,使血琼脂培养基出现 β 溶血带("神奈川试验"阳性);同时,这类副溶血弧菌能够产生耐热溶血毒素。

(2) 流行病学特点:我国沿海地区为副溶血弧菌食物中毒的高发地区。6～9月为副溶血弧菌食物中毒的高发季节。中毒食物主要是海产品和腌制食品。中毒原因主要是烹饪时未烧熟、煮透,或熟食制品再次受到污染。

(3) 发病机制:副溶血弧菌食物中毒的发病机制有感染型和毒素型。前者是大量活菌侵入肠道所致,后者由溶血毒素引起。

(4) 中毒表现:潜伏期一般为 6～10 h。主要症状为恶心、呕吐、腹痛(上腹部阵发性绞痛)、腹泻(水样、黏液或脓血便)、发热(一般为 37.7～39.5 ℃)等。病程 2～3 天,治疗预后良好。

(5) 诊断和治疗:副溶血弧菌食物中毒的诊断一般根据流行病学特点、临床表现、实验室检验结果(细菌学检验、血清学检验、动物实验)进行诊断。副溶血弧菌食物中毒的治疗以对症治疗为主(补液、纠正电解质紊乱)。

(6) 预防措施:防止污染、控制繁殖和杀灭致病菌。海产品蒸煮时间需加热至 100 ℃并持续 30 min,凉拌海产品于洗净后用食醋浸泡 10 min 或 100 ℃漂烫数分钟,方可杀灭副溶血弧菌。

3. 葡萄球菌食物中毒

(1) 病原特点:葡萄球菌为革兰阳性兼性厌氧菌,最适生长温度为 30～37 ℃,最适 pH 值为 7.4。此菌对热有较强的抵抗力,70 ℃时可存活 1 h;部分菌株能同时产生两种以上的肠毒素(有八个血清型;B 型耐热性最强,100 ℃时 2 h 才被破坏)。葡萄球菌在环境中存在广泛,主要来源是动物及人的鼻腔、咽喉、皮肤、头发及化脓性病灶。

(2) 流行病学特点:葡萄球菌食物中毒多发生在夏、秋季节,其他季节也可发生;中毒的食物主要为奶、肉、蛋、鱼及其制品(国内以奶及其制品、冰激凌最常见);中毒原因主要是被葡萄球菌污染后的食物在较高温度下存放了较长时间(25～30 ℃环境下 5～10 h),就能产生足以引起中毒的葡萄球菌肠毒素。

(3) 发病机制:葡萄球菌食物中毒属于毒素型。肠毒素作用于肠黏膜可引起充血、水肿及分泌功能紊乱,也可以被吸收入血到达中枢引起呕吐。

(4) 中毒表现:潜伏期一般为 2～4 h,发病急。主要症状为恶心、剧烈而频繁的呕吐,呕吐物中常有胆汁、黏液、血液;上腹部剧烈疼痛、腹泻(水样便),脱水严重;体温一般正常。病程 1～2 天,预后良好;但是儿童敏感性较强,病情较重。

(5) 诊断和治疗:葡萄球菌食物中毒的诊断一般根据流行病学特点、临床表现、实验室检验结果(细菌培养、分离鉴定、肠毒素检验)进行诊断。葡萄球菌食物中毒的治疗以对症、支持治疗为主(补水、纠正电解质紊乱),一般不需用抗生素。

(6) 预防措施:防止葡萄球菌的污染(防止带菌人群对各种食物的污染;防止葡萄球菌对奶的污染;患局部化脓性感染的畜禽处理);防止肠毒素形成(食物需低温保藏;常温下存放时间不应超过 6 h;食用前彻底加热)。

4. 蜡样芽孢杆菌食物中毒

(1) 病原特点:蜡样芽孢杆菌为革兰阳性杆菌,需氧或兼性厌氧,有鞭毛,无荚膜,是条件致病菌,生长 6 h 后可形成芽孢。该菌最适生长温度为 28～35 ℃,10 ℃以下停止繁殖,繁殖体不耐热(100 ℃时 20 min 死亡)。蜡样芽孢杆菌可产生肠毒素,包括腹泻毒素和呕吐毒素。根据不同的鞭毛抗原性,产生不同的肠毒素。腹泻毒素不耐热,56 ℃时 5 min 可失活;呕吐毒素耐热,126 ℃时 90 min 也不被破坏。

(2) 流行病学特点:蜡样芽孢杆菌的污染源主要为泥土、尘埃、空气,其次为昆虫、苍蝇、不洁的用具与容器、不卫生的食品从业人员。蜡样芽孢杆菌食物中毒多见于夏、秋季节（6～10 月）。引起中毒的食品包括乳及乳制品、肉类制品、蔬菜、米饭、米粉等，我国以米饭、米粉最为常见。蜡样芽孢杆菌不分解蛋白质，中毒食物大多无腐败变质现象，感官正常。

（3）发病机制及中毒表现：蜡样芽孢杆菌食物中毒属于混合型，大量活菌侵入肠道与肠毒素对肠道共同作用。蜡样芽孢杆菌食物中毒在临床上分为呕吐型和腹泻型两种。呕吐型食物中毒的潜伏期短（1～5 h），以恶心、呕吐、腹痛为主要症状，病程 8～10 h，预后良好。腹泻型食物中毒的潜伏期较长（8～16 h），以腹痛、腹泻为主要症状，病程 16～36 h，预后良好。

（4）诊断和治疗：蜡样芽孢杆菌食物中毒的诊断一般根据临床表现、流行病学检查、实验室检查结果（细菌学检验、毒素鉴定）进行诊断。蜡样芽孢杆菌食物中毒的治疗以对症治疗为主，重症者可采用抗菌治疗。

（5）预防措施：防止污染（生产、加工、运输、储藏、销售等环节）；食品低温短时间存放（10 ℃以下）；食用前彻底加热（100 ℃下持续 20 min）。

（二）非细菌性食物中毒

1. 毒蕈中毒

蕈类又称蘑菇，我国境内有毒蕈 80 多种，每年都有因误食毒蕈中毒甚至死亡的报告。一种毒蕈可以同时含有几种毒素，而一种毒素也可存在于数种毒蕈之中。由于毒蕈种类繁多，其有毒成分十分复杂，毒蕈中毒的临床表现也各不相同，一般分为以下几类。

（1）胃肠炎型：发病快，潜伏期多为 0.5～6 h；主要症状为剧烈恶心、呕吐、腹泻、阵发性腹痛（上腹部和脐部为主）；经及时治疗，病程 2～3 天，预后良好。

（2）神经精神型：潜伏期 1～6 h，最短仅 10 min；临床表现以副交感神经兴奋症状为主（流涎、流泪、大量出汗、瞳孔缩小、脉缓等），可伴有轻微胃肠道状况；重症患者出现精神错乱、幻视（小人国幻视症）、幻听、谵妄等症状；经阿托品类药物及时治疗，可迅速缓解，病程 1～2 天，病死率低。

（3）溶血型：潜伏期多在 6～12 h；除有胃肠炎表现外，主要是出现黄疸、肝脾大，少数患者出现血红蛋白尿。给予肾上腺皮质激素治疗可快速控制病情，病程 2～6 天，病死率不高。

（4）肝肾损害型：此型中毒最严重，可损害人体的肝、肾、心脏与神经系统，尤其对肝肾损害最大，如不及时抢救，病死率极高。其病情可分为六期。①潜伏期：多为 10～24 h。②胃肠炎期：患者出现恶心、呕吐、脐周腹痛、腹泻水样便，多在 1～2 天后缓解。③假愈期：胃肠炎症状缓解后，患者可暂时无症状或仅轻微乏力和不思饮食。但此时毒素实际上逐渐进入内脏并损害肝脏。④内脏损害期：严重中毒患者在发病后 2～3 天出现肝、肾、脑、心等器官损害。以肝损害最严重，可出现肝大、黄疸、转氨酶升高，严重者可出现肝坏死、肝性脑病、肾损害与肾衰竭。⑤精神症状期：多数患者继肝脏损害期后，出现烦躁不安、表情淡漠、嗜睡，继而出现惊厥、昏迷，甚至死亡。⑥恢复期：经及时治疗后的患者在 2～3 周后进入恢复期并痊愈。

（5）类光过敏型：潜伏期一般为 24 h 左右；暴露于日光部位的皮肤可出现肿胀、疼痛、指甲根部出血，嘴唇肿胀外翻等；胃肠炎症状较少。

发生毒蕈中毒后，应及时采取催吐、洗胃、导泻、灌肠等措施，迅速排出尚未吸收的有毒物质。尤其是导致肝肾损害型的毒蕈毒素，其毒素作用较慢，发病迟缓，故凡食毒蕈后 10 h 内均应彻底洗胃（1 : 4000 高锰酸钾溶液大量、反复地洗胃），洗胃后可给予活性炭吸附可能残留于胃内的毒素。对于不同类型的毒蕈中毒，应根据不同症状和毒素情况进行治疗。胃肠炎型毒蕈中毒可采用一般食物中毒处理；神经精神型毒蕈中毒可采用阿托品治疗；溶血型毒蕈中毒可采用肾上腺皮质激素治疗，一般状况差或出现黄疸者应尽早应用较大量的氢化可的松，同时保肝治疗；肝肾损害型毒蕈中毒采用二巯基丙磺酸钠有一定效果。由于许多毒蕈难以鉴别，防止中毒的有效措施为不要随便采摘野蕈食用，不认识的蕈类一定不采、不吃。

Note

2. 河豚中毒

河豚的有毒成分为河豚毒素,其卵巢、肝脏毒性最强,肌肉和血液中也有毒素。每年 2～5 月为河豚卵巢发育期,此时毒性最强,故河豚中毒事故多发生在春季。虽然新鲜肌肉可视为无毒,但如果死后较久,内脏毒素溶入体液中能逐渐渗入肌肉内,仍不可忽视。个别品种的河豚在肌肉内也有弱毒。我国河豚中毒主要发生在沿海地区,中毒病死率约 20%。

河豚中毒发病急,潜伏期 0.5～3 h,先感觉手指、口唇、舌尖麻木或有刺痛感,然后出现胃肠道症状,进而四肢肌肉麻痹,甚至全身瘫痪,最后因呼吸麻痹衰竭而死亡。

由于目前尚无河豚中毒的特效解毒剂,一般以排出毒素和对症处理为主(如催吐、洗胃和灌肠;大量补液和利尿;早期给予大剂量的肾上腺皮质激素和莨菪碱类;心肺功能支持等)。

预防河豚中毒的根本方法是加强卫生宣传教育,让大众认识到河豚有毒,不要食用(国家严禁食品饮食行业加工河豚);同时让大众正确识别河豚,防止误食。

3. 亚硝酸盐食物中毒

亚硝酸盐食物中毒是指食用了含硝酸盐及亚硝酸盐的蔬菜或误食亚硝酸盐后引起的一种高铁血红蛋白症,又称肠原性青紫病。亚硝酸盐为强氧化剂,进入人体后,可使血中低铁血红蛋白氧化成高铁血红蛋白,失去运氧的功能,致使组织缺氧,出现青紫而中毒。

亚硝酸盐的来源主要有:①硝酸盐在硝酸盐还原菌的作用下转化为亚硝酸盐(储存过久的新鲜蔬菜、腐烂蔬菜及放置过久的煮熟蔬菜);②刚腌不久的蔬菜含有大量亚硝酸盐;③肠道内的细菌可将蔬菜中硝酸盐转化为亚硝酸盐(多见于胃肠功能紊乱、贫血、蛔虫症等疾病患者);④腌肉制品为了增色而加入过量的硝酸盐及亚硝酸盐;⑤饮用含亚硝酸盐较多的苦井水;⑥将亚硝酸盐当作食盐误食。

亚硝酸盐食物中毒发病急速,潜伏期一般为 1～3 h,短的仅 10 min。主要症状为缺氧、血管扩张和消化道症状,如头晕、头痛、无力、胸闷、气短、嗜睡或烦躁不安、心率快、呼吸急促,并有恶心、呕吐、腹痛、腹泻,严重者昏迷、惊厥、大小便失禁,可因呼吸衰竭导致死亡。

亚硝酸盐食物中毒的轻症患者一般不需治疗;重症患者病程发展快,须及时进行抢救,迅速予以洗胃、灌肠,然后注射或口服美兰(亚甲蓝);临床上常将美兰、维生素 C 和葡萄糖三者联合使用,效果较好。

亚硝酸盐食物中毒的预防可以采取如下措施:①保持蔬菜新鲜,勿食变质蔬菜;食剩的熟蔬菜不可在高温下过久存放;腌菜时盐水浓度应达到 12% 以上,至少需腌制 20 天以上再食用;②肉制品中硝酸盐和亚硝酸盐的用量应严格按照国家卫生标准的规定,不可多加;③不喝苦井水,勿用苦井水煮粥或其他食物,尤其勿煮熟后存放过夜;④勿将亚硝酸盐当成食盐或碱而误食。

第五节　食物中外源性化学物的毒性及其评价

案例导入

2002—2017 年庹某在澧县宏卫市场经营腊货店,并在自家加工生产猪肉、鸭肉等腌制品。2017 年 5 月间,为防止腌制的鸭、猪肉生虫,庹某将"敌敌畏"兑水后,喷洒在腌制的鸭、猪肉和猪蹄上,制成腊肉制品。5 月 24 日,澧县食品药品工商质量监督管理局进行检查时,发现作坊内存放有"敌敌畏"农药,经当场询问,庹某承认了在腌制的肉

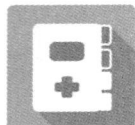

制品上喷洒农药"敌敌畏"的事实。经检测,扣缴的鸭肉、猪肉、猪蹄上均含有"敌敌畏"成分,其行为已涉嫌生产、销售有毒有害食品罪。6月9日,湖南省澧县检察院以涉嫌生产、销售有毒有害食品罪,对犯罪嫌疑人庹某作出批准逮捕的决定。请问:

1. 农药残留对健康有哪些危害?
2. 什么是外源性化学物?如何评价外源性化学物的一般毒性?

外源化学物是在人类生活的外界环境中存在,可能与机体接触并进入机体,在体内呈现一定的生物学作用的一些化学物质,又称为外源生物活性物质。它既包括在食品生产、加工中人类使用的物质,也包括食物本身生长中存在的物质。

一、基本概念

1. 毒物　在一定条件下,以较小剂量进入机体就能干扰正常的生化过程或生理功能,引起暂时或永久性的病理改变,甚至危及生命的化学物质称为毒物。

2. 毒性　毒性是指化学物质能够造成机体损害的能力。在同等剂量下,对机体损害能力越大的化学物质,其毒性越高;相对于同一损害指标,需要剂量越小的化学物质,其毒性越大。

3. 毒性作用　毒性作用也称毒效应,是化学物质对机体所致的不良或有害的生物学改变,故又称为不良效应或损害作用。毒性作用的特点是在接触化学物质后,机体表现出各种功能障碍、应激能力下降、维持机体稳态能力降低及对于环境中的其他有害因素敏感性增高等。一般将毒性作用分成以下几类。

(1) 速发作用与迟发作用:速发作用是机体与化学物质接触后在短时间内出现的毒效应;迟发作用是机体接触化学物质后,未见中毒症状或虽有中毒症状但似已恢复,经过一定的时间间隔才表现出来的毒效应。

(2) 局部作用与全身作用:局部作用是发生在化学物质与机体直接接触部位处的损伤作用;全身作用是化学物质吸收入血后,经分布过程到达体内其他组织器官所引起的毒效应。

(3) 可逆作用与不可逆作用:可逆作用是停止接触化学物质后,毒性损伤可以逐渐恢复;不可逆作用是停止接触化学物质后,损伤不能恢复,甚至进一步发展加重。

(4) 变态反应:变态反应又称过敏反应、超敏反应,是一种有害的免疫介导的反应。

(5) 特异体质反应:特异体质反应是由于遗传因素所致的对某些化学物质的反应异常,表现为对低剂量接触的极端敏感或对高剂量接触的高度耐受。

4. 非损害作用与损害作用　非损害作用所致机体发生的一切生物学变化都是暂时的和可逆的,应在机体代偿能力范围之内,不造成机体形态、生长发育过程及寿命的改变,不降低机体维持稳态的能力和对额外应激状态代偿的能力,不影响机体的功能容量。损害作用所致的机体生物学改变是持久的或不可逆的,造成机体功能容量的各项指标改变、维持体内稳态的能力下降、对额外应激状态的代偿能力降低以及对其他环境有害因素的易感性增高,使机体正常形态、生长发育过程受到影响,寿命缩短。

二、表示毒性损伤的指标

(一) 剂量

剂量是机体接触或实验中给予机体的化学物质的量,也可指化学物质被吸收的量或在靶器官中的量(内剂量)。

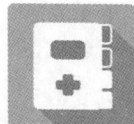

Note

（二）量反应与质反应

反应指化学物质与机体接触后引起的生物学改变。可将其分为两类：一类效应属于计量资料，有强度和性质的差别，可以某种测量数值表示，这类效应称为量反应；另一类效应属于计数资料，没有强度的差别，不能以具体的数值表示，而只能以"阴性或阳性""有或无"来表示，称为质反应。

（三）剂量-量反应关系和剂量-质反应关系

1. 剂量-量反应关系 表示化学物质的剂量变化与个体中发生的量反应强度改变之间的关系。

2. 剂量-质反应关系 表示化学物质的剂量变化与某一群体中质反应发生率高低之间的关系。

剂量-量反应关系和剂量-质反应关系统称为剂量-反应关系。化学物质的剂量越大，所致的量反应强度应该越大，或出现的质反应发生率应该越高。在毒理学研究中，排除实验干扰因素造成的假象后，剂量-反应关系的存在被视为受试物与机体损伤之间存在因果关系的证据。

（四）剂量-反应曲线

剂量-反应关系可以用曲线表示，即以表示效应强度的计量单位或表示出现某种效应的百分比为纵坐标、以剂量为横坐标绘制散点图，可得到一条曲线。常见的剂量-反应曲线有直线、抛物线、U 形曲线和 S 形曲线。

三、表示毒性的常用指标

（一）致死剂量

1. 绝对致死剂量（LD100） 绝对致死剂量指化学物质引起受试对象全部死亡所需要的最低剂量或浓度。

2. 最小致死剂量（LD1） 最小致死剂量指化学物质引起受试对象中的个别成员出现死亡的剂量。

3 最大耐受剂量（LD0） 最大耐受剂量指化学物质不引起受试对象出现死亡的最高剂量。上述 LD0 和 LD100 常作为急性毒性试验中选择剂量范围的依据。

4. 半数致死剂量（LD50） 半数致死剂量也称致死中量，指化学物质引起一半受试对象出现死亡所需要的剂量。LD50 是评价化学物质急性毒性大小最重要的参数，也是对不同化学物质进行急性毒性分级的基础标准。

（二）阈剂量

阈剂量指化学物质引起受试对象中的少数个体出现某种最轻微的异常改变所需要的最低剂量，又常称为最小有作用剂量。在毒理学试验中获得的类似参数被称为观察到有害作用的最低剂量。阈剂量分为急性和慢性两种。急性阈剂量是与化学物质一次接触所得，慢性阈剂量为长期反复多次接触所得。实验条件下得到的是观察到有害作用的最低剂量。

（三）最大无作用剂量

最大无作用剂量指化学物质在一定时间内，按一定方式与机体接触，用现代的检测方法和最灵敏的观察指标不能发现任何损害作用的最高剂量。毒理学试验中能够确定的是未观察到损害作用的剂量。

（四）未观察到作用的剂量

未观察到作用的剂量指在一定接触条件下，通过实验和观察，一种化学物质不引起机体出现

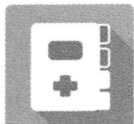

Note

任何作用(包括损害作用和非损害作用)的最高剂量。当受试物质存在于空气中或水中时,上述各毒性指标称为浓度,如半数致死浓度。

四、食物中残留物与残留限量

(一) 药物或化学物质残留

残留物主要指食品生产过程中,为达到某种生产目的,人为投放的一些化学物质。如农药、化肥、植物生长调节剂、饲料添加剂等。

(二) 残留限量

残留限量指将食品中残留物的量控制在一定的安全限量范围之内,也称安全限值。安全限值包括以下几种。

1. 每日允许摄入量　每日允许摄入量指终生每日摄入某种化学物质,对健康没有任何已知的各种急性、慢性毒害作用等不良影响的剂量。

2. 最高允许残留量　最高允许残留量也称容许量、最高残留限量,是指允许在食品表面或内部残留药物或化学物质的最高含量(浓度)。

3. 暂行容许量　暂行容许量指在一定时期内有效的容许量,在掌握了新的资料以后再行修正。

4. 参考残留限量　参考残留限量指在每日允许摄入量和最高允许残留量尚未确定之前,而暂行容许量又被取消之后,提出的一个参考性残留量标准,以供有关机构工作中参考。

(三) 休药期

休药期也称宰前清除时间或消除期,指一种药物从给动物用药开始一直到允许屠宰及其产品许可上市的时间。休药期因药物种类、剂型、剂量和给药过程而异,也与动物种类有关。

(四) 食物中的"三致"物

食物中的"三致"物包括致突变、致癌、致畸物。

五、外源性化学物的一般毒性评价

(一) 急性毒性作用

急性毒性是指机体一次或 24 h 内多次(当外源性化学物毒性很低时)接触大剂量外源化学物后在短期内所引起的毒性效应,包括一般行为、外观改变、大体形态变化以及死亡效应。急性毒性试验是我们了解外源化学物对机体产生急性毒性的主要依据,是毒理学研究中最基础的工作,可以在短期内了解受试化学物质有无毒性以及毒性大小。大部分毒物的急性毒性症状在短期内出现,一般为 7~14 天,如有必要可延长至 14 天以上。

急性毒性试验的目的如下。

(1)测试和求出毒物的致死剂量以及其他急性毒性参数,最主要的是 LD50,并根据 LD50 值进行急性毒性分级。

(2)通过观察动物中毒表现、毒作用强度和死亡情况,初步评价毒物对机体的毒效应特征、靶器官、剂量-反应(效应)关系和对人体产生损害的危险性。

(3)为亚慢性、慢性毒性试验研究以及其他毒理试验提供接触剂量设计和观察指标选择的依据。

(4)为毒理学机制研究提供线索。

(二) 亚慢性毒性作用

亚慢性毒性是指实验动物或人连续较长期接触外源化学物质所引起的中毒效应。对亚急性

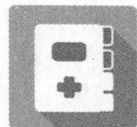

毒性作用的观察时间通常为 1～3 个月。

亚慢性毒性试验的目的如下。

(1) 研究受试物亚慢性毒性剂量-反应(效应)关系,确定未观察到有害作用的剂量和其观察到有害作用的最低剂量,提出安全限量参考值。

(2) 观察受试物亚慢性毒性效应谱、毒作用特点和毒作用靶器官。

(3) 观察受试物亚慢性毒性作用的可逆性。

(4) 为慢性毒理试验的剂量设计和观察指标选择提供依据。

(5) 为在其他试验(急性、亚急性、其他动物种属的亚慢性试验等)中发现的或未发现的毒作用提供新的信息,比较不同动物物种毒效应的差异,为受试物毒性机制研究和将研究结果外推到人提供依据。

(三) 慢性毒性作用

慢性毒性是指实验动物或人长期(甚至终身)反复接触外源化学物所引起的毒性效应。对慢性毒性作用的观察时间一般为 2 年。

慢性毒性试验的目的如下。

(1) 研究慢性毒性剂量-反应(效应)关系。

(2) 观察慢性毒性效应谱、毒作用特点和毒作用靶器官。

(3) 观察慢性毒性作用的可逆性。

(4) 为毒性机制研究和将毒性结果外推到人提供依据。

第六节　食品安全风险评估

案例导入

2015 年 7 月,浙江省温州市瓯海区食品药品监管部门接到群众举报,称对赖某、蒋某经营的卤味烤肉店销售的卤肉上瘾,怀疑添加违禁物质。瓯海区食品药品监管部门联合公安机关对该店进行了突击检查,现场查获混有罂粟粉的调味料 20 g、罂粟壳 350 g。经查,赖某为招揽回头客,自 2014 年 8 月,在加工卤肉时采用将完整罂粟壳放在汤料包里置于卤汤中,或将罂粟壳碾磨成粉末,混入其他香料,直接撒在卤肉上等方式,进行非法添加。根据赖某供述,执法人员查处了向其销售罂粟壳的仟家味调味品店,以及该店的上线位于福建省福州市的淑芳香料商行,共查获罂粟壳 19 kg。卤味烤肉店经营者赖某、蒋某被瓯海区食品药品监管部门列入 2015 年第二期瓯海区食品安全黑名单,向社会公示。请问:针对上述案例,如何进行食品安全风险评估?

新修订的《中华人民共和国食品安全法》规定,国家建立食品安全风险监测和评估制度,对食源性疾病、食品污染以及食品中的有害因素进行监测,对食品、食品添加剂、食品相关产品中生物性、化学性和物理性危害因素进行风险评估。

食品安全风险分析是通过对影响食品安全的各种生物、物理和化学危害进行评估,定性或定

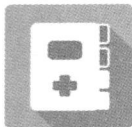

量描述风险特征,在参考有关因素的前提下,提出和实施风险管理措施,并对有关情况进行交流,它是制定食品安全标准的基础。国际食品法典委员会认为,食品安全风险分析的基本内容包括风险评估、风险管理和风险交流。

一、风险评估

风险评估就是通过使用毒理学数据、污染物残留数据、统计手段、暴露量及相关参数的评估等系统科学的步骤,确定某种食品有害物质的风险。风险评估通常包含危害识别、危害特征描述、暴露量评估、风险描述四个基本步骤。风险评估是整个风险分析体系的核心和基础。

(一) 危害识别

危害识别主要是指识别可能对健康产生不良效果并且可能存在于某种或某类特别食品中的生物、化学和物理因素。食品风险分析危害信息可以从毒理学评价试验、科学文献、食品工业、政府机构和相关国际组织的数据库中获得,也可以通过专家咨询得到。

(二) 危害特征描述

危害特征描述是对食品中可能存在的与生物、化学和物理因素有关的,对健康产生不良效果的因素的定性或定量评价。危害特征描述一般是由毒理学试验获得,但需要注意,根据动物实验得到的无作用水平通常除以安全系数 100 来设定 ADI 值。

(三) 暴露量评估

暴露量评估是对于可能通过有关途径暴露于人体或环境的生物、化学和物理因子的定性或定量评价。暴露量评估常根据膳食调查和各种食品中化学物质暴露水平调查计算得到暴露量。

(四) 风险描述

根据上述三个步骤,对某一特定人群的已知或潜在健康不良效果发生的可能性和严重程度进行定性或定量的估计。

二、风险管理

风险管理是根据风险评估的结果,选择和实施适当的管理措施,尽可能有效地控制食品风险,保障公众健康。风险管理可以分为四个部分:风险评价、风险管理选择的评价、执行风险管理的决定、监控和回顾。

(一) 风险评价

风险评价包括确认食品安全性问题、描述风险概况、就风险评估和风险管理的优先性对危害进行排序、制定风险评估政策、实施风险评估、风险评估结果审议等内容。

(二) 风险管理选择的评价

风险管理选择的评价包括确定现有的管理选项、选择最佳的管理选项(包括考虑一个合适的安全标准)、最终的管理决定。

(三) 执行风险管理的决定

执行风险管理的决定是指采取规范的食品安全管理措施,包括食品良好生产规范(GMP)、危害分析与关键控制点(HACCP)等的应用。

(四) 监控和回顾

监控和回顾是对实施措施的有效性进行评估,在必要时对风险管理和/或评估进行回顾。

三、风险交流

风险交流是食品药品监管部门和其他有关部门、食品安全风险评估专家委员会及技术机构,

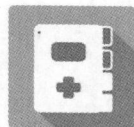

按照科学、客观、公开的原则,组织食品生产经营者、食品检验机构、认证机构、食品行业协会、消费者协会以及新闻媒体等,就食品安全风险评估信息和食品安全监督管理信息进行交流沟通。

(一)风险的性质

风险的性质的交流主要包括风险的大小,风险的紧迫性,风险人群的性质和规模,最高风险人群、风险的变化趋势等。

(二)利益的性质

与所有利益相关者的相互交流是风险管理过程中不可缺少的一项重要工作,包括与风险有关的实际或预期利益,受益者和受益方式,利益和风险的平衡点,利益大小和重要性,受到风险影响人群的全部利益。

(三)风险评估的不确定性

在实际工作中,应考虑风险评估结果的不确定性,并尽可能以数量指标来表示。尤其是如果风险评估为高度不确定性的,进行风险管理决策时则需更加谨慎。

国家食品安全风险评估中心工作职责

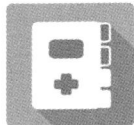

第七节　食品安全监督管理

案例导入

石家庄三鹿集团股份有限公司曾是"中国名牌产品",企业先后荣获全国各种奖项二百余项。"三鹿"品牌曾被评为最具价值品牌之一、最具市场竞争力品牌。"三鹿"商标被认定为"中国驰名商标"。由于三鹿婴幼儿配方奶粉掺杂致毒化学物三聚氰胺曝光,三鹿集团迅速破产,引发中国奶业的"大地震"。请问:如何进行食品安全监督管理?

一、概念

食品安全监督管理是依法对食品生产经营者实施监督、保证食品卫生质量、防止食品污染和食物中毒所实施的一系列措施和办法,通常包括以下内容。

(1)对食品生产经营者实施的监督管理:如发放食品卫生许可证,食品从业人员的健康检查,食品卫生索证工作,新建食品企业的卫生审查,食品包装标识的监督以及城乡食品贸易集市的监督管理等。

(2)对普通食品、特殊食品、食品添加剂以及食品用产品的监督管理:特殊食品包括新资源食品、保健食品、辐照食品以及特殊营养食品等;食品用产品包括食品用工具、设备、容器和包装材料等。

(3)对禁止生产的食品进行监督管理:《中华人民共和国食品安全法》(2015)规定了禁止生产经营的食品,如可能对人体造成危害的食品有掺假食品、掺杂食品、伪造食品、加药食品,以及为防病等特殊需要禁止生产和出售的食品。

(4)对违反《中华人民共和国食品安全法》的行为追查责任,依法进行行政处罚。

Note

二、食品安全法律法规

（一）食品安全法律

2015 年全国人大常务委员会审议通过的《中华人民共和国食品安全法》是我国食品安全法律体系中法律效力最高的规范性文件，是制定有关食品卫生法规、规章以及其他规范性文件的依据。

（二）食品安全法规

食品安全法规包括国务院制定的行政法规和地方部门制定的地方性法规，其法律效力低于《中华人民共和国食品安全法》，但高于食品安全规章。

（三）食品安全规章

食品安全规章包括国务院卫生行政部门和地方政府制定的部门和地方规章。如卫生部（现更名为中华人民共和国国家卫生健康委员会）颁布的《保健食品管理办法》等。食品安全规章随着食品卫生监督管理实际情况的不断变化而变化。

（四）食品安全标准

食品安全标准属于技术规范文件，包括国家标准、行业标准、地方标准和企业标准等。

（五）其他规范性文件

其他规范性文件是指政府有关部门根据食品安全法律、行政法规、行政规章等规定或授权，按照一定的程序制定并颁发的规范性文件的总称。

三、食品安全标准

食品安全标准是判断食品是否符合卫生要求、按照规定程序制定并颁布的一系列技术性规范的总称。食品安全标准具有科学技术性、政策法规性、强制性、健康与安全性、社会性和经济性等性质，是食品安全法律体系中重要的组成部分，在食品安全监督管理工作中起着重要作用。食品安全标准的制定必须具有法律依据和科学技术依据，并应参照有关国际组织的协议、标准或规定，如世界贸易组织（WTO）成员国应遵循或参照国际食品法典委员会（CAC）的有关标准与规定。

食品安全标准的主要技术指标有以下几种。

1. 安全性指标 安全性指标包括：严重危害人体健康的指标，如致病性微生物及其毒素、有毒有害化学物和物理性污染物等；反映食品可能被污染和污染程度的指标，如菌落总数、大肠菌群等；间接反映食品卫生质量变化的指标，如水分、酸值、挥发性盐基氮等；食品添加剂的品种、使用范围、用量。

2. 营养质量指标 如蛋白质、脂肪、微量元素、维生素等；对与食品安全、营养有关的标签、标识、说明书的要求。

3. 保健功能指标 保健功能指标是对保健食品的特殊要求。供婴幼儿和其他特定人群的主辅食品的营养成分要求。

四、GMP 与 HACCP

（一）食品良好生产规范（GMP）

1. GMP 的概念

GMP 是指为保障食品安全、质量而制定的贯穿食品生产全过程的一系列措施、方法和技术要求。GMP 要求食品生产企业有良好的生产设备、合理的生产过程、完善的质量管理和严格的

北京初步建立"从农田到餐桌"食品安全保障体系

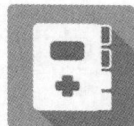

检测系统,以确保最终产品的质量安全符合标准。

2. 我国食品行业的GMP

我国从 20 世纪 80 年代开始制定我国食品生产企业的卫生规范,如《膨化食品良好生产规范》(GB 17404—1998)(现已用《食品安全国家标准 膨化食品生产卫生规范》(GB 17404—2016)代替)、《保健食品良好生产规范》(GB 17405—1998)、《食品企业通用卫生规范》(GB 14881—1994)(现已用《食品安全国家标准食品生产通用卫生规范》(GB 14881—2013)代替)、《乳制品企业良好生产规范》(GB 12693—2003)(现已用《食品安全国家标准 乳制品良好生产规范》(GB 12693—2010)代替)等。在新的食品安全形势下,我国正在对上述规范进行更新。2017 年 11 月 7 日国家食品药品监督管理总局对 2015 年 8 月 31 日发布的《食品生产许可管理办法》和《食品经营许可管理办法》进行了修订。目前,我国食品企业 GMP 已经基本与国际接轨。

(二) 危害分析与关键控制点(HACCP)

HACCP 是指对食品生产加工过程中可能造成食品污染的各种危害因素进行系统和全面的分析,从而确定能有效预防、减轻或消除危害的加工环节,进而在关键控制点对危害因素进行控制,并对控制效果进行监控,当发生偏差时予以纠正,从而达到消除食品污染的目的。

1. HACCP 的内容

HACCP 是一套系统和连续的方法,主要由以下几部分组成。

(1) 危害分析:HACCP 的基本和关键步骤即通过资料分析、现场观测和采样检测等方法,发现并确定食品中的有害污染物及其有关影响因素。

(2) 确定关键控制点:能对一个或多个危险因素进行有效控制的关键环节称为关键控制点,如消毒过程、食品或原料保藏条件等。

(3) 制定控制措施:在关键控制点采取切实有效的控制措施。

(4) 监测控制效果:通过各种必要的检验方法监测与评价控制效果。

(5) 验证和补充完善。

2. HACCP 的建立

(1) 组建 HACCP 工作小组:HACCP 工作小组一般由生产管理、质量控制、卫生管理、产品检验、设备维修等不同专业人员组成。

(2) 产品描述:对产品的描述包括产品的关键特性、包装方式、储存条件、储存期限、销售方式、对健康有特别的影响(如导致过敏)等。

(3) 明确产品的用途:确定产品的使用对象、使用方式、适用条件等。

(4) 制作产品加工流程图:流程图包括食品整个加工操作的环节并对各个环节进行危害分析。

(5) 现场确认流程图:对照流程图在现场对操作的所有阶段进行确认。

(6) 危害分析:HACCP 工作小组针对食品生产、加工的每个环节,罗列出可能存在的危害,经过分析后确定至关重要的危害,同时确认已经采取了哪些控制措施。

(7) 确定关键控制点:在进行危害分析时,可根据以下三个原则确定关键控制点:一是该环节存在影响终产品卫生安全的危害;二是在该环节采取措施后可以减少和消除危害;三是后面生产、加工环节没有针对该危害的控制措施。

(8) 建立每个关键控制点的关键限值:每个关键控制点的控制措施需要制定关键限值(加工工艺参数),如可快速观察或检测的温度、湿度、外观等指标。

(9) 建立监控程序:一般通过连续性的监控程序可以发现关键控制点是否失控,对加工过程的调整必须赶在关键控制点失控之前。

(10) 建立纠偏措施:每一个关键控制点都要建立相应的纠偏措施,确保监控发现偏差时及

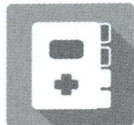

时控制。

（11）建立验证程序：通过随机抽样、化验分析等验证和审查措施，确定 HACCP 是否正常运行。

（12）建立文件和记录档案：文件内容一般包括危害分析过程、关键控制点和关键限值等，记录一般包括关键控制点的监控记录、偏差记录和纠偏措施等。

（三）实施 GMP 和 HACCP 的意义

（1）确保食品的质量和卫生安全性。

（2）促进食品企业质量管理的科学化和规范化，提高企业质控技术水平。

（3）有利于食品产品进入国际市场。

（4）有利于卫生行政部门和技术监督部门对食品企业进行监督管理。

（熊万军）

本章小结

　　本章主要介绍了食品污染及其预防、食品添加剂及其管理、各类食品卫生及其管理、食源性疾病及其预防、食物中外源性化学物的毒性及其评价、食品安全风险评估、食品安全监督管理等内容。通过本章的学习，提高学生的食品安全意识，能够识别常见食品中可能存在的有害因素并结合"大卫生"观念提出有针对性的防制措施，助力健康中国战略。

能力检测

一、选择题

1. 黄曲霉毒素对人体的危害主要作用于（　　）。

A. 肝脏　　　　　　　　　　B. 肠胃　　　　　　　　　　C. 大脑

D. 心脏　　　　　　　　　　E. 眼

2. 拟除虫菊酯类农药的缺点是（　　）。

A. 高残留性　　　　　　　　B. 低效性　　　　　　　　　C. 高抗性

D. 高蓄积性　　　　　　　　E. 高毒性

3. 为了减少亚硝胺的合成，人体不能同时食用咸鱼、烤肉等，必要时可立即补充（　　）。

A. 维生素 E　　　　　　　　B. 维生素 C　　　　　　　　C. 维生素 A

D. 维生素 D　　　　　　　　E. 维生素 K

4. 放射性物质对食品的污染常以水生生物最为严重的原因是（　　）。

A. 放射性核素水中浓度高　　　　　　　　B. 放射性核素在水中半衰期长

C. 生物富集作用　　　　　　　　　　　　D. 放射性废物向水中排放

E. 其他为未明原因

5. 下列关于食品添加剂表述错误的是（　　）。

A. 抗氧化剂可用于延缓油脂酸败　　　　　B. 漂白剂可使有色物质褪色

C. 天然色素较合成色素安全　　　　　　　D. 护色素可改善肉制品色泽

E. 防腐剂可以杀灭致病微生物

6. 食品抗氧化剂有（　　）。

A. 硝酸盐、亚硝酸盐　　　　　　　　　　B. 糖精、甘草、甜味菊苷

C.苯甲酸、山梨酸、丙酸钠　　　　　　　　　D.硫黄、亚硫酸钠

E.没食子酸丙酯、二丁基羟基甲苯

7.畜、禽肉类食品的主要卫生问题不包括（　　　）。

A.肉的腐败变质　　　　B.人畜共患传染病　　　　C.人畜共患寄生虫病

D.药物残留　　　　E.脂肪含量过高

8.海产品导致食物中毒，哪种细菌较为常见？（　　　）

A.沙门菌　　　　B.副溶血弧菌　　　　C.葡萄球菌

D.肉毒杆菌　　　　E.河豚毒素

9.木薯中毒的有效解毒剂为（　　　）。

A.亚硝酸异戊酯　　　　　　　　　　　　B.二巯基丙磺酸钠

C.肉毒多效价抗毒血清　　　　　　　　　D.美蓝＋维生素 C＋葡萄糖

E.依地酸二钠钙

10.表示毒性的常用指标不包括（　　　）。

A.绝对致死剂量　　　　B.最小致死剂量　　　　C.最大耐受剂量

D.每日允许摄入量　　　　E.半数致死剂量

二、简答题

1.黄曲霉毒素污染的预防措施有哪些？

2.预防金属毒物污染食品采取的一般措施有哪些？

3.食品添加剂的卫生要求有哪些？

4.粮谷类食品的卫生管理措施有哪些？

5.细菌性食物中毒的流行病学特点是什么？

6.实施 GMP 和 HACCP 有什么意义？

参 考 文 献

［1］葛可佑.公共营养师（基础知识）［M］.北京：中国劳动社会保障出版社，2007.

［2］孙长颢.营养与食品卫生学［M］.7 版.北京：人民卫生出版社，2012.

［3］李云.食品安全与毒理学基础［M］.成都：四川大学出版社，2008.

［4］王际辉.食品安全学［M］.北京：中国轻工业出版社，2015.

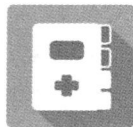

第三章
选择题答案

Note

第四章　合理营养与平衡膳食

学习目标

掌握:《中国居民膳食指南(2016)》一般人群、妇幼人群膳食指南及平衡膳食实践。

熟悉:上述人群之外其他人群膳食指南及平衡膳食实践。

了解:饮食结构。

第一节　《中国居民膳食指南(2016)》

案 例 导 入

小张,男,25岁,毕业于某护理学院后至某三甲医院的营养科工作。一高血脂患者来营养科咨询膳食,所问问题如下:

1. 对普通人群的膳食有什么指导性的意见?

2. 每天大体上该吃哪些种类的食物?每类食物的量大致为多少?

3. 是不是每天都要严格按照推荐量进食?

4. 为什么中国居民平衡膳食宝塔2007版和2016版会有比较大的差别?

《中国居民膳食指南(2016)》由一般人群膳食指南、特定人群膳食指南和中国居民平衡膳食实践三个部分组成。

《中国居民膳食指南(2016)》同时推出了中国居民膳食宝塔(2016)、中国居民平衡膳食餐盘(2016)和中国儿童平衡膳食算盘三个可视化图形,指导大众在日常生活中进行具体实践。

一、一般人群膳食指南及平衡膳食实践

一般人群膳食指南共有6条,适合于2岁以上的健康人群。

《中国居民膳食指南(2016)》6条核心推荐如下。

(一)食物多样,谷类为主

1. 关键推荐　每天摄入谷薯类食物250~400 g,其中全谷物和杂豆类50~150 g,薯类50~100 g。食物多样、谷类为主是平衡膳食模式的重要特征。

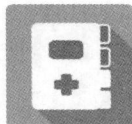

2．实践运用

（1）食物多样：每天的膳食应包括谷薯类、蔬菜水果类、畜禽鱼蛋奶类、大豆坚果类等食物。除了烹调油和调味品，平均每天摄入 12 种以上食物，每周 25 种以上食物。

一日三餐的食物多样性，其建议指标为：谷类、薯类、杂豆类的食物品种数平均每天 3 种以上，每周 5 种以上；蔬菜、菌藻和水果类的食物品种数平均每天 4 种以上，每周 10 种以上；鱼、蛋、禽肉、畜肉类的食物品种数平均每天 3 种以上，每周 5 种以上；奶、大豆、坚果类的食物品种数平均每天有 2 种，每周 5 种以上。

按照一日三餐食物品种数的分配，早餐至少摄入 4～5 个食物品种；午餐摄入 5～6 个食物品种；晚餐摄入 4～5 个食物品种；零食摄入 1～2 个品种。

（2）谷类为主：谷类食物所提供的能量要占膳食总能量的一半以上；谷类为主是中国人平衡膳食模式的重要特征，是平衡膳食的基础，一日三餐都要摄入充足的谷类食物。

在家吃饭，每餐都应该有米饭、馒头、面条等主食类食物，各餐主食可选不同种类的谷类食材。采用各种烹调加工方法将谷物制作成不同口味、风味的主食，可丰富谷类食物的选择，易于实现以谷物为主的膳食模式。

在外就餐，特别是聚餐时，容易忽视主食。点餐时，宜先点主食或蔬菜类，不能只点肉菜或酒水；就餐时，主食和菜肴同时上桌，不要在用餐结束时才把主食端上桌，从而导致主食吃得很少或不吃主食的情况。

（3）推荐选择全谷物、杂豆、薯类。

全谷物是指未经精细化加工或虽经碾磨、粉碎、压片等处理仍保留了完整谷粒所具备的胚乳、胚芽、麸皮及其天然营养成分的谷物。

我国好谷类排名前十的依次为全麦粉（小麦）、糙米（稻米）、燕麦米/片（燕麦）、小米、玉米、高粱米（高粱）、青稞、荞麦、薏米、藜麦，如果加工得当均可作为全谷物的良好来源。

杂豆指除了大豆之外红豆、绿豆、黑豆、花豆。

薯类有马铃薯（土豆）、甘薯（红薯、山芋）、芋薯（芋头、山药）和木薯，目前在我国，马铃薯和芋薯又常被作为蔬菜食用。薯类中碳水化合物含量 25％ 左右，蛋白质、脂肪含量较低；马铃薯中钾的含量也非常丰富，薯类中的维生素 C 含量较谷类高，甘薯中的胡萝卜素含量比谷类高，甘薯中还含有丰富的纤维素、半纤维素和果胶等，可促进肠道蠕动，预防便秘。

与精制谷物相比，全谷物及杂豆类可提供更多的 B 族维生素、矿物质、膳食纤维等营养成分及有益健康的植物化合物，全谷物、杂豆和薯类的血糖生成指数远低于精制米面。

（二）吃动平衡，健康体重

1．关键推荐　各年龄段人群都应天天运动，保持健康和体重；食不过量，控制总能量摄入，保持能量平衡；坚持日常身体活动，每周至少进行 5 天的中等强度身体活动，累计 150 min 以上；主动身体活动最好每天 6000 步；减少久坐时间，每小时起来动一动。

2．实践运用

（1）运动：每个人都应保持足够的日常身体活动，即相当于每天 6000 步或以上。充分利用外出、工作间隙、家务劳动和闲暇时间，尽可能地增加动的机会，减少静坐的时间。同时，将运动融入日常生活中，每天进行中等强度运动 30 min 以上，每周 5～7 天，如快走、游泳、乒乓球、羽毛球、篮球、跳舞等；每 2～3 天进行 1 次肌肉力量锻炼，每次 8～10 个动作，每个动作做 3 组，每组重复 8～15 次，如二头弯举、颈后臂屈伸、俯卧撑、深蹲等；天天进行伸展和柔韧性运动 10～15 min，如颈、肩、肘、腕、髋、膝、踝各关节的屈曲和伸展活动，上、下肢肌肉的拉伸活动。

将运动的时间列入每天的日程中，培养运动意识和习惯，有计划地安排运动，循序渐进，逐渐增加运动量。

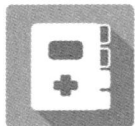

（2）吃动平衡达到健康体重：原则上是量出为入，但鼓励多动会吃，不提倡少动少吃，忌不动不吃，因为生命在于运动，吃是为了更好地动，一切生命活动和生活功能活动都离不开吃。

对于成年人来说，轻体力劳动者每天能量摄入量男性为 2250 kcal，女性为 1800 kcal；中、重体力劳动者或活动量大的人，每天能量摄入应适当增加 300～500 kcal。建议食物多样，平衡膳食，每餐食不过量；一日三餐，定时定量，重视早餐，不漏餐。

（三）多吃蔬果、奶类、大豆

1. 关键推荐 蔬菜、水果是平衡膳食的重要组成部分，奶类富含钙，大豆富含优质蛋白质。餐餐有蔬菜，保证每天摄入 300～500 g 蔬菜，深色蔬菜应占 1/2。天天吃水果，保证每天摄入 200～350 g 新鲜水果，果汁不能代替鲜果。吃各种各样的奶制品，相当于每天饮用液态奶 300 g。经常吃豆制品，适量吃坚果。

2. 实践运用 实现膳食指南的推荐目标并不难，只要我们认真计划一日三餐，就可以在一段时间里达到上述推荐目标。简单的实施办法如下。

（1）餐餐有蔬菜：每餐吃一大把蔬菜，其中深色蔬菜占的 1/2；巧烹饪，保持蔬菜营养。

（2）天天吃水果：吃多种多样时令鲜果，每天一个。

（3）选择多种多样的奶制品：将牛奶当作膳食组成的必需品。

（4）常吃大豆和豆制品：豆腐、豆干、豆浆、豆芽、发酵豆制品都是不错的选择；推荐每日摄入 25～35 g 大豆，以提供蛋白质的量计算，30 g 干豆相当于 60 g 豆腐干、90 g 北豆腐、180 g 南豆腐、500 g 豆浆。

（5）坚果有益健康但不可过量食用，最好一周食用量为 50～70 g。

不同人群蔬果奶豆类食物建议摄入量如表 4-1 所示。

表 4-1 不同人群蔬果奶豆类食物建议摄入量

食物类别	单位	幼儿/岁		儿童少年/岁			成人/岁	
		2～	4～	7～	11～	14～	18～	65～
蔬菜	g/d	200～250	250～300	300	400～450	450～500	300～500	300～450
	份/日	2.0～2.5	2.5～3.0	3.0	4.0～4.5	4.5～5.0	3.0～5.0	3.0～4.5
水果	g/d	100～150	150	150～200	200～300	300～350	200～350	200～300
	份/日	1.0～1.5	1.5	1.5～2.0	2.0～3.0	3～3.5	2.0～3.5	2.0～3.0
奶类	g/d	500	350～500	300	300	300	300	300
	份/日	2.5	2.0～2.5	1.5	1.5	1.5	1.5	1.5
大豆	g/周	35～105	105	105	105	105～175	105～175	105
	份/周	1.5～4.0	4.0	4.0	4.0	4.0～7.0	4.0～7.0	4.0
坚果	g/周	—	—	—	50～70(2～3 份)			

注：幼儿能量值为 1000～1400 kcal/d；7～(1400～1600 kcal/d)，11～(1800～2000 kcal/d)，14～(2000～2400 kcal/d)；18～(1600～2400 kcal/d)，65～(1600～2000) kcal/d。

（四）适量吃鱼、禽、蛋、瘦肉

1. 关键推荐 鱼、禽、蛋和瘦肉摄入要适量。每周进食鱼肉 280～525 g，畜禽肉 280～525 g，蛋类 280～350 g，平均每天摄入总量 120～200 g。优先选择鱼和禽肉。吃鸡蛋不弃蛋黄。少吃肥肉及烟熏、腌制肉制品。

2. 实践运用

（1）控制摄入总量：建议成人每周摄入鱼肉和畜禽肉的总量不超过 1.1 kg，鸡蛋不超过 7 个。应将这些食物分散到每天各餐中，避免集中食用。最好每餐有肉，每天有蛋，以便更好地发

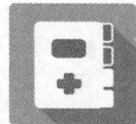

挥蛋白质互补作用。

（2）制订每周食谱：制订食谱，是控制动物性食物适量摄入的有效方法，建议制订周食谱。鱼肉和畜禽肉可以换着吃，但不宜相互取代，不偏食某一类动物性食物。不要求每天各类动物性食物样样齐全，但每天最好不应少于2类。

（3）掌握食物分量：了解常见食材或熟食品的重量，可在烹饪时掌握食块的大小，以及在食用时主动掌握食物的摄入量。大块的肉，如红烧蹄髈、鸡腿、粉蒸肉等，如果不了解其重量，往往过量摄入，因此在烹饪时宜切小块烹制。烹制成的大块畜禽肉或鱼肉，吃前最好分解成小块再食用。

（4）外餐荤素搭配：在外就餐时，常会增加动物性食物的摄入量，建议尽量减少在外就餐的次数，如果需要在外就餐，点餐时要做到荤素搭配，清淡为主，尽量用鱼和豆制品代替畜禽肉。

（五）少盐少油，控糖限酒

1. 关键推荐　培养清淡饮食的习惯，少吃高盐和油炸食品。成人每天食盐摄入量不超过6 g，每天烹调油25～30 g，控制添加糖的摄入，每天摄入量不超过50 g，最好控制在25 g以下。每天反式脂肪酸摄入量不超过2 g。足量饮水，成年人每天7～8杯（1500～1700 mL），提倡饮用白开水和茶水；不喝或少喝含糖饮料。儿童少年、孕妇、乳母不应饮酒。成人如饮酒，男性一天酒精量不超过25 g，女性不超过15 g。

2. 实践运用

（1）减少盐的摄入量：首先要自觉纠正因口味过重而过量添加食盐和酱油的不良习惯，对每天食盐摄入采取总量控制，用量具量出，每餐按量放入菜肴。一般20 mL酱油中含有3 g食盐，如果菜肴需要用酱油和酱类，应按比例减少食盐用量。

习惯过咸味食物者，为满足口感的需要，可在烹制菜肴时少许醋，提高菜肴的鲜香味，帮助自己适应少盐食物。烹制菜肴时如果加糖会掩盖咸味，所以不能仅凭品尝来判断食盐是否过量，使用量具更准确。此外，还要注意减少酱菜、腌制食品以及其他过咸食品的摄入量。

（2）科学用油：科学用油包括少用油和巧用油，即控制烹调油的食用总量每天不超过30 g，并且搭配多种植物油，尽量少食用动物油和人造黄油或起酥油。

①少用油：使用带刻度的油壶来控制炒菜用油；选择合理的烹饪方法，如蒸、煮、炖、拌等，使用煎炸代替油炸；少吃富含饱和脂肪和反式脂肪酸的食物，如饼干、蛋糕、糕点、加工肉制品以及薯条/薯片等。

②巧用油：动物油的饱和脂肪酸比例较高，植物油则以不饱和脂肪酸为主。不同植物油又各具特点，如橄榄油、茶油、菜籽油的单不饱和脂肪酸含量较高，玉米油、葵花籽油则富含亚油酸，胡麻油（亚麻籽油）中富含α-亚麻酸。因此应当经常更换烹调油的种类，食用多种植物油，减少动物油的用量。

（3）控制添加糖摄入量：对于儿童青少年来说，含糖饮料是添加糖的主要来源，建议不喝或少喝含糖饮料。添加糖的另外一个主要来源是包装食品，如糕点、甜点、冷饮等，减少此类食品的摄入，也可控制添加糖的摄入量。此外，家庭烹饪时也会使用糖作为佐料加入菜肴中，如红烧、糖醋等，在烹饪时应注意尽量少加糖。喝茶、咖啡时也容易摄入过多的糖，需要引起注意。

（4）限制饮酒量：从健康的角度出发，男性和女性成年人每天饮酒酒精量应该分别不超过25 g和15 g。换算成不同酒类，25 g酒精相当于啤酒750 mL、葡萄酒250 mL、38°白酒75 g、高度白酒50 g；15 g酒精相当于啤酒450 mL、葡萄酒150 mL、38°白酒50 g、高度白酒30 g。

倡导中华民族良好的传统饮食文化，在庆典、聚会等场合不劝酒、不酗酒，饮酒时注意餐桌礼仪，做到饮酒适度。

（5）饮用足够的水：人体补充水分的最好方式是饮用白开水。在温和气候条件下，成年男性

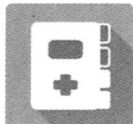

每天最少饮用 1700 mL(约 8.5 杯)水,女性最少饮用 1500 mL(约 7.5 杯)水。

最好的饮水方式是少量多次,每次 1 杯(200 mL),不鼓励一次大量饮水,尤其是在进餐前,大量饮水会冲淡胃液,影响食物的消化吸收。除了早晚各饮 1 杯水外,在三餐前后可以饮用 1～2 杯水,分多次喝完;也可以饮用较淡的茶水替代一部分白开水。此外,在炎热夏天,饮水量也需要相应地增加。

对于运动量大、劳动强度高或暴露于高温、干燥等特殊环境下的人,如运动员、农民、军人、矿工、建筑工人、消防队员等,全天的饮水推荐量大大超过普通人的,需要考虑同时补充一定量的矿物质(盐分)。

（六）杜绝浪费,兴新食尚

1. 关键推荐　珍惜食物,按需备餐,提倡分餐不浪费。选择新鲜卫生的食物和适宜的烹调方式。食物制备生熟分开、熟食二次加热要热透。学会阅读食品标签,合理选择食品。多回家吃饭,享受食物和亲情。传承优良文化,兴饮食文明新风。

2. 实践运用

（1）珍惜食物:从每个人做起,日常生活中应做到按需购买食物、适量备餐、准备小分量食物、合理利用剩饭菜。上班族午餐应采用分餐制或简餐。

（2）选择新鲜食物与适宜的烹饪方式:选择当季食物,最大限度保障食物的新鲜度和营养;备餐应该彻底煮熟食物,对于肉类和家禽、蛋类,应确保熟透。

（3）阅读食品标签购买预包装食品:食品标签通常标注了食品的生产日期、保质期、配料、质量(品质)等级等,可以提示消费者食物是否新鲜及其产品特点、营养信息等。另要注意过敏食物及食物中的过敏原信息。

（4）多回家吃饭:食物不仅承载了营养,也反映了文化传承和生活状态。勤俭节约、尊老爱幼是中华民族的优良传统,多回家吃饭是减少浪费、保证饮食卫生、享受亲情和保障营养的良好措施。

二、特定人群膳食指南及平衡膳食实践

（一）《中国妇幼人群膳食指南(2016)》及平衡膳食实践

《中国妇幼人群膳食指南(2016)》包括《中国备孕妇女膳食指南(2016)》《中国孕期妇女膳食指南(2016)》《中国哺乳期妇女膳食指南(2016)》《中国 6 月龄内婴儿母乳喂养指南(2016)》《中国 7～24 月龄婴幼儿喂养指南(2016)》《中国学龄前儿童膳食指南(2016)》。

1.《中国备孕妇女膳食指南(2016)》及平衡膳食实践

《中国备孕妇女膳食指南(2016)》在一般人群膳食指南基础上特别补充了 3 条关键推荐。

1）关键推荐

（1）调整孕前体重至适宜水平。

（2）常吃含铁丰富的食物,选用碘盐,孕前 3 个月开始补充叶酸。

（3）禁烟酒,保持健康生活方式。

2）实践运用

（1）调整孕前体重至适宜水平:备孕妇女应调整体重,使 BMI 达到 18.5～23.9 kg/m^2 的范围,并维持适宜体重,以在最佳的生理状态下孕育新生命。

①低体重(BMI<18.5 kg/m^2)的备孕妇女,可通过适当增加食物量和规律运动来增加体重,每天可有 1～2 次的加餐,如每天增加牛奶 200 mL 或粮谷/畜肉类 50 g 或蛋类/鱼类 75 g。

②肥胖(BMI>28.0 kg/m^2)的备孕妇女,应改变不良饮食习惯,减慢进食速度,避免过量进食,减少高能量、高脂肪、高糖食物的摄入,多选低血糖生成指数(GI)、富含膳食纤维、营养素密

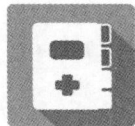

度高的食物。同时,应增加运动,推荐每天 30～90 min 中等强度的运动。

(2)多吃含铁、碘丰富的食物:备孕期保证平衡膳食是充足营养的基础,铁、碘的重要性也应引起足够重视。

①铁:动物血、肝脏及红肉中铁含量及铁的吸收率均较高,一日三餐中应该有畜瘦肉 50～100 g,每周摄入 1 次动物血或畜禽肝肾 25～50 g。在摄入富含铁的畜肉或动物血和肝脏时,应同时摄入含维生素 C 较多的蔬菜和水果,以提高膳食铁的吸收与利用。

含铁和维生素 C 丰富的菜肴包括:肝炒甜椒(猪肝 50 g、甜椒 150 g),含铁 12.5 mg、维生素 C 118 mg;鸭血炒韭菜(鸭血 50 g、韭菜 100 g),含铁 16.8 mg、维生素 C 24 mg;水煮羊肉片(羊肉 50 g、豌豆苗 100 g、油菜 100 g、辣椒 25 g),含铁 7.6 mg、维生素 C 118 mg。

②碘:考虑到孕期对碘的需要增加、碘缺乏对胎儿的严重危害、孕早期妊娠反应影响碘摄入,以及碘盐在烹调等环节出现的碘损失,建议备孕妇女除规律食用碘盐外,每周再摄入 1 次富含碘的食物,如海带、紫菜、贻贝(淡菜),以增加一定量的碘储备。

含碘丰富的菜肴包括:海带炖豆腐(鲜海带 100 g 含碘 114 μg,豆腐 200 g 含碘 15.4 μg);紫菜蛋花汤(紫菜 5 g 含碘 216 μg,鸡、蛋 25 g 含碘 6.8 μg);贻贝(淡菜)炒洋葱(贻贝 100 g 含碘 346 μg,洋葱 100 g 含碘 1.2 μg)。

上述菜肴的含碘量分别加上每天由碘盐获得的 120 μg 碘,碘摄入量为 250～470 μg,既能满足备孕妇女碘需要,也在安全范围之内。

(3)健康生活,做好孕育新生命的准备:

夫妻双方应共同为受孕进行充分的营养、身体和心理准备。

①怀孕前 6 个月夫妻双方要戒烟、禁酒,并远离吸烟环境,避免烟草及酒精对胚胎的危害。

②夫妻双方要遵循平衡膳食原则,摄入充足的营养素和能量,纠正可能的营养缺乏和不良饮食习惯。

③保持良好的卫生习惯、避免感染和炎症。

④有条件时进行全身健康体检,积极治疗相关炎症疾病(如牙周病),避免带病怀孕。

⑤保证每天至少 30 min 中等强度的运动。

⑥规律生活,避免熬夜,保证充足睡眠,保持愉悦心情,准备孕育新生命。

2.《中国孕期妇女膳食指南(2016)》及平衡膳食实践

1)关键推荐

(1)补充叶酸,常吃含铁丰富的食物,选用碘盐。

(2)孕吐严重者,可少量多餐,保证摄入含必要量碳水化合物的食物。

(3)孕中晚期适量增加奶、鱼、禽、蛋、瘦肉的摄入。

(4)进行适量的身体活动,维持孕期适宜增重。

(5)禁烟酒,愉快孕育新生命,积极准备母乳喂养。

2)实践运用

(1)补充叶酸,常吃含铁丰富的食物,选用碘盐。

整个孕期应口服叶酸补充剂每天 400 μg,每天摄入绿叶蔬菜 200 g;每天增加 20～50 g 红肉摄入,每周进食 1～2 次动物内脏或血液;确保碘盐的摄入。

(2)孕吐严重者,可少量多餐,保证摄入含必要量碳水化合物的食物。

孕早期无明显早孕反应者可继续保持孕前平衡膳食;孕吐较明显或食欲不佳者不必过分强调平衡膳食;每天必需摄入至少 130 g 碳水化合物,首选易消化的粮谷类食物;可提供 130 g 碳水化合物的常见食物有 180 g 米或面食、550 g 薯类或鲜玉米。进食少或孕吐严重者需寻求医生帮助。

(3)孕中晚期适量增加奶、鱼、禽、蛋、瘦肉的摄入。

备孕期妇女
平衡膳食宝塔

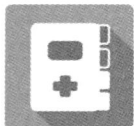

Note

孕中期开始,每天增加 200 g 奶,使总摄入量达到每天 500 g;孕中期每天增加鱼、禽、蛋、瘦肉共计 50 g,孕晚期再增加 75 g 左右;深海鱼类含有较多 n-3 多不饱和脂肪酸,其中的二十二碳六烯酸(DHA)对胎儿脑和视网膜功能发育有益,每周最好食用 2～3 次。

(4) 进行适量的身体活动,维持孕期适宜增重。

孕早期体重变化不大,可每月测量 1 次,孕中晚期应每周测量体重。体重增长不足者,可适当增加能量密度高的食物摄入;体重增长过多者,应在保证营养素供应的同时注意控制总能量的摄入;健康的孕妇每天应进行不少于 30 min 的中等强度身体活动。

(5) 禁烟酒,愉快孕育新生命,积极准备母乳喂养。

孕妇应禁烟酒,还要避免被动吸烟和不良空气的吸入;情绪波动时多与家人和朋友沟通,向专业人员咨询;适当进行户外活动和运动有助于释放压力,愉悦心情;孕中期以后应更换适合的乳罩,经常擦洗乳头。

3.《中国哺乳期妇女膳食指南(2016)》及平衡膳食实践

《中国哺乳期妇女膳食指南(2016)》在一般人群膳食指南基础上增加 5 条关键推荐。

1) 关键推荐

(1) 增加富含优质蛋白质及维生素 A 的动物性食物和海产品的摄入,选用碘盐。

(2) 产褥期食物多样不过量,重视整个哺乳期营养。

(3) 保持心情愉悦,睡眠充足,促进乳汁分泌。

(4) 坚持哺乳,适度运动,逐步恢复适宜体重。

(5) 忌烟酒,避免饮浓茶、咖啡。

2) 实践应用

(1) 合理安排产褥期膳食。

有些产妇在分娩后的头两天感到疲劳无力或肠胃功能较差,可选择较清淡、稀软、易消化的食物,如面片、挂面、馄饨、粥、蒸或煮的鸡蛋及煮烂的肉菜,之后就可过渡到正常膳食。

剖宫手术的产妇,手术后约 24 h 胃肠功能恢复,应再给予术后流食 1 天,但忌食牛奶、豆浆、大量蔗糖等胀气食品。情况好转后给予半流食 1～2 天,再转为普通膳食。

产褥期妇女可比平时多吃些鸡蛋、禽肉类、鱼类、动物肝脏、动物血等以保证供给充足的优质蛋白质,并促进乳汁分泌,但不应过量。还必须重视蔬菜、水果的摄入。

①产褥期一天膳食搭配举例。

早餐:菜肉包子、小米红枣稀饭、拌海带丝。

早点:牛奶。

午餐:豆腐鲫鱼汤、炒黄瓜、米饭。

午点:苹果。

晚餐:炖鸡汤、虾皮炒小白菜、米饭。

晚点:牛奶、煮鸡蛋。

②获得充足的优质蛋白质和维生素 A 的食物举例。

哺乳期妇女膳食蛋白质摄入应在一般成年女性的基础上每天增加 25 g。

鱼、禽、肉、蛋、奶及大豆类食物是优质蛋白质的良好来源。

表 4-2 列举了可提供 25 g 优质蛋白质的食物组合,供产妇选用。最好一天选用 3 种以上,数量适当,合理搭配,以获得所需要的优质蛋白质和其他营养素。

此外,乳母的维生素 A 推荐量在一般成年女性的基础上增加 600 mgRAE,而动物肝脏富含维生素 A,若每周增选 1～2 次猪肝(总量 85 g)或鸡肝(总量 40 g),则平均每天可增加摄入维生素 A 600 μgRAE。

孕期妇女平衡膳食宝塔

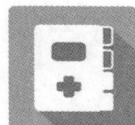

表 4-2　获得 25 g 优质蛋白质的食物组合举例

组合一		组合二		组合三	
食物及数量	蛋白质含量/g	食物及数量	蛋白质含量/g	食物及数量	蛋白质含量/g
牛肉 50 g	10.0	瘦猪肉 50 g	10.0	鸭肉 50 g	7.7
鱼肉 50 g	9.1	鸡肉 60 g	9.5	虾 60 g	10.9
牛奶 200 g	6.0	鸡肝 20 g	3.3	豆腐 80 g	6.4
合计	25.1	合计	22.8	合计	25.0

③获得充足钙的膳食方案举例。

乳母膳食钙推荐摄入量在一般女性的基础上每天增加 200 mg，总量达到每天 1000 mg。

奶类含钙高且易于吸收、利用，是钙的最好食物来源。

选用深绿色蔬菜、豆制品、虾皮、小鱼等含钙较丰富的食物，可达到推荐摄入量。

为增加钙的吸收和利用，乳母还应补充维生素 D 或多做户外活动。

获得 1000 mg 钙的食物组合举例如表 4-3 所示。

表 4-3　获得 1000 mg 钙的食物组合举例

组合一		组合二	
食物及数量	含钙量/mg	食物及数量	蛋白质含量/mg
牛奶 500 mL	540	牛奶 300 mL	324
豆腐 100 g	127	豆腐干 60 g	185
虾皮 5 g	50	芝麻酱 10 g	117
蛋类 50 g	30	蛋类 50 g	30
绿叶菜(如小白菜)200 g	180	绿叶菜(如小白菜)250 g	270
鱼类(如鲫鱼)100 g	79	鱼类(如鲫鱼)100 g	79
合计	1006	合计	1005

注：不习惯饮牛奶或有乳糖不耐的乳母也可用酸奶替代。

(2) 增加泌乳量。

①愉悦心情，树立信心。

家人应充分关心乳母，经常与乳母沟通，帮助其调整心态，舒缓压力，增加母乳喂养的自信心。

②尽早开奶，频繁吸吮。

分娩后开奶应越早越好；坚持让孩子频繁吸吮(24 h 内至少 10 次)；吸吮时将乳头和乳晕的大部分同时使婴儿含入口中。

③合理营养，多喝汤水。

营养是泌乳的基础，而食物多样化是充足营养的基础。除营养素外，乳母每天摄水量与乳汁分泌量也密切相关，所以乳母每天应多喝水，还要多吃流质的食物，如鸡汤、鲜鱼汤、猪蹄汤、排骨汤、菜汤、豆腐汤等，每餐都应保证有带汤水的食物。

④生活规律，保证睡眠。

⑤尽量做到生活有规律，每天保证 8 h 以上睡眠时间，避免过度疲劳。

乳母一天食物建议量如下。

谷类 250～300 g，薯类 75 g，杂粮不少于 1/5；蔬菜类 500 g，其中绿叶蔬菜和红黄色等有色蔬菜占 2/3 以上；水果类 200～400 g；鱼、禽、蛋、畜肉类(含动物内脏)每天总量为 220 g；牛奶

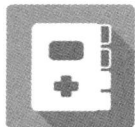

400～500 mL；大豆类 25 g，坚果 10 g；烹调油 25 g，食盐 5 g。

为保证维生素 A 和铁供给，建议每周吃 1～2 次动物肝脏，总量达 85 g（猪肝）或总量达 40 g（鸡肝）。

（3）哺乳期科学饮汤。

乳母每天摄入的水量与乳汁分泌量密切相关，因此乳母应科学饮汤。

①餐前不宜喝太多汤，以免影响进食。可在餐前喝半碗至一碗汤，待到八九成饱后再喝一碗汤。

②喝汤的同时要吃肉，肉汤的营养成分大约只有肉的 1/10，为了满足乳母和婴儿的营养，应该连肉带汤一起吃。

③不宜喝多油浓汤，以免影响乳母的食欲及导致婴儿脂肪消化不良性腹泻。

煲汤的材料宜选择脂肪较少的肉类，如鱼类、瘦肉、去皮的禽类、瘦排骨等，以及蛋花汤、豆腐汤、蔬菜汤、面汤及米汤等。

④可根据乳母的需求，加入对补血有帮助的煲汤材料，如红枣、红糖、猪肝等。还可加入对催乳有帮助的食材，如仔鸡、黄豆、猪蹄、花生、木瓜等。

（4）科学运动和锻炼，逐步减重。

产褥期的运动方式可采用产褥期保健操。产褥期保健操应根据产妇的分娩情况、身体状况循序渐进地进行。

顺产产妇一般在产后第 2 天就可以开始，每 1～2 天增加 1 节，每节做 8～16 次。6 周后可选择新的锻炼方式。产后 6 周可以开始进行有氧运动，如步行、慢跑等，一般从每天 15 min 逐渐增加至每天 45 min，每周坚持 4～5 次，形成规律。

对于剖宫产的产妇，应根据自己的身体状况（如贫血和伤口恢复情况），缓慢增加有氧运动及力量训练。

产褥期保健操各节具体做法如下。

第 1 节：仰卧，深吸气，收腹部，然后呼气。

第 2 节：仰卧，两臂直放于身旁，进行缩肛与放松运动。

第 3 节：仰卧，两臂直放于身旁，双腿轮流上举和并举，与身体成直角。

第 4 节：仰卧，髋部与腿部放松：分开稍屈，脚底放在床上，尽力抬高臀部及背部。

第 5 节：仰卧起坐。

第 6 节：跪姿，双膝分开，肩肘垂直，双手平放床上，腰部进行左右旋转动作。

第 7 节：全身运动，跪姿，双臂支撑在床上，左右腿交替向背后高举。

4. 《中国 6 月龄内婴儿母乳喂养指南（2016）》及平衡膳食实践

《中国 6 月龄内婴儿母乳喂养指南（2016）》是针对我国 6 月龄内婴儿的喂养需求及可能出现的问题，基于目前已有的充分证据，同时参考世界卫生组织、联合国儿童基金会和其他国际组织的相关建议，提出 6 月龄内婴儿喂养指南。

1）关键推荐

（1）产后尽早开奶，坚持新生儿的第一口食物是母乳。

（2）坚持 6 月龄内婴儿纯母乳喂养。

（3）顺应喂养，建立良好的生活规律。

（4）婴儿出生后数日开始补充维生素 D，不需补钙。

（5）确定不能进行纯母乳喂养时，才选择婴儿配方奶。

（6）监测体格指标，保持健康生长。

2）实践运用

（1）产后尽早开奶，坚持新生儿的第一口食物是母乳。

哺乳期妇女
平衡膳食宝塔

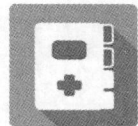

Note

分娩后尽早开始让婴儿反复吸吮乳头使婴儿出生后的第一口食物是母乳。出生后体重下降只要不超过出生体重的7%的婴儿就应该坚持纯母乳喂养。婴儿吸吮前不需过分擦拭或消毒乳头。哺乳环境温馨,乳母保持愉悦心情,并对其进行精神鼓励、乳腺按摩等,这些辅助因素有助于顺利成功地开奶。

（2）坚持6月龄内婴儿纯母乳喂养。

婴儿出生后数日开始每日补充维生素 D_3 10 μg(400IU)。纯母乳喂养的婴儿不需要补钙。

新生儿出生后应肌内注射维生素 K 11 mg。

（3）确定不能进行纯母乳喂养时才选择婴儿配方奶。

任何婴儿配方奶都不能与母乳相媲美,只能作为母乳喂养失败后的无奈选择,或母乳不足时对母乳的补充。以下情况建议选用适合6月龄内婴儿的配方奶喂养。

①婴儿患有半乳糖血症、苯丙酮尿症、严重母乳性高胆红素血症。

②母亲有 HIV 和人类 T 淋巴细胞病毒、结核分枝杆菌、水痘-带状疱疹病毒、单纯疱疹病毒、巨细胞病毒、乙型肝炎病毒和丙型肝炎病毒感染,以及滥用药物、大量饮用酒精饮料和吸烟、使用某些药物、进行癌症治疗和密切接触放射性物质等。

③经过专业人员指导和各种努力后,产妇乳汁分泌仍然不足,不宜直接使用普通液态奶、成人奶粉、蛋白粉、豆奶粉等喂养6月龄内婴儿。

（4）监测体格指标,保持健康生长。

身长和体重是反映婴儿喂养和营养状况的直观指标。6月龄前婴儿每半月测量一次身长和体重,病后恢复期可增加测量次数,选用世界卫生组织的儿童生长曲线图表判断生长状况。出生体重正常的婴儿的最佳生长模式是基本维持其出生时在群体中的分布水平。婴儿生长有自身规律,不宜追求参考值上限。

5.《中国7～24月龄婴幼儿喂养指南(2016)》及平衡膳食实践

《中国7～24月龄婴幼儿喂养指南(2016)》所称的7～24月龄婴幼儿是指满6月龄(出生180天)后至2周岁(满24月龄)的婴幼儿。

1）推荐条目

（1）继续母乳喂养,满6月龄起添加辅食。

（2）从富含铁的泥糊状食物开始,逐步添加,达到食物多样化。

（3）提倡顺应喂养,鼓励但不强迫进食。

（4）辅食不加调味品,尽量减少糖和盐的摄入。

（5）注重饮食卫生和进食安全。

（6）定期监测体格指标,追求健康生长。

2）实践运用

（1）继续母乳喂养,满6月龄起添加辅食。

婴儿满6月龄后仍需继续母乳喂养,并逐渐引入各种食物。辅食是指除母乳和/或婴儿配方奶以外的其他各种性状的食物。有特殊需要时须在医生的指导下调整辅食添加时间。不能母乳喂养或母乳不足时,应选择婴儿配方奶作为母乳的补充。

（2）从富含铁的泥糊状食物开始,逐步添加,达到食物多样化。

随着母乳量的减少,逐渐增加辅食量。首先添加强化铁的婴儿米粉、肉泥等富含铁的泥糊状食物。每次只引入一种新的食物,逐步达到食物多样化。从泥糊状食物开始,逐渐过渡到固体食物。辅食应适量添加植物油。

（3）提倡顺应喂养,鼓励但不强迫进食。

耐心喂养,鼓励进食,但决不强迫喂养。鼓励并协助婴幼儿自己进食,培养进餐兴趣。进餐时不看电视、不玩玩具,每次进餐时间不超过 20 min。进餐时喂养者与婴幼儿应有充分的交流,

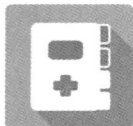

不以食物作为奖励或惩罚。父母应保持自身良好的进食习惯,成为婴幼儿的榜样。

（4）辅食不加调味品,尽量减少糖和盐的摄入。

婴幼儿辅食应单独制作。保持食物原味,不需要额外加糖、盐及各种调味品。1岁以后逐渐尝试淡口味的家庭膳食。

（5）注重饮食卫生和进食安全。

选择安全、优质、新鲜的食材。制作过程始终保持清洁卫生,生熟分开。不吃剩饭,妥善保存和处理剩余食物。饭前洗手,进食时应有成人看护,并注意进食环境安全。

（6）定期监测体格指标,追求健康生长。

体重、身长是反映婴幼儿营养状况的直观指标。应每3个月一次,定期测量身长、体重、头围等体格生长指标。平稳生长是最佳的生长模式。

6.《中国学龄前儿童膳食指南(2016)》及平衡膳食实践

《中国学龄前儿童膳食指南(2016)》在一般人群膳食指南基础上增加了5条关键推荐。

1）关键推荐

（1）规律就餐,自主进食不挑食,培养良好的饮食习惯。

（2）每天饮奶,足量饮水,正确选择零食。

（3）食物应合理烹调,易于消化,少调料,少油炸。

（4）鼓励儿童参与食物选择与制作,增进对食物的认知与喜爱。

（5）经常进行户外活动,促进健康成长。

2）实践运用

（1）规律就餐,自主进食不挑食,培养良好的饮食习惯。

①合理安排学龄前儿童膳食。

学龄前儿童每天应安排早、中、晚三次正餐,在此基础上至少有两次加餐。一般分别安排在上、下午各一次,晚餐时间比较早时,可在睡前2 h安排一次加餐。加餐以奶类、水果为主,配以少量松软面点。晚间加餐不宜安排甜食,以防止龋齿。

②引导儿童规律就餐、专注进食。

由于学龄前儿童注意力不易集中,易受环境影响,如进食时玩玩具、看电视、做游戏等都会降低其对食物的关注度,影响进食和营养摄入。a.尽可能给儿童提供固定的就餐座位,定时定量进餐;b.避免家长追着喂、孩子边吃边玩、边吃边看电视等行为;c.吃饭细嚼慢咽但不拖延,最好在30 min内吃完;d.让儿童自己使用筷、匙进食,养成自主进餐的习惯,既可增加儿童进食的兴趣,又可培养自信心和独立能力。

③避免儿童挑食。

家长良好的饮食行为对儿童具有重要影响,建议家长应以身作则、言传身教,并与儿童一起进食,起到良好榜样的作用,帮助孩子从小养成不挑食不偏食的良好习惯。应鼓励儿童选择多种食物,引导其多选择健康食物。对于儿童不喜欢吃的食物,可通过变换烹调方法或盛放容器(如将蔬菜切碎,将瘦肉剁碎,将多种食物制成包子或饺子等),也可采用重复小分量供应,鼓励尝试并及时给予表扬加以改善,不可强迫喂食。通过增加儿童身体活动量,尤其是选择儿童喜欢的运动或游戏项目,能使其肌肉得到充分的锻炼,增加能量消耗,增进食欲,提高进食能力。此外,家长还应避免以食物作为奖励或惩罚的措施。

（2）每天饮奶,足量饮水,正确选择零食。

①培养和巩固儿童饮奶习惯。

奶及奶制品中钙含量丰富且吸收率高,是儿童钙的最佳来源。每天饮用300～400 mL奶或相当量奶制品,可保证学龄前儿童钙摄入量达到适宜水平。家长应以身作则常饮奶,鼓励和督促孩子每天饮奶,选择和提供儿童喜爱和适宜的奶制品,逐步养成每天饮奶的习惯。

7～12月龄
婴幼儿平衡
膳食宝塔

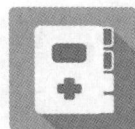

如果儿童饮奶后出现胃肠不适(如腹胀、腹泻、腹痛)可能与乳糖不耐受有关,可采取以下方法加以解决:a.少量多次饮奶或改饮酸奶;b.饮奶前进一定量主食,避免空腹饮奶;c.改饮无乳糖奶或饮奶加用乳糖酶。

②培养儿童喝白开水的习惯。

建议学龄前儿童每天饮水 600～800 mL,应以白开水为主,避免饮含糖饮料。儿童胃容量小,每天应少量多次饮水(上午、下午各 2～3 次),晚饭后根据情况而定。不宜在进餐前大量饮水,以免充盈胃容量,冲淡胃酸,影响食欲和消化功能。

③正确选择零食。

零食选择应注意以下各方面:a.宜选择新鲜、天然、易消化的食物,如奶制品、水果、蔬类等食物;b.少选油炸食品和膨化食品;c.零食最好安排在两次正餐之间,量不宜多,睡觉前 30 min 不要吃零食。此外,还需注意吃零食前要洗手,吃完漱口;注意零食的食用安全,避免整粒的豆类、坚果类食物呛入气管发生意外,建议坚果和豆类食物磨成粉或打成糊状食用。对年龄较大的儿童,可引导孩子认识食品标签,学会辨识食品生产日期和保质期。

(3)食物应合理烹调,易于消化,少调料,少油炸。

从小培养儿童清淡口味,有助于形成终生的健康饮食习惯。在烹调方式上,宜采用蒸、煮、炖、煨等烹调方式。特别注意要完全去除皮、骨、刺、核等;大豆、花生等坚果类食物,应先磨碎,成为泥糊浆等状态进食。口味以清淡为好,不应过咸、油腻和辛辣,尽可能少用或不用味精或鸡精、色素、糖精等调味品。为儿童烹调食物时,应控制食盐用量,还应少选含盐高的腌制食物或调味品。可选天然、新鲜香料(如葱、蒜、洋葱、柠檬、醋、香草等)和新鲜蔬果汁(如番茄汁、南瓜汁、菠菜汁等)进行调味。

(4)鼓励儿童参与食物选择与制作,增进对食物的认知与喜爱。

鼓励儿童体验和认识各种食物的天然味道和质地,了解食物特性,增进对食物的喜爱。同时应鼓励儿童参与家庭食物选择和制作过程,以吸引儿童对各种食物的兴趣,享受烹饪食物过程中的乐趣和成就。家长或幼儿园老师可带儿童去市场选购食物,辨识应季蔬果,让孩子尝试自主选购蔬菜。在节假日,带儿童去农田认识农作物,实践简单的农业生产,参与植物的种植,观察植物的生长过程,介绍蔬菜的生长方式、营养成分及对身体的好处,并亲自动手采摘蔬菜,激发孩子对食物的兴趣,享受劳动成果。让儿童参观家庭膳食制备过程,参与一些力所能及的加工活动(如择菜),体会参与的乐趣。

(5)经常进行户外活动,促进健康生长。

鼓励儿童经常参加户外游戏与活动,实现对其体能、智能的锻炼培养,维持能量平衡,促进皮肤中维生素 D 的合成和钙的吸收应用。

学龄前儿童每天应进行至少 60 min 的体育活动,最好是户外游戏或运动,除睡觉外尽量避免让儿童有连续超过 1 h 的静止状态,每天看电视、玩平板电脑的累计时间不超过 2 h。建议每天结合生活多进行锻炼(如公园玩耍、散步、爬楼梯、收拾玩具等)。适量进行较高强度的运动和户外活动,包活有氧运动(如骑小单车、快跑等)、伸展运动、肌肉强化运动(如攀架、健身球等)、团体活动(如跳舞、玩小型球类游戏等),减少静态活动(如看电视、玩手机或电子游戏机)。

(二)中国学龄儿童(6～18 岁)膳食指南及平衡膳食实践

学龄儿童是指 6 岁到不满 18 岁的未成年人。

(1)认识食物,学习烹饪,提高营养科学素养。

实践指导一:认识食物。

学龄儿童应了解食物和营养的相关知识,学会选择与合理搭配食物,并养成健康的饮食行为。

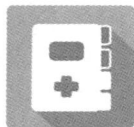

充分利用教室和学校食堂等场所,采用班会、竞赛、展板展示、手抄报展示、宣传栏展示、校园广播、专题讲座和同伴教育等形式,结合开辟"校园菜园""学生帮厨"等开展形式多样的营养宣传教育。

实践指导二:学习烹饪。

鼓励学龄儿童参与食物的准备和烹调,学习餐桌礼仪,学会珍惜食物,鼓励社会提供合理的学习氛围。

实践指导三:享受食物。

家长应该与孩子一道共同营造轻松快乐的就餐环境,享受家人、朋友、同学团聚的快乐。在进餐过程中,保持心情愉快,不要在进餐时批评孩子,应采取鼓励的方式,以促进食物更好地消化吸收,享受食物味道并吸取营养。

愉悦的进餐环境还需要保持室内整洁、光线充足、空气流通、温度适宜、餐桌与食具清洁美观等。

(2) 三餐合理,规律进餐,培养健康饮食行为。

实践指导一:饮食规律。

饮食应多样化,保证营养齐全,并且做到清淡饮食。要经常进食含钙丰富的奶及奶制品和大豆及其制品等,以保证钙的足量摄入,促进骨骼的发育和健康。经常吃含铁丰富的食物,如瘦肉等,同时搭配富含维生素 C 的食物,吃新鲜的蔬菜和水果,以促进铁在体内的吸收,保证铁的充足摄入和利用。并且经常吃富含维生素 D 的海鱼、蛋黄等食物,经常进行户外活动以促进皮肤合成维生素 D,有利于钙的吸收和利用。

一日三餐的时间应相对固定,做到定时定量,进餐时细嚼慢咽。早餐提供的能量应占全天总能量的 25%～30%,午餐占 30%～40%、晚餐占 30%～35% 为宜。午餐在一天中起着承上启下的作用,要吃饱吃好,有条件的地区应提倡吃营养午餐。晚餐要适量。要少吃高盐、高糖或高脂肪的快餐,如果要吃快餐,尽量选择搭配蔬菜、水果的快餐。

实践指导二:吃好早餐。

每天吃早餐,并保证早餐的营养充足。可结合本地饮食习惯,丰富早餐品种,保证早餐营养质量,一顿营养充足的早餐至少包括以下三类及以上食物。

①谷薯类:谷类及薯类食物,如馒头、花卷。

②肉蛋类:鱼、禽肉、蛋等食物,如蛋、猪肉、牛肉、鸡肉等。

③奶豆类:奶及其制品、豆类及其制品,如牛奶、酸奶、豆浆、豆腐脑等。

④果蔬类:新鲜蔬菜、水果,如菠菜、西红柿、黄瓜、西兰花、苹果、梨、香蕉等。

实践指导三:天天喝奶。

为满足骨骼生长的需要,要保证每天摄入奶及奶制品 300 mL,可以选择鲜奶、酸奶、奶粉或奶酪。同时要积极进行身体活动,促进钙的吸收和利用。

实践指导四:足量饮水。

每天少量多次、足量喝水。6～10 岁儿童每天饮水量为 800～1000 mL,11～17 岁儿童每天饮水量为 1100～1400 mL。天气炎热或运动时出汗较多,应增加饮水量。饮水时应少量多次,不要感到口渴时才喝水,可以在每个课间喝水 100～200 mL。

(3) 合理选择零食,足量饮水,不喝含糖饮料,禁止饮酒。

足量饮水可以促进儿童健康成长,还能提高学习能力,而经常大量饮用含糖饮料会增加儿童龋齿和超重肥胖的风险。每天饮水 800～1400 mL,首选白开水,不喝或少喝含糖饮料,禁止饮酒。要合理选择零食。

实践指导一:合理选择零食。

选择卫生、营养丰富的食物作为零食:水果和能生吃的新鲜蔬菜含有丰富的维生素、矿物质

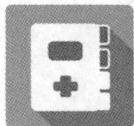

和膳食纤维;奶类、大豆及其制品可提供丰富的蛋白质和钙;坚果,如花生、瓜子、核桃等富含蛋白质、多不饱和脂肪酸、矿物质和纤维素 E;谷类和薯类,如全麦面包、麦片、煮红薯等也可当作零食。油炸、高盐或高糖的食品不宜当作零食。

吃零食的量以不影响正餐为宜,两餐之间可以吃少量零食,不能用零食代替正餐。吃饭前后30 min 内不宜吃零食,不要在看电视时吃零食,也不要边玩边吃零食,睡觉前 30 min 不吃零食。吃零食后要及时刷牙或漱口。

实践指导二:不喝或少喝含糖饮料,更不能用饮料替代水。

多数饮料含有大量的添加糖,要尽量少喝或不喝含糖饮料,更不能用饮料替代饮用水,如果喝饮料,要学会查看食品标签中的营养成分表,选择碳水化合物或糖含量低的饮料。

实践指导三:合理选择快餐。

多数快餐在制作过程中油、盐等调味品的使用较多,要尽量少在外就餐,合理选择快餐。尽量选择含蔬菜、水果相对比较丰富的快餐,少吃含能量、脂肪或糖分高的食品。如果某餐食用较多油炸的快餐,其他餐次要适当减少主食和动物性食物的食用量,多吃新鲜蔬菜和水果。

实践指导四:禁止饮酒。

提高学龄儿童对饮酒危害的认识。不让儿童尝试饮酒。加强对儿童聚会、聚餐的引导,避免饮酒。学校应开展预防酒精滥用的宣教活动,加强对学生的心理健康引导。

要加强《中华人民共和国未成年人保护法》中规定的不向未成年人售酒的执行力度,如销售人员要核查购买者的身份证等。制定相关法律法规以限制饮酒年龄,并加强对酒精饮料的管理,普及酒及酒精饮料标示"儿童不饮酒"的警示标识,逐步开展对儿童饮酒行为的监测,做好预防酒精滥用的早期预防控制工作。

(4)不偏食节食,不暴饮暴食,保持适宜体重增长。

实践指导一:不偏食节食、不暴饮暴食。

要避免盲目节食,或采用极端的减肥方式控制体重。也要避免暴饮暴食,做到遵循进餐规律,减缓进食速度;低年龄儿童可以用较小的餐具进餐,帮助他们形成定量进餐的习惯。家长应自身保持合理的饮食行为并以身作则,对孩子健康的饮食行为给予鼓励。要早发现、早纠正儿童的偏食、挑食行为,调整食物结构,增加食物多样性,提高儿童对食物的接受程度。

实践指导二:保持适宜的体重增长。

适宜的身高和体重增长是营养均衡的体现。采用分性别和年龄的身高来判断学龄儿童的营养状况。

树立科学的观念和体型认知,正确认识体重的合理增长以及青春期体型变化。通过合理饮食和积极运动,预防营养不良或超重肥胖。

营养不良的儿童,要在保证能量摄入充足的基础上,增加鱼、禽、蛋、瘦肉、豆制品等富含优质蛋白质食物的摄入,经常食用奶制品,每天吃新鲜的蔬菜和水果;保证一日三餐,纠正偏食、挑食和过度节食等不健康饮食行为,并保持适宜的身体活动。有些青春期女生为了追求"苗条"体型而盲目节食,导致新陈代谢紊乱,严重者甚至死亡。家长和学校要对青春期女生加强引导,树立正确的体型认知,适应青春期体型变化,保持体重的合理增长。如因过度节食出现消瘦或其他疾病时应及时就医。

已经超重的肥胖儿童,在保证正常生长发育的前提下,调整膳食结构、控制总能量摄入,减少高脂肪、高能量食物的摄入,做到食物多样,适当多吃杂粮、蔬菜、水果、豆制品,同时矫正不健康行为,合理安排三餐,避免进食零食和含糖饮料。同时,逐步增加运动频率和强度,养成良好的运动、生活习惯,减少久坐。

(5)保证每天至少活动 60 min,增加户外活动时间。

充足、规律和多样的身体活动可强身健骨,提高心肺功能,降低慢性病的发病风险。要尽可

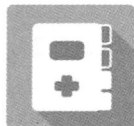

能减少久坐少动时间,开展多样化的身体活动,保证每天至少活动 60 min,其中每周进行 3 次高强度的身体活动、3 次抗阻力运动和骨质增强型运动;增加户外活动时间,有助于体内维生素 D 合成,还可有效减缓近视的发生和发展。

实践指导:积极开展身体活动。

应每天累计至少有 60 min 中等到高强度的身体活动,以有氧运动为主,每次最好 10 min 以上。每周至少进行 3 次高强度身体活动、3 次抗阻力运动(如俯卧撑、仰卧起坐及引体向上等)和骨质增强型运动。做到运动强度、形式以及部位的多样化,合理安排有氧和无氧运动、关节柔韧性活动、躯干和四肢大肌肉群的抗阻力训练、身体平衡和协调练习等。同时,注意运动姿势的正确性,以及低、中和高强度身体活动之间的过渡环节。运动前做好充分的准备活动,避免空腹运动,饭后 1 h 再进行运动,运动中和运动后注意补充水分。

让学龄儿童了解久坐不动带来的危害,提醒他们每坐 1 h 就要进行身体活动。不在卧室摆放电视、电脑,减少使用手机、电脑和看电视的时间,每天不超过 2 h,越少越好。保证充足的睡眠时间,小学生每天 10 h、初中生每天 9 h、高中生每天 8 h。

(三)中国老年人膳食指南及平衡膳食实践

一般人群膳食指南的内容也适合老年人,此外,应用近年来老年营养领域的新理念和新技术,补充了适应老年人特点的膳食指导内容,目的是帮助老年人更好地适应身体机能的改变,努力做到合理膳食、均衡营养,减少和延缓疾病的发生和发展,延长健康的生命时间和质量,促进中国实现成功老龄化。

(1)少量多餐细软、预防营养缺乏。

食物多样,制作细软,少量多餐、预防营养缺乏。不少老年人牙齿缺损、消化液分泌和胃肠蠕动能力减弱,容易出现食欲下降和早饱现象,造成食物摄入量不足和营养素缺乏,因此老年人膳食更应注意合理设计。对于高龄老年人和身体虚弱以及体重出现明显下降的老年人,应特别要注意增加餐次,除三餐外可增加两到三次加餐,保证充足的食物摄入。食量小的老年人,应注意在餐前和餐时少喝汤水,少吃汤泡饭。对于有吞咽障碍和 80 岁以上老人可选择软食,进食中要细嚼慢咽、预防呛咳和误吸;对于贫血及钙和维生素 D、维生素 A 等营养缺乏的老年人,建议在营养师和医生的指导下,选择适合自己的营养强化食品。

(2)主动足量饮水,积极进行户外活动。

老年人身体对缺水的耐受性下降,要主动饮水,每天的饮水量达到 1500~1700 mL,首选温热的白开水。户外活动能够更好地接受紫外光照射,有利于体内维生素 D 合成和延缓骨质疏松的发展。一般建议老年人每天户外锻炼 1~2 次,每次 1 h 左右,以轻微出汗为宜;或每天至少走 6000 步。注意每次运动要量力而行,强度不要过大,运动持续时间不要过长,可以分多次运动。

(3)延缓肌肉衰减,维持适宜体重。

骨骼肌肉是身体的重要组成部分,延缓肌肉衰减对维持老年人活动能力和健康状况极为重要。延缓肌肉衰减的有效方法是吃动结合,一方面要增加摄入富含优质蛋白质的瘦肉、海鱼、豆类等食物,另一方面要进行有氧运动和适当的抗阻运动。老年人体重应维持在正常稳定水平,不应过度苛求减重,体重过高或过低都会影响健康。从降低营养不良风险和死亡风险的角度考虑,70 岁以上的老年人的 BMI 应不低于 20 kg/m² 为好。在血脂等指标正常的情况下,BMI 上限值可略放宽到 26 kg/m²。

(4)摄入充足食物,鼓励陪伴进餐。

老年人每天应至少摄入 12 种及其以上的食物。采用多种方法增加食欲和进食量,吃好三餐。早餐宜有 1~2 种甚至以上主食、1 个鸡蛋、1 杯奶,另有蔬菜或水果。中餐、晚餐宜有 2 种以

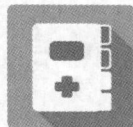

上主食、1～2个荤菜、1～2种蔬菜、1个豆制品。饭菜应色香味美、温度适宜。老年人应积极主动参与家庭和社会活动,主动与家人或朋友一起进餐或活动,积极快乐享受生活。适当参与食物的准备与烹饪,通过变换烹饪方法和食物的花色品种,烹制自己喜爱的食物,提升进食的乐趣,享受家庭喜悦和亲情快乐。对于孤寡、独居老年人,建议多结交朋友,或者去集体用餐地点(社区老年食堂或助餐点、托老所用餐),增进交流,促进食欲,摄入更多丰富食物。对于生活自理有困难的老年人,家人应多陪伴,采用辅助用餐、送餐上门等方法,保障食物摄入和营养状况。家人应对老年人更加关心照顾,陪伴交流,注意饮食和体重变化,及时发现和预防疾病的发生和发展。

关注老年人器官功能可能出现的不同程度的衰退。

(1)牙齿缺损,咀嚼和消化、吸收能力下降。

(2)视觉和听觉及味觉等感官反应迟钝,常常无法反映身体对食物、水的真实需求。

(3)肌肉萎缩,瘦体组织量减少,体脂肪量增加;加上骨量丢失、关节及神经系统退行性病变等问题,使得老年人身体活动能力减弱,对能量、营养素的需求发生改变。

(4)老年人既容易发生营养不良、贫血、肌肉衰减、骨质疏松等与营养缺乏和代谢相关的疾病,又是心血管疾病、糖尿病、高血压等慢性病的高发人群。很多人多病共存,长期服用多种药物,很容易造成食欲不振,影响营养素吸收,加重营养失衡。

(四)中国素食人群膳食指南及平衡膳食实践

1. 基本概念

素食人群是指以不食肉、家禽、海鲜等动物性食物为饮食方式的人群。按照所戒食物种类不同,可分为全素食、蛋素食、奶素食、蛋奶素食人群等。

蛋奶素食者:一般素食者会食用部分源于动物的食品,如蛋和奶类。

奶素食者:这类素食者不吃肉,但会食用奶类和其相关产品,像奶酪、奶油或酸奶。

蛋素食者与奶素食者相似,可食用蛋类和其相关产品。

生食者:这类人群的饮食方式是将食用食物保持在天然状态,即使加热也不超过 47 ℃。生食者认为烹调会使食物中的酶素或营养被破坏。有些生食者叫做活化生食者,在食用种子类食物前,会将食物浸泡在水中,使其酶素活化。有些生食者仅食用有机食物。

半素食者:半素食者属于部分肉食者,可能基于道德或信仰或其他原因,不食用某些肉类,如牛、羊、猪等哺乳动物的红肉是最普遍的类型,仅食用部分禽类和海鲜。

纯素食者:纯素食者不食用任何肉类,也不食用动物的蛋、奶制品,甚至蜂蜜都排斥在外。也就是说,只靠植物类食品维持生命。除了食物之外,纯素食者也不使用动物制成的商品,如皮草、皮鞋、皮带、皮包等皮制品和含动物性成分的化妆品。

2. 素食关键推荐

(1)谷类为主,食物多样,适量增加全谷物。

(2)增加大豆及其制品的摄入,经常食用发酵豆制品,每天 50～80 g(相当于大豆干重)。

(3)常吃坚果、海藻和菌菇。

(4)蔬菜、水果应摄入充足。

(5)合理选择烹调油。

3. 素食实践运用

(1)提高全谷物食物的摄入量。

①主食餐餐不能少。

不管是素食者还是其他人群,谷物都是膳食中的关键部分。对于素食者来说,应更好地享用主食,如米饭、面食等,每餐不少于 100 g。不足部分利用茶点补足。

②全谷物应天天有。

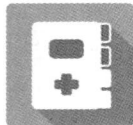

素食者应比一般人群增加全谷物食物的摄入比例。选购食物时应特别注意加工精度,少购买精米、精白粉;适当选购全谷物食物,如小米、全麦粉、嫩玉米、燕麦等。

每天三餐应保证至少有全谷物或杂豆类。全谷物食物因加工精度低,口感较差,不易被接受,需要合理烹调或者和其他食物一起搭配食用,从而改善口感。如小米和绿豆搭配做成的小米绿豆粥,清香可口,为许多人所喜爱。

(2)合理利用大豆食物。

①吃够足量大豆。

大豆是素食者的重要食物。大豆类制品多种多样,如豆浆、豆腐、豆干、豆腐皮、黄豆芽等。

如果早餐有一杯豆浆,午餐有黄豆芽入菜;晚餐有炖豆腐或炒豆干,更可以轻松吃到推荐量的大豆类食品。

家里可以放有泡涨的大豆,蒸米饭或者炒菜就放入一把,不但提升味道,也可轻松提高摄入量。不少地区有把炒黄豆作为零食的习惯,这也是素食人群的选择之一。

②发酵豆制品不能缺。

发酵豆制品是以大豆为主要原料,经微生物发酵而成的豆制品。常见的有腐乳、豆豉、臭豆腐、酸豆浆、豆瓣酱、酱油等。发酵豆制品制作过程中,由于微生物的生长繁殖,可合成少量的维生素 B_{12}。发酵豆制品中维生素 B_{12} 的含量除了与微生物的品种有关,还与微生物生长繁殖的多少有关。微生物生长繁殖得越多,豆制品的固有风味就越好,维生素 B_{12} 合成得越多,在选购时应注意。

③巧搭配。

大豆蛋白质含有较多的赖氨酸,谷类蛋白质中赖氨酸含量较低。可以将大豆类食物与谷类食物搭配食用,以发挥蛋白质互补作用,显著提高蛋白质的营养价值。北方地区居民常吃的杂合面窝窝头是由玉米、小米粉、豆粉等混合制作,其蛋白质的营养价值堪比猪肉。

(3)菌菇海藻和新鲜蔬菜水果必不可少。

新鲜蔬菜、水果对素食人群尤为重要,其富含各种营养成分。海藻类和菌菇类食物,也应该尽量多食用。

海藻类的碳水化合物中海藻多糖和膳食纤维各约占 50%。海藻富集微量元素的能力极强,因而含有十分丰富的矿物质。海藻富含长链 n-3 多不饱和脂肪酸(DNA、EPA、DPA),其可作为素食人群 n-3 多不饱和脂肪酸的来源之一。研究发现,鱼类并非 DNA、EPA 和 DPA 的生产者,它们只不过是在海藻中摄取并保存于自身。事实上,真正合成 DNA、EPA 和 DPA 的是海洋藻类。

菌菇类含有丰富的营养成分和有益于人体健康的植物化合物,这些成分大大提升了菌菇的食用价值,如蛋白质、糖类、膳食纤维、维生素、矿物质以及菌多糖等。菌菇中丰富的维生素与矿物质,可作为素食人群维生素(尤其维生素 B_{12})和矿物质(如铁、锌)的重要来源。

(4)食用油的选择。

不同食用油其不饱和脂肪酸的含量不同。不饱和脂肪酸的含量越高,食用油越不耐热,也就越易氧化。烹饪时根据所需温度和耐热性来正确选择食用油,可很好地避免食用油的氧化。

素食人群易缺乏 n-3 多不饱和脂肪酸,因此建议其在选择食用油时,应注意选择富含 n-3 多不饱和脂肪的食用油,如紫苏油、亚麻籽油、菜籽油、豆油等。可用菜籽油或大豆油烹炒,亚麻籽油或紫苏油凉拌,而煎炸可选用调和油。

三、中国居民膳食宝塔(2016)、中国居民平衡膳食餐盘(2016)和中国儿童平衡膳食算盘

中国居民平衡膳食宝塔(2016)(图 4-1)《中国居民膳食指南(2016)》的主图形,具体体现了其核心内容。另外,中国居民平衡膳食餐盘(2016)(图 4-2)和中国儿童平衡膳食算盘(2016)(图

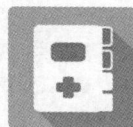

Note

4-3)是《中国居民膳食指南(2016)》的辅助图形,它们把平衡膳食的原则转化成各类食物的重量,并以直观的形式表现出来,便于群众理解、记忆和在日常生活中实行。

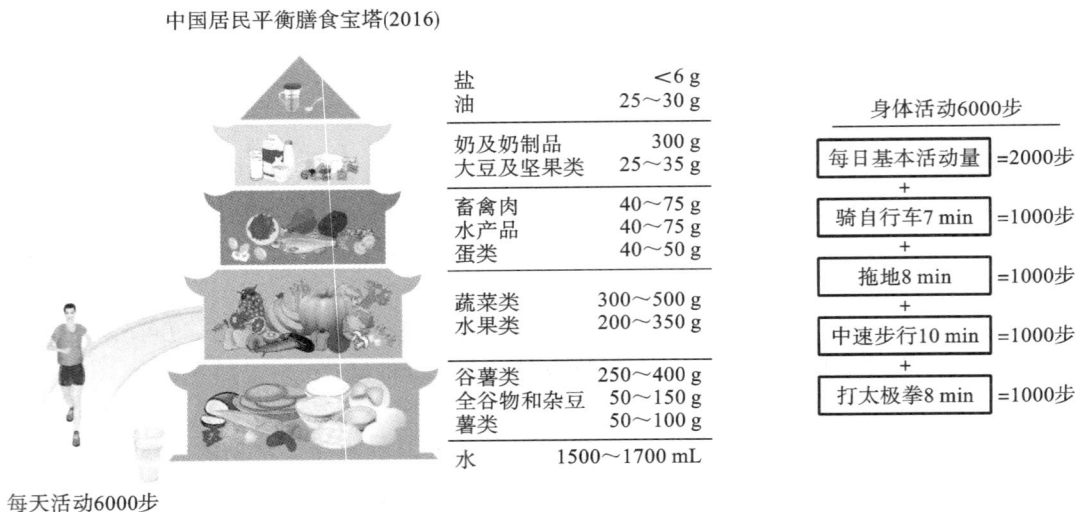

中国居民平衡膳食宝塔(2016)

盐	<6 g
油	25~30 g
奶及奶制品	300 g
大豆及坚果类	25~35 g
畜禽肉	40~75 g
水产品	40~75 g
蛋类	40~50 g
蔬菜类	300~500 g
水果类	200~350 g
谷薯类	250~400 g
全谷物和杂豆	50~150 g
薯类	50~100 g
水	1500~1700 mL

身体活动6000步

每日基本活动量	=2000步
+	
骑自行车7 min	=1000步
+	
拖地8 min	=1000步
+	
中速步行10 min	=1000步
+	
打太极拳8 min	=1000步

每天活动6000步

图 4-1 中国居民平衡膳食宝塔(2016)

图 4-2 中国居民平衡膳食餐盘(2016)

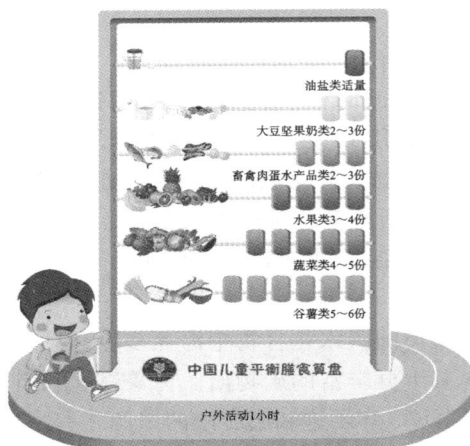

图 4-3 中国儿童平衡膳食算盘(2016)

中国居民平衡膳食宝塔(2016)提出了一个在营养上比较理想的膳食模式。它所建议的食物量,特别是奶类和豆类食物的量可能与大多数人当前的实际膳食量还有一定距离,对某些贫困地区来讲可能距离还很远,但为了改善中国居民的膳食营养状况,就必须实行这种膳食模式。应把它看作是一个奋斗目标,努力争取,逐步达到。

中国居民平衡膳食宝塔(2016)共分五层,包含每天应吃的主要食物种类,推荐量是以原料可食部分的生重来计算的。推荐量的下限和上限分别相当于膳食 1800 kcal 和 2600 kcal 的能量水平时的推荐量。

底层——谷薯类(包括全谷物及杂豆、薯类),是膳食中能量的主要来源。

第二层——蔬菜类、水果类,是膳食中维生素和矿物质的主要来源。

第三层——畜禽肉、水产品、蛋类,主要提供优质蛋白质、脂类、维生素与微量元素。

第四层——奶及奶制品、大豆及坚果类,主要提供优质蛋白质、脂类、矿物质和维生素。

第五层——盐、油。

第二节　膳食结构

案例导入

　　两位同学发生争执,同学甲说:"人均寿命长的国家,他们的饮食主要以吃动物性食物为主。"同学乙说:"不对,人均寿命长的国家,他们的饮食主要是以吃植物性食物为主。"请问:你该如何平息这场争执?

一、概述

　　膳食结构是指膳食中各类食物的数量及其在膳食中所占的比例。一般可以根据各类食物所提供的能量及各种营养素的数量和比例来衡量膳食结构的组成是否合理。不同的历史时期、不同的国家或地区、不同的社会阶层的膳食结构往往有很大的差异。膳食结构反映了一个国家或地区人群的饮食习惯、生活水平、传统文化、经济发展、环境和资源等多方面的情况。膳食结构不是一成不变的,但变化是缓慢的,通过适当的干预可以促使其向有利于健康的方向发展。

二、不同类型膳食结构的特点

　　一般以膳食中动物性食物和植物性食物所占的比重,以及能量、蛋白质、脂肪和碳水化合物的摄入量作为划分膳食结构的标准。从世界范围来看,可将世界各国的膳食结构分为四种类型。

(一) 动/植物性食物平衡的膳食结构

　　动/植物性食物平衡的膳食结构以日本为代表,也称为日本模式或营养型模式,膳食中动物性食物与植物性食物的比例比较适当。

　　膳食特点:人均年消费粮食 94 kg,平均每天消费量为 258 g;人均年消费动物性食物 63 kg,平均每天消费量为 173 g,海产品占 50%;每天能量摄入量约 2000 kcal。能量来源中,碳水化合物占 58%、脂肪占 26%、蛋白质占 16%;蛋白质来源中,动物性蛋白质占总蛋白质的 43%。

　　此类膳食结构提供的能量既能够满足人体的需要,又不过剩。三大营养素的供给能量比例合适,膳食纤维比较丰富,有利于避免营养缺乏病和营养过剩引起的慢性病,促进人体健康,已成为世界各国调整膳食结构的参考。

(二) 以植物性食物为主的膳食结构

　　以植物性食物为主的膳食结构主要在发展中国家盛行,也称温饱模式,其膳食结构主要以植物性食物为主,动物性食物为辅。

　　膳食特点:谷类消费量大,人均年消费谷类约 200 kg,平均每天消费量为 548 g;动物性食物消费量小,人均年消费量为 10~20 kg,平均每天消费量为 27~55 g。膳食能量可基本满足人体需要,植物性食物提供的能量占总能量的近 90%,蛋白质、脂肪的摄入量低;蛋白质来源中动物性蛋白质占总蛋白质的 10%~20%。

　　营养缺乏病是这类膳食结构人群的主要营养问题,人群的体质较弱,健康状况不良,劳动生产率较低。另外,以植物性食物为主的膳食结构有利于冠心病和高脂血症等疾病的预防。

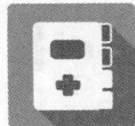

（三）以动物性食物为主的膳食结构

以动物性食物为主的膳食结构主要在发达国家盛行，也称为经济发达国家模式、富裕型模式或营养过剩型膳食模式。

膳食特点：食物摄入量方面粮谷类食物消费量小，人均年消费量为 60～75 kg，平均每天消费量为164～205 g；动物性食物消费量大，人均年消费量达 100 kg，平均每天消费量为 274 g；人均年消费奶和奶制品 100～150 kg，平均每天消费量为 274～411 g；人均年消费蛋类 15 kg，平均每天消费量为 41 g；人均年消费糖 40～60 kg，平均每天消费量为 110～164 g。营养摄入方面以高能量（3300～3500 kcal/d）、高脂肪（130～150 g/d）、高蛋白质（>100 g/d）、低纤维为主要特点。

营养过剩是这类膳食结构人群的主要问题，肥胖症、冠心病、高脂血症、高血压、糖尿病、恶性肿瘤等慢性非传染性疾病发病率较高。

（四）地中海膳食结构

地中海膳食结构是居住在地中海地区的居民特有的膳食模式，以希腊、意大利等国家为代表。地中海膳食结构的特点包括以下方面。

（1）富含植物性食物，包括水果、蔬菜、土豆、谷类、豆类、坚果等。

（2）食物加工程度低，新鲜度较高，居民以食用当季、当地产的食物为主。

（3）食用油以橄榄油为主。

（4）脂肪提供能量占膳食总能量的 25%～35%，饱和脂肪占比较低，为 7%～8%。

（5）每天食用少量或适量奶酪和酸奶。

（6）每周食用少量或适量的鱼、禽和少量的蛋。

（7）以新鲜水果作为典型的每日餐后食品，较少食用甜食。

（8）每月食用几次红肉（猪、牛、羊肉及产品）。

（9）大部分成年人饮用葡萄酒。

地中海膳食结构的突出特点是饱和脂肪酸摄入量低，膳食含大量复合碳水化合物，蔬菜、水果摄入量高。地中海地区的居民心脑血管疾病发病率很低，已引起了营养学家、流行病学家等专家的重视。

三、中国居民的膳食结构

（一）中国居民膳食结构现状以及变化趋势

当前中国城乡居民的膳食仍然以植物性食物为主、动物性食品为辅，但各地区、各民族以及城乡之间的膳食结构存在很大的区别。在城市和经济发达的地区，随着经济的发展，膳食已发生了明显的变化，居民膳食结构已由温饱型向富裕型的方向转变。

2012 年，全国营养调查表明了中国居民膳食结构的总体变化趋势：粮食和薯类的消费量持续下降；干豆类及其制品的摄入量变化不明显，处于较低水平；蔬菜的消费量稍有下降，水果的消费量有所增加，都处于较低的水平；鱼肉类和蛋类的消费在近 10 年来呈快速增加的趋势；奶类和奶制品的消费虽有增加，相对增加的速度较快，但目前仍处于较低的水平；烹饪用油的消费量呈较快速度的增加；食盐、酱油的消费量变化不明显，但处于较高的水平。由于经济水平和食物资源的不同，各地膳食结构还存在着较大的差距，但总的趋势是中国居民膳食结构正从传统膳食向高脂肪、高能量、低膳食纤维方向转变。

（二）中国居民膳食结构存在的主要问题

（1）城市居民膳食脂肪的供能比偏高：城市居民要减少动物性食物和油脂（主要是猪肉）的过量消费，脂肪供热比控制在 20%～25% 为宜。

（2）蔬菜、水果的消费量偏低。

（3）奶类、豆类及其制品的摄入量偏低。

（4）食盐摄入量普遍偏高：食盐的摄入量要降低到每人每日 6 g 以下。

综上所述，中国人的膳食结构应保持以植物性食物为主的传统结构，增加蔬菜、水果、奶类和大豆及其制品的消费。在贫困地区还应努力提高肉、禽、蛋等动物性食物和豆及豆制品的消费。此外，钙、铁、维生素 A 等微量元素摄入不足是我国当前膳食结构的主要缺陷，建议在这方面应该重点改善。总之，在经济发展的同时，我们必须加强营养知识的健康教育，形成良好的膳食模式，以防治营养相关性疾病。

第三节　饮食行为

案例导入

一天，几个家长在讨论吃饭的问题，第一个家长说："吃得越贵越好，一分价钱一分货嘛。"第二个家长说："吃素的最好，吃素者长寿，和尚的寿命总是很长的。"第三个家长说："吃荤的最好，荤的食物蛋白质丰富，营养好，吃肉的动物总是特别强壮凶猛。"第四个家长说："饮食要膳食平衡，每天都要吃肉、蛋、奶、大米、蔬菜、水果、鱼，最好每天每种东西都吃一样多，这样最平衡。"请问：对于上述几个家长的表述，你觉得谁讲的最有道理，为什么？

一、概述

为了生存和健康，人类需要从外界摄取营养物质。生活在不同环境中的人获取营养物质所采用的食物不同。传统上人们对于饮食营养的研究多集中在营养素需要与营养素摄入评价上，现代人类饮食行为的研究表明人类摄入食物的行为不一定只是为了摄入营养素，可能还与社会、文化、情绪等因素有关，并且不同的需求针对的人群是不同的。在饮食行为干预研究中发现，饮食行为的影响因素是多样的、复杂的，因此研究饮食行为本身对于更好地认识饮食行为、促进人类身体健康是十分重要的。

（一）饮食行为的概念

饮食行为是指有关食物、健康和社会观念支配的人们的摄食活动。从狭义上讲，饮食行为是指人们摄入食物的行为；从广义上讲，饮食行为包括与摄入食物行为相关的食物购买、食物准备、社会家庭的影响、情绪的影响、习惯的影响等一系列环节的全过程。

（二）进餐方式

人类有各种各样的进餐方式。一般按进餐的时间和规律可分为正餐和零食；按进餐地点分可分为在家进餐和在外进餐。

1. 正餐　正餐一般指早餐、午餐和晚餐。

（1）早餐：早餐的就餐时间一般为 6：00～8：00。城市居民在外吃早餐的比例很高。大多数人的早餐中缺乏蔬菜和水果。

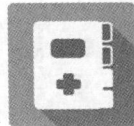

（2）午餐：午餐的就餐时间一般为 11：30～13：00。大中城市居民在外吃午餐的比例很高。

（3）晚餐：晚餐的时间一般为 18：30～19：30。在大中城市,晚餐一般准备得比较丰富。

2. 零食　零食是非正餐时间所吃的各种食物或喝的饮料(不包括水)。调查显示,超过八成城市居民喜欢吃零食。人们吃零食往往不一定是以营养摄入为目的,而是一种食物享受行为,但零食可以提供一定的能量和营养素,不过零食所提供的营养素是不均衡的。

3. 在家就餐　在家就餐是指在家中进行食物的加工制作、烹调和进食。

4. 外出就餐　外出就餐是指不在家中进行食物的加工制作、烹调和进食,而在其他场所进食的就餐方式。随着社会的发展,在城市中,居民外出就餐的比例大大增加,外出就餐对人群的膳食营养影响也较大。外出就餐者的谷类食物摄入少,动物性食物摄入多;能量、脂肪、钠的摄入量高;脂肪供能比达 47%,碳水化合物的供能比只有 29%。长期频繁的外出就餐,往往会带来一系列的健康问题,例如外出就餐引起的饮食模式的变化是造成慢性非传染性疾病增加的因素之一。

（三）食物对人类的作用

人类具有生物属性和社会属性。食物对于人类的生物学属性而言,具有营养作用,即提供人类需要的营养素及维护人类健康所需的化学成分,例如多糖类、多酚类等,同时,对于人类的社会属性而言,具有多方面的社会作用。

食物的社会作用包括以下几个方面。

1. 建立和维持人际关系　食物是人们建立和表达相互关系的一种方式,这种关系可以是个人与个人之间的、团体与团体之间的、宗教信仰和种族人群之间的。

2. 表示社会地位　人们还可以通过食物来表示自己的社会地位,如拥有稀有、昂贵的食物常常用来表示较高的社会地位。

3. 作为群体特征　食物可以作为某个群体的特征,这个群体可以根据地区、语言、种族或信仰来划分。作为群体特征,饮食行为一旦形成,还有其连续性。当人移居到其他地区时,还会继续保持传统的饮食习惯、口味和烹调方法,大多数人的这种饮食行为很难改变。

4. 纪念特定事件　聚餐或者宴会往往是生活中重要事件的标志。人们通常在特定的时间食用特定的食物来纪念重要的事件,如我国春节吃饺子、元宵节吃元宵、端午节吃粽子、中秋节吃月饼等。

5. 象征意义　在饮食文化中,食物在许多场合具有象征意义,传播不同的信息。如在表示吉祥意义的方面,枣意味着祝愿早生孩子,生日吃面条意味着健康、长寿;春节时吃橘子意味着吉利,年糕象征着年年高升,发菜表示"发财",元宵表示团圆,鱼象征"年年有余"等。

6. 作为奖惩的手段　食物还常常被作为一种奖励或惩罚的手段来使用。如用给予食物的方法来奖励小孩的正确行为,用剥夺食物的方法来惩罚孩子的错误行为。

二、影响饮食行为的因素

人类饮食行为的表现形式呈现多样性,受多方面的影响,而且不同的因素对于饮食行为的影响往往通过相互作用体现出来。了解人类饮食行为的影响因素在进行营养宣教和引导健康饮食行为的过程中具有重要的作用。

（一）社会因素的影响

社会因素包括经济发展、社会制度、法律政策等,对个人饮食行为的影响十分显著。通过影响食品的生产、运输、销售的全过程,进而影响个人对食品的购买和消费。

1. 食物的社会作用　人的进食或摄食方式自身就具有社会意义,它象征着人际关系的相互认同。成年人间的交往,请客吃饭成为一项社会交往内容。食物一旦作为社会交往的媒介,其社会价值就胜于其营养价值,此时的生理需要就服从于社会需要。但是如果个人饮食的生理需要长期屈从于社会需要就会带来一系列的健康问题。

2. 传播媒介的影响　传播媒介在影响人们对食物的选择和消费方面起着重要的作用,人们往往在不自觉中便接受了媒体对食品宣传的影响。传播媒体不仅包括如报纸、杂志、书籍等传统的印刷媒介,还包括音像、电子媒体(如收音机、电视、电影等),以及互联网等。传播媒介尤其是广告对饮食方式和饮食行为影响很大。例如,看电视时人们经常处于一种被动接受的状态,儿童更是如此,往往在不自觉中便接受了某些食品广告的宣传,从而决定了对这些食品的态度。

3. 食物可获得性的影响　食物可获得性包括生产层面上有无食物提供、食物购买的便利性和文化层面上对食物的选择。生产层面上的食物可获得性取决于食物的生产,食物生产又受环境、技术、经济和社会等因素的影响。在食物购买过程中,"便利"因素影响了个人饮食行为过程的众多方面,包括食物的种类和用餐的频率。

4. 文化层面上的影响　文化层面上的影响是指人们受民族、宗教、信仰和风俗习惯等社会文化的因素影响而选择食物。人们对什么是可食的食物有着不同的定义,选择食物的方式也不相同。例如,严格的佛教徒是素食主义者,他们禁止杀生,不吃任何动物肉类,禁止饮酒;伊斯兰教禁吃猪肉,连从事猪肉买卖都一律禁止,还禁止饮酒,可以吃带鳞的鱼,不可吃无鳞的鱼。

5. 进食环境的影响(图 4-4)

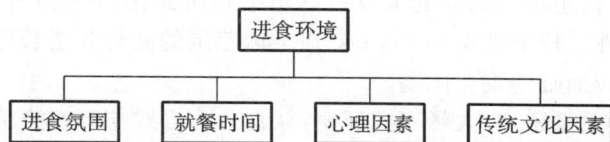

图 4-4　进食环境的影响

(二) 家庭及个人因素的影响

1. 个人食物喜好的影响　在食物供应充足和购买力允许时,对食物的好恶在很大程度上决定了食物的选择,这是影响膳食营养摄入的一个决定因素。人类对食物的好恶既受遗传因素的影响,也受后天因素的影响。初生的婴儿一般喜欢甜味的食物,不喜欢有苦味、辛辣的食物,这是人类对食物的好恶受遗传因素影响的一个例证。在后天因素影响中,个体出生后通过对各种食物的体验,逐渐形成了对不同食物的好恶。研究表明,对于儿童而言,食物的味道、食用频率、质地、颜色和温度在很大程度上决定了他们对食物的好恶。

文化习俗对个人的食物喜好的影响也十分显著。某些地区的社会团体通过模仿前人,沿袭成为惯例的生活方式,产生了对食物的嗜好或禁忌的习俗并世代相传。例如湖南人爱吃辣、四川人喜食酸、麻、辣,沿海人喜欢鲜、咸和腌制品。

2. 个人营养知识、健康意识的影响　国外学者提出将健康饮食意识和充分的营养知识信息结合,才能有可能建立健康饮食行为。研究表明:家长的营养知识水平对子女食物的选择有重要的影响;老年人群比年轻人群更关注饮食对自身健康的影响,进而采取一些措施来改变自身的饮食行为,对教育程度较高的人群更是如此。但年轻人群对食物的选择主要依据食物的味道而不是营养知识。

3. 家庭消费的因素影响　家是社会的基本单位,也是人类进食的主要场所。家庭购买力、家庭规模、人员组成和食物采购者是影响家庭消费行为的四个决定因素。

家庭购买力取决于家庭经济收入和食物价格。高收入人群摄入的脂肪和蛋白质过量,而低收入人群的水果和蔬菜的摄入量相对不足。价格对食物的选择影响明显,通过价格干预,可以促使人们选择更健康的食物,从而逐渐改善居民的饮食行为。

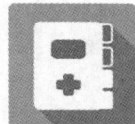

大部分城市家庭经常由家庭主妇负责购买食物,她们决定了家庭食物的种类、数量和质量。因此对家庭主妇进行营养教育具有重要意义。

4. 家庭成员和伙伴 人的饮食习惯、饮食方式在一定程度上受家庭成员的饮食态度的影响,在人生的不同阶段,家庭成员和伙伴的影响是不同的。

儿童时期的饮食大多由他人(多为父母)安排,他们对食物的接受往往是模仿其父母和其他人,他们的饮食状态也多受家庭成员的影响,而且这种影响对儿童今后饮食习惯的形成起着重要作用。青少年的饮食行为受同伴的影响较大,年龄越小的青少年,其饮食行为受同伴的影响越大。青年时期,其饮食心理、行为更多地受到社会的影响。老年人的饮食习惯和方式会表现出明显的个体化倾向,容易受到情绪的影响,在此期间,子女独立或老年丧偶所引起的孤独感,都会对老人的饮食行为产生一定影响。

5. 个人情绪的影响 情绪可以影响人们对食物的选择和消费,但个人情绪对其饮食行为的影响表现不一。压抑的情绪对食欲的影响在个体之间存在差别,如:忧郁的老人经常会导致食欲下降甚至忘记吃饭;肥胖的人在情绪压抑时则食欲增大;中小学生在临考前的复习和考试期间,由于精神紧张,可能会出现食欲不振的现象。有些家长在就餐时间批评小孩,会导致小孩产生压抑情绪,使食欲下降,从而影响进食;相反,适当的表扬和鼓励会促进小孩的食欲。

三、饮食行为的干预与健康饮食行为的促进

健康的饮食行为是指主观上朝向健康或被健康结果所强化、客观上有益于个体与群体健康的饮食行为。当前,慢性非传染性疾病(NCDs)在全球范围的流行和增长已成为人类健康的主要威胁,也是我国居民健康面临的重要问题。

饮食行为与健康的关系密切,大量事实证明:饮食行为方式与慢性病密切相关。通过饮食行为干预、改善饮食结构,可使高血压、高血脂、冠状动脉粥样硬化、冠心病、心绞痛和心肌梗死等发病率及死亡率显著下降。早在 2004 年,WHO 通过了"饮食、身体活动与健康的全球策略",成为推动全世界控制慢性非传染性疾病的一项重大策略。促进健康的饮食行为在慢性病的预防和控制中具有极其重要的地位。

健康饮食行为的促进可以采用以下饮食行为干预措施。

(1) 营养知识的宣传。

(2) 健康知识的宣传。

(3) 发挥传播媒体的正面作用。

(4) 儿童健康饮食行为的培养。

(王嘉宁)

本章小结

本章包括《中国居民膳食指南(2016)》、膳食结构、饮食行为三个方面的内容。

《中国居民膳食指南(2016)》是针对我国居民的营养需要及膳食中存在的主要问题而提出的具有普遍指导意义的中国人的营养实践宝典。《中国居民膳食指南(2016)》有六条核心推荐和特定人群的膳食指南及平衡膳食实践运用。中国居民平衡膳食宝塔(2016)是《中国居民膳食指南(2016)》的主图形,具体体现了其核心推荐内容。另外,中国居民平衡膳食餐盘(2016)和中国儿童平衡膳食算盘(2016)是《中国居民膳食指南(2016)》的辅助图形,便于群众理解、记忆和在日常生活中实行。

膳食结构是指膳食中各种食物的数量及其在膳食中所占的比例。当今世界的膳食模式

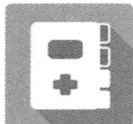

有三种,当前中国城乡居民的膳食仍然以植物性食物为主、动物性食物为辅,而且随着社会经济发展,我国居民膳食结构向"富裕型"膳食结构的方向改变。

饮食行为是指有关食物、健康和社会观念支配的人们的摄食活动。饮食行为狭义上是指人们摄入食物的行为,广义上包括与摄入食物行为相关的食物购买、食物准备、社会家庭的影响、情绪的影响、习惯的影响等一系列环节的全过程。

能力检测

一、选择题

1.《中国居民膳食指南(2016)》核心推荐第一条"食物多样,谷类为主"要求平均每天和每周摄入的食物(   )。

A.平均每天摄入 12 种以上,每周 25 种以上   B.平均每天摄入 15 种以上,每周 25 种以上

C.平均每天摄入 12 种以上,每周 15 种以上   D.平均每天摄入 15 种以上,每周 28 种以上

2. 一日三餐的食物多样性,其建议指标,下列哪项是错误的?(   )

A.谷类、薯类、杂豆类的食物品种数平均每天 3 种以上,每周 5 种以上

B.蔬菜、菌藻和水果类的食物品种数平均每天有 4 种以上,每周 10 种以上

C.鱼、蛋、禽肉、畜肉类的食物品种数平均每天 3 种以上,每周 5 种以上

D.奶、大豆、坚果类的食物品种数平均每天有 2 种,每周 10 种以上

3. 杂豆不包括下列哪项?(   )

A. 绿豆   B. 红豆   C. 黄豆   D. 黑豆

4. 我国好谷类排名前十的不包括(   )。

A 全麦粉(小麦)、糙米(稻米)、燕麦米/片(燕麦)

B 小米 、玉米、高粱米(高粱)

C. 薏米、山芋、山药

D. 青稞、荞麦、藜麦

5. 下列《中国孕期妇女膳食指南(2016)》及平衡膳食实践推荐条目错误的是(   )。

A. 补充叶酸,常吃含铁丰富的食物,选用碘盐

B. 孕吐严重者,可少量多餐,保证摄入必要含量蛋白质的食物

C. 孕中晚期适量增加奶、鱼、禽、蛋、瘦肉的摄入

D. 进行适量身体活动,维持孕期适宜增重

6.《中国哺乳期妇女膳食指南(2016)》及平衡膳食实践在一般人群膳食指南基础上增加的关键推荐下列错误的是(   )。

A. 增加富含优质蛋白质及维生素 A 的动物性食物和海产品,选用碘盐

B. 产褥期食物多样不过量,重视整个哺乳期营养

C. 保持愉悦心情和充足睡眠,促进乳汁分泌

D. 烟酒适度,避免饮浓茶、咖啡

7. 哺乳期如何科学饮汤下列错误的是(   )。

A. 不宜喝多油浓汤

B. 餐前多喝汤,以促进食欲

C. 喝汤的同时要吃肉

D. 可根据产妇的需求,加入对补血有帮助的煲汤材料,如红枣、红糖、猪肝等

8.《中国 6 月龄内婴儿母乳喂养指南(2016)》及平衡膳食实践推荐条目错误的是(   )。

A. 产后尽早开奶,坚持新生儿第一口食物是母乳

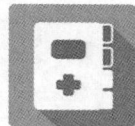

B. 坚持 6 月龄内纯母乳喂养

C. 生后数日开始补充维生素 D 及钙

D. 婴儿配方奶是不能纯母乳喂养时的无奈选择

9.《中国 7～24 月龄婴幼儿喂养指南(2016)》及平衡膳食实践推荐条目错误的是( )。

A. 继续母乳喂养,满 6 月龄起添加辅食

B. 从富含铁的泥糊状食物开始,逐步添加达到食物多样

C. 提倡顺应喂养,鼓励多进食

D. 辅食不加调味品,尽量减少糖和盐的摄入

10. 素食关键推荐错误的是( )。

A. 谷类为主,食物多样;适量增加全谷物

B. 增加杂豆及其制品的摄入,经常食用发酵豆制品

C. 常吃坚果、海藻和菌菇

D. 蔬菜、水果应充足

二、问答题

1. 为什么不同国家、不同地区的人民的饮食行为会有比较大的差别,如何影响个人的饮食行为,使其向着好的方向发展?

2. 对于中国人群的膳食结构,有的人说中国还是发展中国家,膳食结构是以植物性食物为主;有的人说经过几十年的经济发展,我国居民的膳食结构是以动物性食物为主;还有的人说我国国情复杂,人口多,植物性食物为主的膳食结构、动物性食物为主的膳食结构、动植物性食物平衡的膳食结构、地中海膳食结构在我国都存在着。你觉得以上哪种说法更有道理呢?

参 考 文 献

[1] 中国营养学会. 中国居民膳食指南(2016)[M]. 北京:人民卫生出版社,2016.

[2] 李胜利. 营养与膳食[M]. 北京:人民卫生出版社,2004.

[3] 广东省职业技能鉴定指导中心. 公共营养师[M]. 2 版. 广州:南方出版传媒,2012.

[4] 彭珊珊. 食品营养与保健[M]. 北京:中国质检出版社,2011.

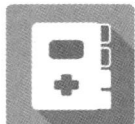

第四章
选择题答案

Note

第五章 特定人群的营养与膳食

学习目标

掌握:不同特定人群的合理膳食原则;母乳喂养的优点和婴儿添加辅食的原则。
熟悉:不同特定人群的营养需要。
了解:不同特定人群的生理特点。

第一节 孕 妇

案 例 导 入

吴女士,28岁,身高160 cm,体重72 kg,孕20周,自从怀孕后辞职在家,经常坐在沙发上看电视、玩手机。饮食习惯:喜欢吃动物性食物,特别是猪牛羊肉,不喜欢喝奶及其制品,目前出现手足麻木并有抽筋现象。请问:应对吴女士进行怎样的孕期营养指导和建议?

世界卫生组织把生命胚胎形成到出生后两岁,约1000天的时间界定为生长发育的"机遇窗口期"。这一时期的营养对胎儿婴儿时期以及成年后的健康状况起着至关重要的作用。孕期(也称为妊娠期)是生命早期1000天"机遇窗口期"的起始阶段,孕期的妇女不仅要满足自身生理变化的营养需要,还要通过胎盘转运供给胎儿生长发育所需营养,因此孕期妇女的营养不仅关系到母体自身的健康,同时影响胎儿的正常生长发育乃至婴儿的健康发育和成长。按妊娠的生理过程及营养需要特点,孕期分为孕早期(孕1～12周)、孕中期(孕13～27周)、孕晚期(孕28周至分娩)三个阶段。

一、孕期的生理特点与营养需要

(一)孕期的生理特点

为适应和满足胎儿在母体内的生长发育的需求,孕期妇女体内会发生一系列的生理性变化,主要表现在以下方面。

1. 内分泌系统 母体卵巢及胎盘激素分泌增加,绒毛膜促性腺激素(HCG)分泌增多,人绒毛膜生长素(HCS)也分泌增多,血清雌二醇在妊娠初期开始升高。孕妇的血浆甲状腺激素 T_3、

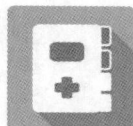

Note

101

T_4水平升高。孕妇对胰岛素敏感性普遍下降,促使内源性胰岛素分泌增多以维持正常糖代谢,孕妇血浆胰岛素水平较高。

2. 代谢加快与体重增加 妊娠后在母体分泌的雌激素与胎盘分泌的绒毛膜促性腺激素的作用下,孕妇的合成代谢加快,基础代谢率在孕早期稍下降,孕中期逐渐升高,孕晚期增高可达15%～20%。孕期母体体重发生明显变化,平均增重约 12.5 kg。孕早期体重增长较慢,增重 1～1.5 kg;孕中期开始储存脂肪及蛋白质,体重增长迅速,增重 4～5 kg;孕晚期增重约 5 kg。孕期体重增长包括两部分:一是母体血液、细胞外液的增加和子宫、乳腺的增大,以及为泌乳准备的营养物质;二是妊娠胎儿、羊水和胎盘等妊娠产物。妊娠期体重增长是反映孕妇健康和营养状况的一项重要指标。

3. 消化系统 孕妇因激素水平高,从孕 8～12 周起可出现齿龈充血、变软、肿胀,有时出现疼痛,易出血,即为妊娠齿龈炎。孕激素水平的升高可以导致消化液分泌减少、胃肠蠕动减慢等而出现胃肠胀气和便秘。另外,贲门括约肌松弛导致孕早期常出现恶心、呕吐等妊娠反应。消化系统功能的上述改变,使食物在肠道中的停留时间延长,增强了对钙、铁、叶酸、维生素 B_{12} 等的吸收,尤其是在妊娠后期。

4. 血液循环系统 妊娠第 6～8 周起,孕妇的血容量开始增加,分娩时血容量比孕前增加35%～40%,其中血浆容积增加量多于红细胞数量的增加。孕期血浆容积增加 45%～50%,红细胞增加 15%～20%,使血液相对稀释,导致生理性贫血。孕期血液成分也会发生变化,孕妇血浆清蛋白含量下降,在孕晚期其清蛋白和球蛋白的比值有时可出现倒置现象。血中葡萄糖、氨基酸、铁、维生素 C、维生素 B_6、维生素 B_{12}、生物素等的含量也降低。

5. 泌尿系统 孕期妇女需要不断排出自身及胎儿的代谢废物,使肾脏负担加重。由于孕期肾血浆流量和肾小球滤过率增高,肾小管再吸收能力未相应增加。排出尿素、尿酸、肌酐的功能明显增强。与孕前相比,尿中葡萄糖、叶酸以及其他水溶性维生素排出量亦增加,氨基酸排出量平均每日约 2 g,但尿钙排出量减少。

（二）孕期的营养需要

1. 能量 孕早期孕妇的基础代谢并无明显变化,到孕中期时逐渐升高,孕晚期基础代谢增高 15%～20%,因此,孕早期的能量摄入量与非孕妇女相同。一般从妊娠第 4 个月起逐渐增加能量的供给,孕晚期每日需要能量明显增多。中国营养学会建议妊娠中、晚期能量的推荐摄入量为在非孕妇女的基础上分别增加 300 kcal/d、450 kcal/d。为防止胎儿体重过大,增加难产机会,孕妇的能量供给不宜过多。一般可根据体重增减来调整能量的供给。国外研究显示,孕妇体重增加过多,尤其是在怀孕前三个月内,可增加其在孕期发生糖尿病的风险。

2. 蛋白质 孕期需增加蛋白质摄入,整个孕期孕妇和胎儿需要储存蛋白质约 930 g,主要用于满足母体自身组织增长的需要及胎儿的生长发育、胎盘增长,补偿分娩过程中的血液损失,并为产后分泌乳汁打下基础。膳食中蛋白质供给充足,可避免孕妇贫血、营养缺乏性水肿及妊娠高血压综合征的发生。孕早期蛋白质供给可不增加,中国营养学会建议在非孕妇女蛋白质推荐摄入量的基础上孕中、晚期分别增加 15 g/d、30 g/d。妊娠期膳食中的优质蛋白质宜占所需蛋白质总量的 1/3 以上。

3. 脂肪 孕期母体平均需储存脂肪 3～4 kg,胎儿储存的脂肪占其体重的 5%～15%。孕妇膳食中应有适量脂肪,包括饱和脂肪酸、n-3 系和 n-6 系多不饱和脂肪酸以保证胎儿和自身的需要。但孕妇血脂较平时升高,脂肪摄入总量不宜过多。中国营养学会建议孕期脂肪提供的能量占总能量的 20%～30%。

4. 无机盐

（1）钙:胎儿生长发育需要一定量的钙。如孕期轻度缺钙或短期供给不足,孕妇骨骼和牙齿

妊娠和哺乳期妇女过量摄入 DHA 的健康风险

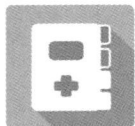

Note

中的钙将加速溶出,以维持母体正常的血钙浓度和满足胎儿的生长需要。当严重缺钙或长期缺钙时,血钙浓度下降,孕妇可发生手足抽搐、骨质软化症,导致腰疼,甚至脊柱和骨盆变形,增加难产的机会,胎儿可发生先天性佝偻病。中国营养学会建议的孕妇钙的适宜摄入量:孕早期800 mg/d;孕中、晚期1000 mg/d。牛奶是食物钙的良好来源,豆类及其制品、芝麻和小虾皮等海产品含钙也较丰富。

(2)铁:孕期妇女铁的需要量明显增高,主要原因如下:①孕妇生理性贫血需增加铁的摄入;②母体储备以补偿分娩时的损失;③胎儿除生长发育需铁外,还必须在肝脏内储存一部分铁。因此,如果孕期膳食铁供应不足,孕妇可发生缺铁性贫血,孕妇重度贫血可导致贫血性心脏病和妊娠高血压综合征,贫血还降低机体的抵抗力,使产后感染机会增高;同时还可减少胎儿铁的储备,使婴儿较早出现缺铁症状。孕早期缺铁还与早产、低出生体重有关。

由于膳食中的铁大多来源于植物性食物的非血红素铁,吸收率较低,约为10%,故建议孕妇多摄入肝脏、瘦肉等动物性食物,必要时可在医生指导下补充铁剂。维生素C摄入不足,铁的供应量应适当增多。中国营养学会建议的孕妇铁的适宜摄入量:孕早期20 mg/d;孕中期24 mg/d;孕晚期29 mg/d。

(3)锌:孕期妇女摄入充足的锌可促进胎儿的正常生长发育和预防先天性缺陷。孕晚期胎儿对锌的需要量最多,每日需0.6~0.8 mg。孕早期母体的血浆锌水平开始持续下降,至产前达最低点时比非孕期妇女低约35%。因此孕妇膳食中应增加锌的供给量。中国营养学会建议孕妇锌的适宜摄入量为9.5 mg/d。

(4)碘:碘是甲状腺激素T_3、T_4的成分,与蛋白质的合成有关,能促进胎儿生长发育。孕期碘需要量增加,如果缺乏可使孕妇甲状腺素合成减少,导致甲状腺功能减退,易发生甲状腺肿大,同时降低母体新陈代谢,并因此减少对胎儿营养素的供给。孕妇缺碘还可导致胎儿甲状腺功能低下引起以生长发育迟缓、认知能力降低为标志的克汀病。中国营养学会建议孕妇碘的适宜摄入量为230 μg/d,比孕前增加110 μg/d。

5. 维生素

(1)维生素A:孕期维生素A缺乏与胎儿宫内发育迟缓、婴儿低出生体重和早产有关。维生素A摄入应注意不要过量,因为大剂量维生素A可能导致自发性流产和胎儿先天畸形。胡萝卜素主要来源于植物性食物,在人体内可转化成维生素A,且不容易产生不良作用。因此中国营养学会建议孕妇多摄入富含类胡萝卜素的食物以补充维生素A,适宜摄入量:孕早期700 μg/d;孕中、晚期770 μg/d。

(2)维生素D:维生素D能促进矿物质钙、磷的吸收与利用,足量摄入可防止孕妇骨质软化病及新生儿低钙血症、手足抽搐、婴儿牙釉质发育不良。中国营养学会建议孕妇维生素D的摄入量和非孕期相同,为10 μg/d。

(3)B族维生素:维生素B_1与能量代谢有关。孕期缺乏维生素B_1的孕妇可不出现明显的脚气病症状,而是导致新生儿脚气病。维生素B_1缺乏也可影响胃肠道功能,尤其在孕早期,由于早孕反应使食物摄入减少,易引起维生素B_1缺乏,从而导致胃肠功能下降,进一步加重早孕反应。中国营养学会建议孕妇维生素B_1适宜摄入量孕早、中、晚期分别为1.2 mg/d、1.4 mg/d、1.5 mg/d。

维生素B_2缺乏时出现的典型症状为口腔-生殖器综合征。孕期维生素B_2缺乏还与胎儿生长发育迟缓、缺铁性贫血有关。中国营养学会建议孕妇维生素B_2适宜摄入量孕早、中、晚期分别为1.2 mg/d、1.4 mg/d、1.5 mg/d。

维生素B_6参与体内氨基酸、脂肪酸和核酸的代谢。维生素B_6缺乏时还常伴有多种B族维生素缺乏的表现,对皮肤、神经和造血系统等产生影响。临床上常用维生素B_6辅助治疗早孕反应,维生素B_6还与叶酸、维生素B_{12}联用预防妊娠高血压。中国营养学会建议孕妇维生素B_6每日适宜摄入量孕早、中、晚期均为2.2 mg/d。

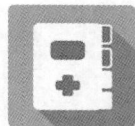

叶酸缺乏可导致胎儿神经管畸形(无脑儿、脊柱裂等)。多项研究证实补充叶酸对神经管畸形具有预防作用。孕前 1 个月和孕早期每天补充叶酸 400 μg 可有效地预防大多数神经管畸形的发生。需要注意的是,高剂量($>$1 mg/d)的叶酸可掩盖维生素 B_{12} 缺乏的血液学指征,因此并发维生素 B_{12} 缺乏的人不应高剂量补充叶酸。中国营养学会建议孕妇维生素 B_{12} 适宜摄入量孕早、中、晚期均为 600 μg/d。

二、孕妇合理营养与膳食

《中国妇幼人群膳食指南(2016)》将孕妇膳食指南分为《中国备孕妇女膳食指南(2016)》和《中国孕期妇女膳食指南(2016)》两个分指南(详见第四章)。

第二节 乳 母

案 例 导 入

李某,南方人,8 月份生产,现产后 15 天,对孩子进行母乳喂养,听说"坐月子"要求十分严格,否则会留下"月子病",故天天卧床,很少下床活动,天气虽然很炎热,但是还戴着帽子,不敢吹空调,天天大鱼大肉,每天吃鸡蛋 4 个。她很少吃蔬菜,也不吃水果,认为蔬菜没有肉的营养价值高,水果是属于凉性的,吃了会生病。现经常出现便秘,体重有上升趋势。她的家人积极支持李某的做法。请问:李某"坐月子"是否健康?

分娩后,产妇进入用乳汁哺育婴儿的哺乳期。乳母的合理营养摄入非常重要:一方面要逐渐补偿由于妊娠、分娩所造成的身体消耗,促进器官和各系统功能的恢复;另一方面乳母要分泌乳汁,喂养婴儿。乳母营养不足,将会影响母体健康,减少乳汁分泌量,降低乳汁质量,进而影响婴儿的生长发育。

一、乳母的生理特点与生理需要

(一) 乳母的生理特点

乳汁分泌是一个复杂的神经反射过程,受多种因素影响,如内分泌因素、乳母的营养状况及情绪、婴儿的吸吮强度和频率等因素。哺乳期乳腺显著增大,脂肪增多,需消耗蛋白质和脂肪。此外垂体的生长激素、肾上腺皮质激素、甲状腺素也有促进乳腺发育的作用。分娩后母体内分泌的改变,使乳腺开始分泌乳汁,这种状况在分娩后第二天出现。婴儿对乳头的吸吮刺激、对乳腺的吸空刺激和婴儿的哭声对母亲的刺激等,都能引起母亲的泌乳反应。此外,环境与情绪也是影响泌乳功能的因素。其中乳母的营养状况直接影响泌乳量和乳汁中营养素的含量。短期内营养不良时,乳母可动用母体的营养储备,以维持乳汁的分泌量和营养成分的稳定;若乳母长期营养不良,可出现泌乳量减少,乳汁中的蛋白质、脂肪酸、磷脂和脂溶性维生素的含量下降。通常将婴儿体重增长率作为乳汁量是否足够的指标。

乳汁的形成需要大量的能量,母乳中含有蛋白质(包括抗体)、乳糖、脂肪、维生素和微量元素等营养素,它是唯一的婴儿营养素平衡的食品。母乳分为三期:产后第一周分泌的乳汁为初乳,

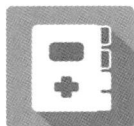

呈淡黄色,质地黏稠,富含免疫蛋白,尤其是分泌型免疫球蛋白 A 和乳铁蛋白等,但乳糖和脂肪较成熟乳少;产后第二周分泌的乳汁称为过渡乳,过渡乳中的乳糖和脂肪逐渐增多;第二周以后分泌的乳汁称为成熟乳,呈乳白色,富含蛋白质、乳糖和脂肪等多种营养素。

(二) 乳母的营养需要

1. 能量　乳母的基础代谢较未哺乳妇女约高 20%。哺乳期母体对能量的需要量增加,是基于乳母除了满足自身的能量需要外,还需要供给乳汁所含的能量和分泌乳汁过程所需的能量。一般产后第 1 天的泌乳量约为 50 mL,第 2 天约为 100 mL,第 2 周约每天泌乳 500 mL,以后每天的泌乳量保持在 700～800 mL,每 100 mL 母乳约含能量 72 kcal,乳母体内的能量转化为乳汁所含能量的有效率为 80%,则乳母因分泌乳汁每日应增加能量 630～720 kcal。除妊娠期妇女储存了部分脂肪可提供能量,其余能量应由膳食提供,中国营养学会建议乳母较正常妇女增加能量 500 kcal/d。乳母能量摄入适当,其分泌的乳汁量既能使婴儿感到饱足,又能使母体自身逐步恢复到孕前体重。

2. 蛋白质　乳母蛋白质的摄入量是影响乳汁数量和质量的主要因素。当膳食中蛋白质供给不足时,乳汁分泌量将减少,并动用乳母组织蛋白以维持乳汁蛋白质含量的恒定。母乳中蛋白质的平均含量为 1.2 g/100 mL,正常情况下每日从乳汁中排出蛋白质约 10 g,而乳母膳食中蛋白质转化为乳汁蛋白质的有效率约为 70%。我国居民膳食中蛋白质主要来自植物性食物,转化率更低。中国营养学会建议:乳母较非孕妇女增加蛋白质 25 g/d,其中优质蛋白质应在 1/3 以上。

3. 脂肪　乳汁中的脂肪不仅为婴儿的生长发育提供能量,还能促进婴儿中枢神经系统的发育和脂溶性维生素的吸收,所以乳母膳食中应有适量的脂肪,尤其是不饱和脂肪酸,目前中国营养学会推荐每日膳食脂肪提供的能量宜占总能量的 20%～30%。

4. 矿物质　乳母膳食中无机盐的供给以钙、铁为主。乳汁中钙的含量比较恒定,每日通过乳汁分泌的钙约 300 mg。实验研究证实,当乳母膳食钙摄入不足时,不会影响乳汁钙的含量,而会通过动用母体骨骼中的钙来维持,导致乳母出现骨质软化症,因此乳母每日膳食中应供给充足的钙。中国营养学会推荐乳母钙的摄入量为 1000 mg/d,比非孕妇女增加 200 mg/d。由于日常饮食中钙的吸收率低,建议乳母除选择含钙丰富的食物外,还应适当补充钙剂、多晒太阳和补充维生素 D。补钙量应有一定的限度,过高钙的摄入会增加肾结石的危险性及引起奶碱综合征。

人乳中含铁量很少,仅为 0.5 mg/L,因为铁难以通过乳腺输送到乳汁。为防止乳母发生缺铁性贫血,补偿因分娩失血造成的铁损失,促进产后康复,乳母膳食中应增加铁的供给量。中国营养学会推荐乳母铁的摄入量为 24 mg/d。

乳汁中碘和锌的含量受乳母膳食的影响,这两种微量元素与婴儿神经系统的生长发育及免疫功能关系较为密切。中国营养学会推荐乳母碘和锌的摄入量分别为 240 μg/d、12 mg/d。

5. 维生素　维生素 A 可部分通过乳腺进入乳汁,乳母膳食中维生素 A 的摄入量可影响其在乳汁中的含量,而乳汁中维生素 A 的含量直接影响婴儿的生长发育和健康状况。中国营养学会推荐乳母维生素 A 摄入量为 1300 μg mg/d。维生素 D 几乎不能通过乳腺,因此母乳中维生素 D 含量少,不能满足婴儿需要,故婴儿出生 1 个月后应适当补充。

维生素 B_1 和维生素 E 可促进乳汁分泌,尤其是体内缺乏时,大量补充可使乳汁分泌增加。水溶性维生素多可通过乳腺,但乳腺可控制上述维生素在乳汁中的含量,达到一定水平后不再随摄入量的增加而增加。

6. 水　乳母每天摄入的水量与乳汁分泌量密切相关。饮水量不足时,乳汁分泌量减少。由于产妇的基础代谢较高、出汗多,再加上分泌乳汁,需水量高于一般人,乳母每天的平均泌乳量约为 800 mL,因此应每日从食物及饮水中比成人多摄入约 1000 mL 水。所以乳母宜多喝水和一些汤汁进行水的补充。

食品安全国家标准孕妇及乳母营养补充食品

Note

二、哺乳期的合理营养与膳食

哺乳期的合理营养与膳食内容详见第四章。

第三节　婴　幼　儿

案例导入

患儿,男,1岁,检查发现方颅,枕秃,肋骨串珠,皮肤白皙,口唇、眼睑苍白,生长发育指标不达标,夜间常哭闹,出生后由于母亲不愿意母乳喂养,一直用牛乳喂养,至今没有添加任何辅食。请问:

1. 婴儿最佳食品是什么?
2. 该患儿的营养问题有哪些?
3. 如何进行婴幼儿合理喂养?

出生 0～12 个月为婴儿期,是人类生命从母体子宫内到母体外自然界生活的过渡期,亦是从完全依赖母乳到依赖母乳外食物营养的过渡时期。婴儿包括较小婴儿(0～6 个月)和较大婴儿(7～12 个月)。1～3 周岁为幼儿期,是养成一生良好饮食习惯和健康生活方式的关键时期。

一、婴幼儿的生理特点与营养需要

(一)婴幼儿的生理特点

婴幼儿生长发育迅速,婴幼儿期是人体生长发育的重要时期,良好的营养不仅是保证婴幼儿正常生长发育的物质基础,也是他们成年获得良好体力和智力,预防肥胖、高血压等慢性病的根本保证。

1. 生长发育　婴儿期是人的一生中生长发育的第一高峰期,其中以出生后头 6 个月生长最快。体重、身长、头围、胸围等是评价婴幼儿体格发育和营养状况的常用指标。体重可以反映全身营养状况、预测营养性疾病,身长可反映骨骼系统的生长情况,头围反映脑和颅骨的发育状态。正常婴儿的出生体重平均为 3.2 kg(2.5～4.0 kg),身长平均为 50 cm。1 岁时正常婴儿的体重约为出生时的 3 倍;身长平均增长 25 cm,约增至 75 cm。此外,婴儿期的头围由出生时的平均 34 cm增至 1 岁时的 46 cm。胸围在出生时比头围小 1～2 cm,但增长迅速,1 岁时逐渐超过头围。

幼儿期生长发育虽不如婴儿期迅猛,仍处于快速生长发育阶段。体重每年增加约 2 kg,身长第二年增长 11～13 cm,第三年增长 8～9 cm。头围每年约增加 1 cm。这一时期智力发育较快,语言、思维能力增强。

2. 消化系统发育　婴儿期口腔狭小,口腔黏膜非常细嫩且血管丰富,不宜进食过热或过硬的食物。唾液腺发育不完善,唾液分泌量少,且唾液中的淀粉酶含量低,不利于淀粉的消化。婴儿期的牙齿尚处于生长过程,咀嚼功能尚未发育完善,也影响营养物质的消化和吸收。婴儿食管细而短,黏膜和肌层较薄嫩,易受损伤;贲门括约肌弱,易引起溢乳和呕吐。婴儿的胃呈水平位,

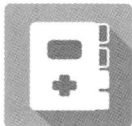

且容量小,初生婴儿胃容量为 30～50 mL,到第 10 天时约为 100 mL,6 个月时约为 200 mL,1 岁时为 300～500 mL。由于胃酸和各种消化酶较少,消化功能较弱,婴儿对母乳以外的食物不易耐受,常因喂养不当发生腹泻而导致营养素丢失。婴儿肠壁黏膜细嫩,血管和淋巴结丰富,有各种酶,肠壁通透性强,有利于营养素吸收;肠壁肌肉较薄弱,肠蠕动较成人差,食物通过时间较长;在出生四周内,胰淀粉酶很少,而胰蛋白酶、糜蛋白酶、羧肽酶和酯酶的活性仅相当于成人的 1%。胰淀粉酶活性在 6 个月以后增多,故不宜过早地喂食淀粉类食物。小儿肝脏血管丰富,肝细胞分化不全,肝功能较差。胆汁分泌较少,影响脂肪的消化吸收。

幼儿乳牙依次出齐,胃肠消化功能仍未健全,易发生消化功能紊乱,加上从母体获得的免疫抗体已基本耗尽,容易患各种感染性疾病。

3. 神经系统发育 婴儿期脑细胞数量持续增加,6 个月时脑重约增加至出生时的 2 倍(600～700 g),1 岁时脑重约 900 g,而成人脑重约 1500 g。其中,出生后的前 6 个月是大脑和智力发育的关键时期,后 6 个月脑部发育以细胞体积增大、树突增多和延长为主,神经髓鞘形成并进一步发育。此外,婴幼儿的心理、感知、运动、语言等也迅速发育,并逐步体现出个性特征与独立性。

幼儿的大脑皮层功能增强,语言、思维、表达能力和动作发育迅速。

(二)婴幼儿的营养需要

由于婴幼儿生长发育快,活动量大大增加,认识自然界新事物多,各系统生理功能、语言和智力发育日趋成熟,但很不健全,这些特点要求婴幼儿比大龄儿童摄入相对更多的能量和营养素,对合理营养有更高和更严格的要求。

1. 能量 婴儿的能量需要主要用于基础代谢、生长发育、活动以及食物的特殊动力作用。其中基础代谢需要的能量消耗约占总能量的 60%,约为每日每千克体重能量的摄入量为 230 kJ(55 kcal),以后随年龄的增长而减少。生长发育的能量消耗与生长速率成正比。出生头几个月,生长所需能量占总消耗量的 1/4～1/3。能量长期供给不足,可导致生长发育迟缓或停滞;能量供给过多则可导致肥胖。中国营养学会推荐婴儿每日每千克体重需要能量 400 kJ(95 kcal)。

中国营养学会推荐幼儿每天能量的摄入量如下。1～2 岁:男 4602 kJ,女 4393 kJ;2～3 岁:男 5020 kJ,女 4812 kJ。

2. 蛋白质 婴幼儿的生长发育需要充足优质的蛋白质。婴儿越小,生长过程越快,所需要的蛋白质也越多。一般要求蛋白质所供能量需达到总能量的 12%～15%。婴儿对蛋白质的质量要求较高,要求优质蛋白质达到 50%。若膳食中蛋白质供应不足,婴儿极易发生蛋白质缺乏症,表现为抵抗力下降、腹泻、消瘦、水肿、贫血、生长发育迟缓甚至停滞等。但蛋白质摄入过多也会影响婴儿的身体健康。中国营养学会建议婴儿蛋白质的推荐摄入量为每日每千克体重 1.5～3 g;幼儿蛋白质的推荐摄入量 1～2 岁 35 g,2～3 岁 40 g,其中一半为优质蛋白质。

3. 脂肪 脂肪不仅是婴儿能量和必需脂肪酸的重要来源,还有助于脂溶性维生素(维生素 A、维生素 D、维生素 E、维生素 K 等)的吸收和利用。婴幼儿正处于脑细胞生长发育的关键时期,尤其需要两种长链多不饱和脂肪酸(DHA、ARA)。婴幼儿缺乏必需脂肪酸,皮肤易干燥或发生脂溶性维生素缺乏。其中 DHA 对于婴儿的视觉和神经发育发挥了重要作用。由于早产儿生长较快且脑内的 DHA 含量低,人工喂养儿的主要食物牛奶中的 DHA 含量较低,也不能满足婴儿的需要,所以早产儿和人工喂养儿需要补充 DHA。中国营养学会推荐脂肪提供的能量占总能量的比例:0～6 个月为 45%～50%,7～12 个月为 30%～40%,1～2 岁为 35%～40%,2 岁以上为 30%～35%。

4. 碳水化合物 碳水化合物是主要的供能营养素,有助于完成脂肪氧化和节约蛋白质作用,同时还是脑能量供应的主要物质。婴儿的乳糖酶活性高于成人,能有效消化吸收奶中的乳糖。乳糖在肠道内可酸性发酵,有助于钙的吸收,有利于结肠内益生菌的生长,抑制大肠杆菌的

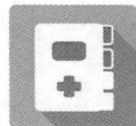

繁殖,还有利于提高胰腺淀粉酶的活性。但 3 个月内的婴儿由于淀粉酶缺乏,不宜过早添加淀粉类食物。婴儿碳水化合物提供的能量占总能量的 40%～60%。

5. 矿物质

(1)钙:新生儿体内的钙含量约为体重的 0.8%,成人约为 1.5%,生长发育过程中体内需储存大量的钙。母乳含钙量不及牛乳,每 100 mL 中仅为 34 mg,但母乳中的钙磷比例合适,易被吸收,基本能满足婴儿的需要。母乳喂养的婴儿一般不会出现明显的钙缺乏。中国营养学会建议钙的每日摄入量为 0～6 个月 300 mg、6～12 个月 400 mg、1～3 岁 600 mg。

(2)铁:正常新生儿体内有一定的铁储备,可满足其 3～4 个月的需要。母乳含铁量低,但吸收率高。约 4 个月后,储存铁渐已耗竭,故 6 个月至 2 岁的儿童很容易出现缺铁性贫血,影响婴儿行为和智力的发育。因此人工喂养儿 3 个月后、早产儿和低出生体重儿 2 个月后应补充含铁辅食。

(3)锌:锌是核酸、蛋白质等许多重要物质代谢过程中的辅酶。婴幼儿期缺锌会出现生长发育迟缓、性发育不全、脑发育受损、食欲不振、异食癖。婴儿出生时体内锌的储备不多,需要由膳食供给足够的锌。母乳中锌含量高于牛乳,尤其是初乳,且生物学价值也比牛乳好。

(4)碘:碘对婴幼儿生长发育影响很大,缺碘可致甲状腺功能低下,智力发育受影响。由于我国采取了食盐加碘措施,碘缺乏病已较少发生。

6. 维生素和水

母乳喂养的婴儿只要乳母获得平衡膳食,营养充足,乳量足够,一般不会发生维生素缺乏病。但母乳及牛乳中维生素 D 含量较低,婴幼儿户外活动较少,常易发生维生素 D 缺乏性佝偻病,应及时补充维生素 D,以促进钙的吸收和利用。维生素 A 缺乏可引起婴幼儿生长发育障碍、反复呼吸道感染、眼干燥症、夜盲症等。必要时在医生指导下补充维生素 A 丸和鱼肝油,避免过量补充导致中毒。母乳中维生素 K 含量也较低,新生儿、1～6 个月的婴儿应注意补充维生素 K 以预防出血性疾病。B 族维生素如维生素 B_1、维生素 B_2 和烟酸的需要量随婴儿对能量需要的增加而增加。母乳中维生素 B_1、维生素 B_2 含量不多,若乳母常食用去米汤的"捞米饭"或精制米面制品,可导致婴幼儿维生素 B_1 缺乏症(婴儿脚气病),症状较成人重,有延误治疗而致死的报道。人工喂养儿应注意补充维生素 C 和维生素 E,早产儿尤其应注意补充维生素 E。

婴儿体内的水分占体重 70%～75%;加之婴儿新陈代谢旺盛,能量需要多,肾脏浓缩功能差,因此所需水分相对较多。一般婴儿每日每千克体重需水 100～150 mL。年龄越小水的需要量越大,所以一旦发生腹泻或呕吐或每日每千克体重摄入量少于 60 mL,婴儿很容易出现脱水和电解质紊乱等严重情况。

二、婴幼儿喂养

婴幼儿喂养内容详见第四章。

第四节 学龄前儿童

案例导入

明明,4 岁,身体瘦小,幼儿园中班学生,不会使用筷子,在家里吃饭都是爸爸妈妈喂着吃,在学校因为没有父母喂饭就吃得很少,下午放学一出校门就喊饿,要买东西吃,

宝宝是不是越晚摄入盐越好?

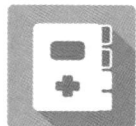

Note

最喜欢吃棒棒糖、热狗、酸酸乳，父母觉得孩子还小，只要他愿意吃就尽量满足他，只要吃了肯定就有营养摄入。在家吃饭时为了让明明吃饭不拖拉，父母让明明边吃饭边看电视。请讨论明明父母的做法并对其进行营养教育。

《中国学龄前儿童膳食指南(2016)》中的学龄前儿童是大于2周岁小于6周岁的儿童。这一时期儿童活动能力和范围增加，除了遵循幼儿膳食原则外，食物的分量要增加并逐渐让孩子进食一些粗杂粮。建立良好的饮食习惯和健康的膳食模式，是学龄前儿童饮食与营养的关键。

一、学龄前儿童的生理特点与营养需要

(一)学龄前儿童的生理特点

1. 生长发育 学龄前儿童身高、体重保持稳步增长，但生长速度减慢，各器官持续发育并逐步成熟。每年身高增加5～7 cm，体重约增加2 kg。活动能力进一步增强，活动范围进一步扩大。

2. 消化系统发育 学龄前儿童的20颗乳牙已逐渐出齐；第一恒牙可能萌出，咀嚼能力仅达到成人的40%，消化能力仍有限，尤其是对固体食物需要较长时间适应，不能过早进食成人膳食。

3. 神经系统发育 学龄前儿童3岁时神经系统的发育已基本完成。脑细胞体积的增大和神经纤维的髓鞘化仍在进行，神经冲动的传导速度明显增高。

4. 心理行为特点 学龄前儿童具有短暂控制注意力的能力，时长约为15 min，在饮食行为上的表现是不专心进餐、边吃边玩使吃饭时间延长，食物摄入不足容易发生营养素缺乏。学龄前儿童在个性方面有明显的发展，模仿能力极强，在饮食行为上的反映是自己做主，对父母要求其进食的食物产生反感甚至厌恶，久之导致挑食、偏食等不良饮食行为和营养不良。

(二)学龄前儿童的营养需要

学龄前儿童生长发育较快，代谢较旺盛，需要足量的营养素满足其生长发育和各种生理活动的需要。但消化吸收功能尚不完善，限制了营养素的吸收和利用。

中国营养学会推荐学龄前儿童每日能量的摄入量为5.4～7.1 kJ，男童高于女童。每日蛋白质摄入量为45～55 g，其中一半为优质蛋白质；脂肪提供的能量占总能量的比例：1～2岁占35%～40%；2岁以上占30%～35%。学龄前儿童能量的主要来源是碳水化合物，其供热比为50%～60%，以淀粉类食物为主，避免甜食摄入过多。

为满足学龄前儿童的牙齿和骨骼生长，考虑到钙的吸收率为35%左右，中国营养学会建议学龄前儿童每日钙的摄入量为800 mg；学龄前儿童每日铁的摄入量为12 mg；学龄前儿童每日锌的摄入量为12 mg；学龄前儿童每日碘的摄入量为90 μg。

中国营养学会建议学龄前儿童每日维生素A的摄入量为400～600 μg；维生素D的摄入量为10 μg；学龄前儿童每日维生素B_1、维生素B_2和烟酸的摄入量分别是0.6～0.7 mg、0.6～0.7 mg和6～7 mg。

二、学龄前儿童合理营养与膳食

学龄前儿童合理营养与膳食内容详见第四章。

孩子怎样
吃糖比较
科学？

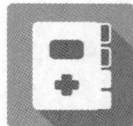

Note

第五节　学龄儿童

某女高中生,16 岁,因为担心自己长胖身材不好,不愿吃动物性食物,只吃少量蔬菜、水果和粮谷类食物,经常不吃早餐,近几个月来出现疲乏、无力、头晕、心悸,记忆力减退,学习注意力不集中,小腿肚疼痛,月经周期不正常,月经量减少。请指出该女同学的营养问题并进行营养指导。

学龄儿童是指大于 6 岁小于 18 岁的未成年人。学龄儿童正处于在校学习阶段,生长发育迅速,对能量和营养素的需要量相对高于成年人。充足的营养是学龄儿童智力和体格正常发育乃至一生健康的物质保障,因学龄儿童学习紧张、体力活动增加,故应格外注意这一时期儿童的营养。这一时期也是行为和生活方式形成的关键时期,家庭、学校和社会应积极开展饮食教育。学龄期除生殖系统外,其他器官和系统的功能已逐渐接近成人水平,可以接受大部分的成人饮食。

一、学龄儿童的生理特点与营养需要

(一)学龄儿童的生理特点

学龄儿童的身高、体重稳步增长,身高每年增加 4～7 cm,体重每年增加 2～3 kg。各系统器官的发育快慢不同,如神经系统发育较早,生殖系统发育较晚;皮下脂肪年幼时较发达,学龄期肌肉组织才迅速发育。身体各部分的生长速度不同,四肢先于躯干,下肢先于上肢,呈现自下而上、自肢体远端向中心躯干的规律性变化。

(二)学龄儿童的营养需要

学龄儿童的生长发育迅速、基础代谢率高、体力和脑力活动量大,使其对能量和营养素的需求较多,且随年龄增长而增加,后期随生长加速增加显著。中国营养学会建议学龄儿童能量及营养素适宜摄入量:能量为 6.67～10.04 MJ/d;蛋白质为 55～75 g/d;钙、铁、锌、维生素 A 分别为 800～1000 mg/d、12～18 mg/d、12～18 mg/d、500～700 μg/d。

二、学龄儿童合理营养与膳食

学龄儿童合理营养与膳食内容详见第四章。

合理摄入含木糖醇的食物

第六节　老　年　人

某男,65 岁,退休后喜欢钓鱼打发时间,经常早出晚归,老伴去世多年,孩子在外地

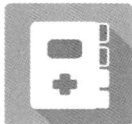

Note

工作,没有人照料其日常生活,故一日三餐极其不规律。因为听朋友说长胖容易患心脑血管疾病和糖尿病,所以平常很少吃肉类,鸡蛋不吃蛋黄,也不喝牛奶。请指出该老年人的营养问题,并进行合理营养指导。

世界卫生组织将年龄在 65 岁以上的人定为老年人。随着人口老龄化加剧,老龄人口比例不断增大,截至 2015 年,我国 65 岁及以上人口已达 1.36 亿,高龄老年人口超过 2300 万。随着年龄的增加,老年人的器官功能出现渐进性的衰退,从而影响老年人食物摄取、消化和吸收的能力,使得老年人营养缺乏和慢性非传染性疾病发生的风险增加。合理营养是加强老年保健、延缓衰老、防治各种老年常见病、达到健康长寿和提高生命质量以及实现成功老龄化的必要条件。而营养不足、营养过剩则有可能加速衰老进程。

一、老年人的生理特点与营养需要

(一)老年人的生理特点

1. 代谢水平下降 老年人基础代谢率比中年人低 10%~15%。而且分解代谢增高,合成代谢降低,导致细胞功能下降。老年人胰岛素分泌减少,组织对胰岛素的敏感性下降,易出现葡萄糖耐量下降,导致糖尿病。老年人脂质代谢功能降低,易出现血脂异常。

2. 消化系统和循环系统功能减弱 老年人的牙齿脱落、咀嚼能力下降、唾液分泌减少,影响对食物的咀嚼;味觉和嗅觉减退,胃酸、胆汁和多种消化酶分泌减少使矿物质、维生素和蛋白质的消化吸收率下降;胃肠蠕动减慢,胃排空时间延长,引起食物在胃内发酵,发生胃肠胀气;食糜进入小肠迟缓,食物消化不全使粪便通过肠道时间延长,增加了肠道对水分的吸收,容易引起便秘。老年人搏出量减少,射血时间逐渐缩短,心率和心律出现改变,安静时心率减慢并常出现早搏。

3. 机体成分变化 随着年龄增长,老年人机体的脂肪组织逐渐增加,肌肉和瘦体组织逐渐减少,出现肌肉萎缩,且脂肪分布呈向心性趋势,即由四肢逐渐转向躯干,以腹部脂肪沉积最多;身体水分减少,以细胞内液减少为主;骨中无机盐减少,骨质疏松明显,以女性多见。

4. 氧化损伤加重 组织的氧化反应产生自由基,自由基与细胞膜上的多不饱和脂肪酸反应生成脂质过氧化产物(如脂褐素等),随年龄增大,大量的脂褐素沉积于细胞中,影响多种细胞功能;自由基作用于酶蛋白使其活性降低或丧失。

5. 免疫功能降低 老年人的胸腺萎缩,细胞免疫功能减弱,抗体生成减少,免疫功能下降。

(二)老年人的营养需要

1. 能量 老年人的基础代谢逐渐降低,体力活动减少,所以能量供给应适当减少。与正常成人相比,60~70 岁老年人的能量需要应减少 20%,70 岁以上老年人应减少 30%,此外还应根据活动量的大小适当调节能量摄入,具体情况因人而异,以维持标准体重为原则。

2. 蛋白质 老年人由于分解代谢大于合成代谢,蛋白质合成能力差,易出现负氮平衡。老年人肝、肾功能降低,过多蛋白质可加重肝、肾负担,因此老年人蛋白质的摄入应质优量足,以维持氮平衡为原则。建议摄入量为每日每千克体重 1.0~1.2 g。蛋白质提供的能量占总能量的 12%~14%。动物性蛋白质不宜摄入过多,否则会引起脂肪摄入增加。

3. 脂肪 老年人的脂肪摄入量以占总能量的 20%~30% 为宜,以植物油为主。胆固醇应控制在 300 mg/d。老年人胆汁酸合成减少,胰酶活性降低,消化脂肪能力降低,高脂肪膳食易引起消化不良。

4. 碳水化合物 老年人不宜摄入过多的蔗糖和淀粉。果糖易被老年人利用,且转变为脂肪的能力小于葡萄糖,故老年人宜多食水果。建议碳水化合物提供的能量占总能量的 55%~65%

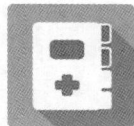

Note

为宜。此外,应增加膳食纤维的摄入。

5. 矿物质

(1) 钙:老年人对钙的吸收利用能力下降,体力活动减少又降低了骨骼钙的沉积,故老年人易发生钙的负平衡,骨质疏松较多见。中国营养学会建议老年人钙的摄入量为 1000 mg/d。

(2) 铁:老年人胃酸分泌减少,对铁的吸收利用能力下降,造血功能减退,血红蛋白含量减少,易发生缺铁性贫血。中国营养学会建议老年人铁的摄入量为 12 mg/d。注意选择含血红素铁高的食物。

此外,硒可清除体内的自由基,减轻氧化损伤;锌有利于改善味觉和免疫功能;铬参与血糖调节和脂类代谢;老年人膳食中应注意这些微量元素的供应。同时减少钠的摄入。

6. 维生素　老年人对维生素的吸收率和利用率下降,易出现维生素 A、维生素 D、维生素 B₂、叶酸和维生素 B₁₂ 缺乏。维生素 A 和维生素 B₂ 可维护皮肤黏膜的完整性,提高机体的免疫功能;维生素 A、维生素 E 和维生素 C 具有抗氧化作用,可延缓衰老、抑制肿瘤生长;维生素 B₆ 和维生素 C 可促进胆固醇代谢;叶酸和维生素 B₁₂ 可降低血中同型半胱氨酸水平,预防动脉粥样硬化的产生;叶酸和维生素 B₁₂ 还促进红细胞生成,预防贫血。因此,对老年人应供给充足的维生素,以改善代谢能力、增进食欲、提高免疫力、延缓衰老。

二、老年人合理营养与膳食

老年人合理营养与膳食内容详见第四章。

(江秀娟)

📖 本章小结

　　特定人群包括孕妇、乳母、婴幼儿、学龄前儿童、学龄儿童、老年人人群,这类人群具有孕育、哺乳、生长发育、衰老等不同生理代谢特点和生活经历,故营养需要不同于普通成年人,其膳食原则也各有特点。合理的营养膳食是特定人群身体健康、胜任各项活动及任务的共同保障,尤其是婴幼儿和青少年,良好的营养不仅可满足生长发育的需要,对促进智力发育也十分重要,通过本章学习,能以《中国居民膳食指南(2016)》为依据,合理指导不同人群的营养膳食。

🏥 能力检测

选择题

1. 下列关于孕期能量摄入量增加的说法正确的是(　　　)。

A. 从计划妊娠开始即应增加能量的摄入　　　　B. 从孕早期即应增加能量的摄入

C. 从孕中期开始增加能量的摄入　　　　　　　D. 从孕晚期开始增加能量的摄入

E. 孕期能量摄入量的增加依据个人的食量而定

2. 孕妇易缺乏的微量元素有(　　　)。

A. 钙、铁、碘　　　　　　　B. 钙、铁、锌　　　　　　　C. 铁、碘、锌

D. 硒、碘、锌　　　　　　　E. 锰、铁、锌

3. 孕妇首选的钙的来源是(　　　)。

A. 豆类及其制品　　　　　　B. 骨头汤　　　　　　　　　C. 鸡蛋

D. 奶类及其制品　　　　　　E. 钙片

老年人"十个拳头"膳食方式

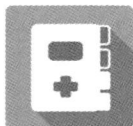

4. 乳母合理膳食说法错误的是（　　　）。

A. 增加富含优质蛋白质的动物性食物

B. 产褥期尽量少吃或不吃蔬菜、水果

C. 适当多饮汤水，保证乳汁分泌量

D. 多吃海产品，选用碘盐

E. 忌烟酒，避免饮浓茶和咖啡

5. 婴儿膳食中碳水化合物的主要来源是（　　　）。

A. 糖原　　　　　　　　B. 半乳糖　　　　　　　C. 葡萄糖

D. 淀粉　　　　　　　　E. 乳糖

6. 下列关于人乳和牛乳中蛋白质的比较，正确的是（　　　）。

A. 人乳和牛乳中酪蛋白和乳清蛋白的比例接近

B. 人乳中的蛋白质以乳清蛋白为主

C. 牛乳中的蛋白质以乳清蛋白为主

D. 人乳中蛋白质含量比牛乳中的蛋白质含量高

E. 酪蛋白比乳清蛋白更容易消化吸收

7. 下列关于人乳和牛乳中矿物质的比较，正确的是（　　　）。

A. 牛乳和人乳中矿物质的含量和质量相当　　　　B. 人乳中铁的吸收率比牛乳低

C. 人乳中的钙、磷比例更有利于钙的吸收　　　　D. 牛乳中锌、铜含量比人乳丰富

E. 牛乳中的钙含量比人乳低

8. 人乳中的营养成分能够满足（　　　）个月内婴儿的需要。

A. 1～3　　　　　　　　B. 2～4　　　　　　　　C. 3～5

D. 4～6　　　　　　　　E. 5～7

9. 婴儿添加辅助食品时，一种辅食一般要经过（　　　）天的适应期。

A. 2～3　　　　　　　　B. 3～5　　　　　　　　C. 5～7

D. 7～9　　　　　　　　E. 0～12

10. 添加婴儿辅助食品时，下列哪一种食品应优先添加？（　　　）

A. 富铁糊状食物　　　　B. 粮谷类　　　　　　　C. 薯类

D. 蔬菜类　　　　　　　E. 豆类及其制品

第五章
选择题答案

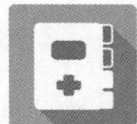

参考文献

[1] 中国营养学会. 中国居民膳食指南（2016）[M]. 北京：人民卫生出版社，2016.

[2] 孙长颢. 营养与食品卫生学[M]. 7 版. 北京：人民卫生出版社，2012.

Note

· 第二篇 ·

营养调查与健康信息管理

第六章 营养调查和评价

掌握:营养调查的内容;膳食调查方法及结果的评价。

熟悉:膳食常见营养缺乏病的体征检查及营养调查的综合评价方法。

了解:体格测量指标及评价;营养调查的组织设计与实施步骤及实验室检测。

能够对居民开展营养调查、体格测量及营养缺乏症的临床体征检验,并对居民营养进行合理评价。

第一节 概 述

案 例 导 入

骨质疏松是我国中老年女性的常见病,为研究其与钙的摄入量之间的关系,现在针对某山区中老年女性进行含钙膳食习惯与骨质疏松之间关系的调查,请问:

1. 什么是营养调查?

2. 营养调查的目的有哪些?

营养调查通常包括膳食调查、体格测量、营养状况实验室检测和营养缺乏病的临床检查 4 个方面的内容。营养评价是将这 4 个方面的内容进行评价,发现营养问题,并提出解决措施。在开展营养调查与评价工作前,应明确如下内容。

一、营养调查的目的

营养调查的目的:了解不同地区、不同年龄组人群的体质与健康状态,发现营养不平衡人群及其原因;了解与食物不足和过度消费有关的营养问题;评价居民膳食结构及其与营养素供给量之间的关系;评价居民营养状况的现状,并预测未来的发展趋势;为营养相关的研究课题提供基础资料;为制定相关政策和社会发展规划提供理论依据。

二、营养调查评价的内容与组织

营养调查评价的内容通常包括膳食调查、体格测量、营养状况实验室检测和营养缺乏病的临床检查。

Note

1. 确定调查对象 根据调查目的和实际情况确定调查对象。确定对象时需考虑不同地区、不同生活水平及劳动强度等,选择生理、经济等各方面具有代表性的调查对象,根据性别、年龄、地区、职业、经济生活水平、就餐方式等,按比例分层随机抽样。当研究对象为某人或某家庭成员时,则以研究对象为调查对象。

2. 明确调查时限 最好一年4个季度每个季度一次以反映季节特点,或者根据本地食品生产供应情况,选择春季和夏季的2个季度进行调查。每次调查不少于3~7天,如果膳食变化不大,则调查3~5天,节假日不包括在内。根据不同的调查方法,调查天数不同,记账法调查日数可长达1个月至半年,膳食史法调查期限可以达数年。

3. 调查培训 对调查人员开展培训可以加强调查的规范性,保证调查的质量。尤其开展较大规模的营养调查时,参与人员较多,容易产生误差,在调查前对参与调查的人员进行培训,统一规范调查方法和调查标准,提高调查人员的调查沟通能力。

第二节 膳食调查

案 例 导 入

骨质疏松是我国中老年女性的常见病,为研究其与钙的摄入量之间的关系,现在针对某山区中老年女性进行含钙膳食习惯与骨质疏松之间关系的调查,请问:

1. 应该选取哪种膳食调查方法比较合适?
2. 应如何对该调查表的食物名单进行选择?

膳食调查(dietary survey)是运用科学、合理的方法,对调查个体或群体每人每日主食、副食、调味品及零食等摄入量进行评估,根据食物成分表计算出每人每日各种营养素的平均摄入量,与中国居民膳食营养素参考摄入量(DRIs)进行比较,评定其营养需要的满足程度。膳食调查中的基本组成部分通过调查可及时发现存在的问题,以此为依据开展营养咨询,提出营养干预措施,保证调查人群的营养健康。

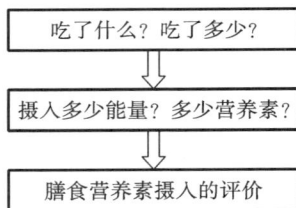

一、膳食调查的内容

膳食调查的内容(图6-1)包括以下方面。

(1) 基本资料:每人每日摄入膳食的品种、数量。

(2) 摄入膳食的烹饪加工方法。

(3) 调查对象的膳食摄入餐次分配及膳食制度。

(4) 调查对象既往的膳食情况。

(5) 调查对象的基本信息。

吃了什么? 吃了多少?

摄入多少能量? 多少营养素?

膳食营养素摄入的评价

图6-1 膳食调查的内容

二、膳食调查的方法

常用的膳食调查方法可以分为前瞻性调查和回顾性调查两大类。前瞻性调查指记录现在摄

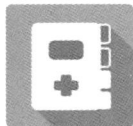

入量的方法,包括称重法、记账法;回顾性调查包括询问法和食物频数法(FFQ)。

（一）前瞻性调查方法

1.称重法　称重法又称为称量法,是运用各种日常测量工具对被调查对象每人每日每餐各种食物的消耗量进行称重和记录,包括生重、烹调后熟重和每餐剩余食物的量,计算出每人每日各种营养素的平均摄入量的调查方法。

此调查方法可用于团体、家庭和个人,通常每次调查不超过 1 周,最好在不同季节分次调查。若每天膳食变化不大者可酌情缩短,但调查时间不得少于 3 天。如调查全年营养状况,应该每季度进行 1 次。

(1)膳食调查方法:称重法膳食调查流程如图 6-2 所示。

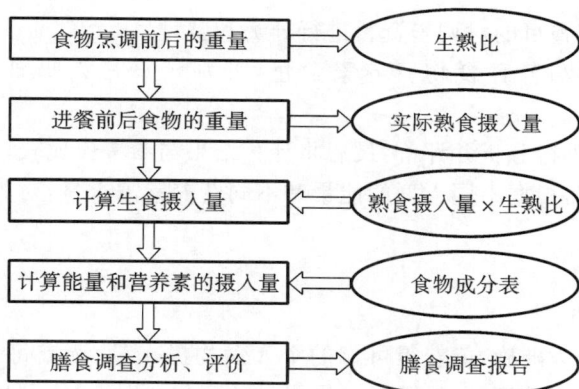

图 6-2　称重法膳食调查流程

①准确称量并记录食物烹调前后的重量并计算生熟比:称量每餐各种食物烹调前的毛重(食物总重量),可烹调的食物重量,烹调后的熟食物重量(熟食重),食物的剩余重量(包括厨房剩余量和个人食物剩余量)及用餐后剩余食物的残渣重。

$$生食物重量(可食重)=可烹调的食物重量-食物的残渣重$$

计算每餐食物生熟比(表 6-1):

$$生熟比=可食重÷熟食重$$

表 6-1　食物生熟比计算表

食物原料	生食物重量/g	熟食物重量/g	生熟比

②称量个人实际摄入的熟食量:在调查对象每餐进食前准确称量和记录各种食物,吃完后将剩余或废弃部分称重加以扣除,得出每种食物的实际摄入量。准确记录每餐就餐人数。

$$实际摄入熟食量=熟食重-(熟食余重+熟食残渣重)$$

③按生熟比计算所摄入各种食物原料的生重,将调查期间所消耗的食物按品种分类,求得每人每日的生食物实际消耗量(表 6-2)。

计算净食重(生食物实际消耗量):

$$净食重(kg)=实际摄入熟食量×生熟比$$

或　　　　$$净食重(kg)=[熟食重-(熟食余重+熟食残渣重)]×(可食重÷熟食重)$$

$$人均净食重(g)=[1000÷(0.83×女性人数+男性人数)]×净食重(kg)$$

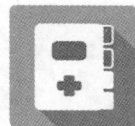

119

表 6-2　各餐食物重量调查记录表

单位：　　　　　　　　日期：　　　　　　　　记录计算人：

餐别	饭菜名称	食物名称	食物总重/kg	可食重/kg	熟食重/kg	熟食余量/kg	熟食残渣/kg	净食重/kg	人数 男	人数 女	人均净食重/g
晚餐	米饭	大米		106	300	53	0	87.3	250	50	299.5
	炒生菜	生菜		120	102	20	0	96.5			331.5
	⋮										

注：总计人数为女性人数乘以 0.83。

④整理资料：按照调查目的对调查资料进行分类和整理。

⑤根据食物成分表和各种食物营养素含量，分别计算每人每日能量和各种营养素摄入量。

⑥对膳食调查数据进行分析并评价：最后将计算结果与参考值比较，评价时注意被调查对象的年龄、性别和劳动强度，根据不同人群的能量和不同营养素需求量，对其进行评价，从而得出客观的结论。

⑦撰写膳食调查报告。

（2）称重法的优缺点：

①优点：调查方法较为准确，能获得可靠的个人食物摄入量，调查每天食物的变动情况和三餐食物的分配情况，可准确计算、分析营养素摄入量及变化状况，较为理想。

②缺点：耗费人力、物力，对调查人员的技术要求高；不适合大规模的个人调查。

2. 记账法（查账法）

记账法又称查账法，是最早、最常用的膳食调查方法。记账法通过记录一定时期内的食物总消耗量，通过查这些记录并根据同一时期进餐人数，计算每人每日各种食物的平均摄入量。记账法适用于有详细账目的集体单位或家庭的膳食调查。这种方法费用低、人力少，调查时间较长，记账期间从数周到 1 年，通常为 2～4 周，能获得大样本数据。这种方法适用于家庭调查，也适用于幼儿园、中小学、养老院等集体单位的调查，但是无法分析个体膳食摄入状况，也无法统计膳食的浪费情况。

（1）调查方法：记账法膳食调查流程如图 6-3 所示。

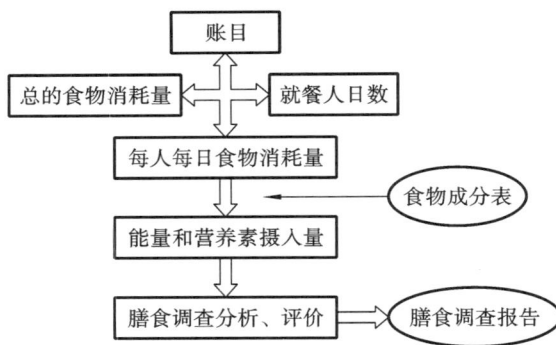

图 6-3　记账法膳食调查流程

①建立膳食管理账目，记录并计算食物消耗量与就餐人数。

记录总的食物消耗量：开始调查前需清查库存，记录现存（库存）已购入的各种食物量；然后

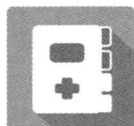

确定调查期限,将在调查期限内的食堂每天购入的各种食物每日登记,逐一记账;调查结束时,记录食堂剩余的各种食物。表 6-3 为某幼儿园食物消耗量记录表,被调查对象实际消耗量为

食物消耗量＝(调查前的库存量＋采购量)－调查结束时的库存量

表 6-3　某幼儿园食物消耗量记录表

幼儿园编号:　　　　日期:　　　　调查户:　　　　电话:　　　　地址:

食物编码				
食物名称	米	猪肉	油菜	……
调查前的库存量/kg	50	10	0	
调查过程中的采购量/kg	300	50	60	
调查结束时的库存量/kg	200	50	30	
调查期间的食物实际消耗量/kg	150	10	30	

在调查的过程中,为提高准确性,应对食物的品牌及主要配料详细记录;可用标准量的杯、碗、匙等工具定量,记录液体、半固体及碎块状食物的容积;糖或包装饮料可参考食品标签上的重量或容积;对固体食物,如面点、蛋糕等可记录食物的重量。

计算并记录进餐总人日数:进行集体调查,要对调查期间每日每餐的进餐人数、年龄、性别、劳动强度进行统计,计算总人日数。将各年龄组人日数或折合人日数相加即得总人日数。人日数代表调查对象用餐天数的情况。如调查期间早、中、晚三餐人数一致,则将调查期间早、中、晚三餐的任何一餐就餐人数相加即得人日数。如三餐用餐人数不等,则需按年龄、性别填就餐人数,然后将调查期间早、中、晚用餐人数分别相加,再分别乘以进餐系数,再将早、中、晚乘积相加,即得折合人日数。进餐系数为早、中、晚三餐所摄入的食物量和能量占全天摄入量的百分比,按照我国饮食习惯,一般可按 20％、40％、40％计算。如某单位食堂早、中、晚就餐人数分别为 100、250、150 人,则该日的总人日数为 100×20％＋250×40％＋150×40％＝180。

某幼儿园每人每日用餐记录表示例如下(表 6-4)。

表 6-4　某幼儿园每人每日用餐记录表

幼儿园编号:　　日期:　　　　调查户:　　　　电话:　　　　地址:

姓名	赵××	钱××	孙××	……
序号	01	02	03	……
性别	男	女	男	
年龄	5	4	6	
餐次比				
早(30％)	1	0	1	
中(40％)	1	0	1	
晚(30％)	1	1	1	
就餐人日数	1	0.3	1	
总人日数		2.3		

注:餐次比为早、中、晚餐三餐摄入的能量占全天摄入量的百分比,"1"代表在幼儿园用餐,"0"代表未在幼儿园用餐。

②计算每人每日食物消耗量:对于有食物账目的集体单位,可查阅过去一定时间内全体人员的食物消耗量,再除以同一时期的进餐人日数,计算得出平均每人每日各种食物的摄入量。

每人每日食物消耗量＝食物总消耗量÷总人日数

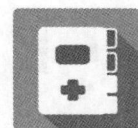

③根据食物成分表和各种食物营养素含量，分别计算每人每日能量和各种营养素的摄入量。

④对膳食调查数据进行分析并评价：最后将计算结果与参考值比较，评价时注意被调查对象的年龄、性别和劳动强度，根据不同人群的能量和不同营养素需求量，对其进行评价，从而得出客观的结论。

⑤撰写膳食调查报告。

（2）记账法优缺点：

①优点：操作简单，容易掌握，手续简便，能够节省人力和经费。可以调查较长时期的膳食情况，减少时间和季节间的误差。记账法适用于大样本调查。

②缺点：记账法只能得到集体的人均摄入量，没有个人食物摄入数据；不能反映某一个体的实际摄入水平和个体间的差异。不能对出现营养问题的个体进行评估和解释。在个体差异较大的情况下，即使平均摄入量高于推荐摄入量，也有相当比例的个体存在摄入不足的可能，因此可能不太准确。

（二）回顾性调查方法

1. 询问法

询问法是通过问答的方式了解被调查对象的膳食摄入、饮食习惯等情况，被调查者尽可能准备回顾调查前一段时间，如前一日至数日的食物消耗量。一般分为 24 h 膳食回顾法和膳食史法两种。

1）24 h 膳食回顾法　通过询问，了解被调查对象 24 h 内所摄入食物的种类和数量，按食物成分表计算分析营养素的摄入量，与中国居民膳食营养素参考摄入量比较，记录消耗的总食物量（包括外出用餐），计算每人营养素的摄入量。一般是从调查开始时间往前推 24 h，3 天连续调查。食物量通常用家用量具、食物模型或食物图谱进行估计。实际过程中，一般选用 3 天（连续 3 天，包括 2 个工作日和 1 个休息日）连续调查方法，是一种相对粗略的调查方法，常用于个人的膳食调查和评价。

（1）调查方法：24 h 膳食回顾法调查流程如图 6-4 所示。

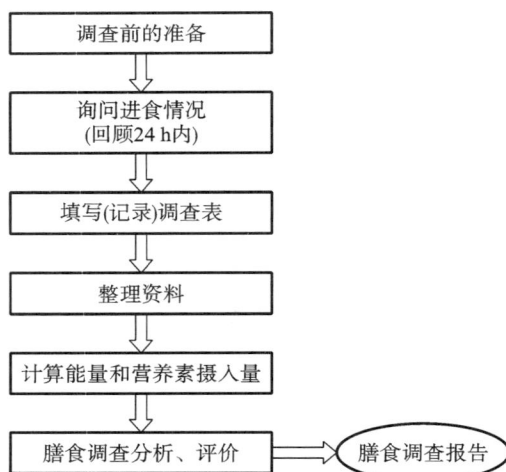

```
┌─────────────────┐
│   调查前的准备    │
└─────────────────┘
         ↓
┌─────────────────┐
│   询问进食情况    │
│  (回顾24 h内)    │
└─────────────────┘
         ↓
┌─────────────────┐
│  填写(记录)调查表  │
└─────────────────┘
         ↓
┌─────────────────┐
│     整理资料      │
└─────────────────┘
         ↓
┌─────────────────┐
│  计算能量和营养素摄入量 │
└─────────────────┘
         ↓
┌─────────────────┐        ┌─────────────┐
│  膳食调查分析、评价 │ ────→ │  膳食调查报告  │
└─────────────────┘        └─────────────┘
```

图 6-4　24 h 膳食回顾法调查流程图

①做好调查前的准备工作：了解市场上食物（主、副食）的供应品质和价格；了解食物生熟比和体积之间的关系，能根据食物体积准备估计食物重量；准备 24 h 膳食回顾法调查表，常用开放式调查表进行面对面询问，调查表设计见表 6-5；确定调查对象，预约调查时间与地点。

②调查进食情况：调查询问方式有多种，包括面对面询问、使用开放式表格或使用事先编码

好的调查表通过电话、录音机或计算机程序等进行。要求调查对象准确回顾描述 24 h 内摄入的所有食物种类和数量,包括在外就餐食物,从调查前最后一餐开始往前回顾 24 h,填写调查表 6-5。

表 6-5　24 h 膳食回顾法调查表

姓名:　　　性别:　　　年龄:　　　身高(cm):　　　体重(kg):　　　职业:　　　电话/地址:

菜谱	原料名称	原料重量/g	进餐时间	进餐地点
米饭	大米	100	早餐	家
炒生菜	生菜	200		
番茄煎鸡蛋	番茄	250		
	鸡蛋	50		
……	……	……		

备注:进餐时间包括早餐、上午小吃、午餐、下午小吃、晚餐、消夜的时间;进餐地点为在家、单位(如学校)、饭店、摊点、亲友家或其他。

③整理调查资料(同称重法)。

④计算能量和营养素摄入量(同称重法)。

⑤对调查数据进行分析和评价,而后撰写调查报告。

(2) 24 h 膳食回顾法优缺点:

优点:调查方便、快捷,可以获得个体食物摄入量等资料,适用于散居的特殊人群或个体。无论是全国膳食调查还是小型的研究课题,都可以采用这一方法来估计个体的膳食摄入量。可以进行面对面入户调查,应答率较高。24 h 膳食回顾法对于人群营养状况的原因分析非常有价值。

缺点:调查结果相对粗糙,如果膳食回顾不全面,可能对结果有较大影响;当样本量较大、膳食相对单调时,误差将被分散。并且由于调查主要依靠被调查者的记忆能力来回忆、描述膳食,因此不适合年龄在 70 岁以上和 7 岁以下的人群或近期记忆较差的人。此方法对调查员的要求较高,否则调查者之间差别很难标准化。调查者不仅需要掌握调查的专业技巧和亲和的态度,还需要了解市场上主副食供应的品质和规格,食物生熟比和容积之间的关系,即按食物的体积能准确估计其生重值。

2) 膳食史法　由于人体生长发育受长期饮食习惯的影响,因此询问饮食史可获取调查对象的饮食习惯与饮食模式。此方法广泛用于流行病学的调查和研究。常用于评估个体每日总的食物摄入量及在不同时期的膳食模式。通过询问调查对象,可以发现膳食营养的明确缺陷,也可以了解被调查者是否偏食、挑食。调查时间为过去 1 个月、半年或 1 年。此方法调查结果不够准确,在无法用称重法和记账法调查的情况下才使用。

2. 食物频数法　食物频数法又名食物频率法,是估计调查对象在指定的一段时期内吃某些食物频率的一种方法。这种方法以填写调查问卷的方式进行膳食调查,以调查个体经常性的食物摄入种类,根据每日、每周、每月甚至每年所食食物的种类或各种食物的次数来评价膳食营养状况。

食物频数法在实际应用中可以分为定性、定量和半定量三种类型。定性的 FFQ 通常只是得到每种食物在特定时期内的食用次数,而不收集食物份额大小的资料。定量的 FFQ 要求调查对象提供所吃食物的数量,通常借助于测量用辅助物。半定量 FFQ 通常要提供标准(或平均)食物份额大小的种类,供调查对象回答时选用。调查对象根据问卷列出的食物名称、食物项目回答其食用某类食物的频数,有时加上食用量。近年来被应用于研究既往膳食习惯和某些慢性病的关系。

1) 调查方法

(1) 做好调查前的准备工作:设计食物频率法的调查表,包括食物名单和食物频率。根据调

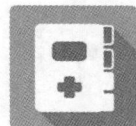

查目的确定食物名单,选择调查对象经常食用的食物、所研究营养成分的食物与调查对象之间摄入状况差异较大的食物。如进行综合性膳食摄入状况评价,采用调查对象常用的食物。若研究营养相关疾病,则采用与相关疾病有关的几种食物或含有特殊营养素的食物。食物频率指该食物在一定时期内被食用的次数。

根据定性、定量和半定量三种类型,设计食物频数法调查表。定性食物频数调查指调查每种食物从 1 周到 1 年内的各种食物摄入次数,可以从每月 1 次、每周 1 次或 3 次到更多(表 6-6)。半定量食物频数调查要求提供调查对象所吃食物的数量(表 6-7)。

表 6-6 定性食物频数调查表

姓名: 性别: 年龄: 身高(cm): 体重(kg): 日期: 电话/地址:

食物名称	不吃 <1 次/月	少吃 <1 次/周	偶尔吃 <3 次/周	经常吃 ≥3 次/周
牛奶				
鸡蛋				
⋮				

表 6-7 半定量食物频数调查表

姓名: 性别: 年龄: 身高(cm): 体重(kg): 日期: 电话/地址:

食物名称	次数/月	次数/周	次数/日
牛奶			
鸡蛋			
⋮			

(2)发放和回收调查表:调查表发放可采用现场发放、上门发放或邮寄发放等形式,调查表的回收可采用现场回收、上门回收或邮寄回收等多种形式。

(3)整理资料(同称重法)。

(4)计算(同称重法)。

(5)对膳食调查数据进行分析评价,而后撰写调查报告。

2)食物频数法优缺点

优点:对调查员和调查对象的负担较小,工作量相对不大,能够迅速获得平时食物摄入量,反映长期的营养素摄取方式;可以作为慢性病与膳食模式关系的依据;结果也可作为膳食宣教的参考。

缺点:回顾的期间不准确,对食物份额大小的量化不准确,不能计算能量和各种营养素的摄入量。

三、膳食调查结果整理及评价

1. 资料收集

(1)通过膳食调查,得到调查数据表,如 24 h 膳食回顾法调查表或食物称重登记表等。

(2)准备中国食物成分表、中国居民膳食营养素参考摄入量表和中国居民平衡膳食宝塔图。

(3)对调查期间的各种食物原料、食谱进行了解。

(4)预先设计好的各种食物摄入量记录表、统计表等。

2. 根据膳食调查的结果,进行资料的统计与计算

(1)记录每人每日摄入各种食物及调味品的名称和数量。

化学分析法

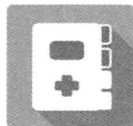

将食物进行分类排序,记录在表 6-8 中,计算实际摄入量,并与中国居民平衡膳食宝塔参考摄入量进行比较。

表 6-8　各种食物摄入量调查记录表

食物类型	质量/g	食物类型	质量/g	食物类型	质量/g	食物类型	质量/g
米及其制品		蔬菜类		鱼虾类		淀粉类	
面及其制品		水果类		奶类及制品		糕点类	
其他谷类		坚果类		蛋类及制品		盐	
薯类		畜肉类		植物油		酱油	
豆类		禽肉类		动物油		酱料	

①人日数:代表调查对象以一日三餐为标准折合的用餐天数,一个人吃早、中、晚三餐为 1 个人日。

②标准人系数:体重 60 kg 成年男性从事轻体力劳动者为标准人,以其能量供给量 2400 kcal 作为 1,其他各类人员按其能量推荐量与 2400 kcal 之比得出各类人的折合系数。

$$标准人日数=标准人系数\times 人日数$$

③混合系数:

$$混合系数=(成员 1 标准人系数\times 人日数+成员 2 标准人系数\times 人日数+\cdots)/总人日数$$

④标准人的平均每日某营养素摄入量:

$$标准人的平均每日某营养素摄入量=平均每人每日某种营养素的摄入量/混合系数$$

在进行食物归类时,需注意有些食物需要折算才能相加,如计算豆类摄入量时,不能将大豆和豆浆直接相加,应该按照蛋白质含量将两者折算出系数,相乘折算后再相加。

(2)根据食物成分表,分别计算各种食物提供的能量,再将各种食物提供的能量相加,计算出能量摄入量总和;或者分别计算各种食物的碳水化合物、蛋白质、脂肪的含量,再计算三大产能营养素的总摄入量,然后得出碳水化合物、蛋白质、脂肪各自提供的能量,最后将三种营养素能量相加,即为总的能量摄入量:

$$碳水化合物提供的能量(kcal)=碳水化合物摄入量(g)\times 4(kcal/g)$$
$$蛋白质提供的能量(kcal)=蛋白质摄入量(g)\times 4(kcal/g)$$
$$脂肪提供的能量(kcal)=脂肪摄入量(g)\times 9(kcal/g)$$
$$膳食总能量=\sum 各营养素提供能量$$

(3)根据调查对象实际情况,查出并计算每人每日能量需求量、各种营养素的推荐摄入量;计算每人每日能量及各种营养素的摄入量占推荐摄入量的百分比。

(4)计算能量来源及三大产能营养素的供能比:

$$三大产能营养素供能比(\%)=各营养素提供能量/食物总能量\times 100\%$$

(5)计算蛋白质、脂肪的食物来源。

分别计算动物性食物、豆类中的蛋白质含量。计算动物性脂肪和植物性脂肪的比例。

(6)计算三餐供能比。

3. 膳食营养评价

(1)评价食物构成:参照中国居民平衡膳食宝塔,评价食物的种类是否齐全。

(2)评价能量及各种营养素:参照中国居民膳食营养素参考摄入量,分析能量及各种营养素摄入量是否存在摄入不足或过剩的情况。

(3)评价三大产能营养素的功能比是否合理:根据 DRIs 推荐的膳食能量来源比例,碳水化合物、蛋白质、脂肪提供的能量比应为 50%～65%、10%～15%(儿童 12%～15%)和 20%～30%(儿童、青少年 25%～30%)。

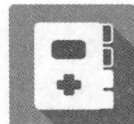

（4）评价蛋白质的来源和比例：对蛋白质进行营养评价时，也要对其质量进行分析评价，评价膳食中优质蛋白质（豆类蛋白质和动物性蛋白质）占总蛋白质的比例，要求优质蛋白质占总膳食蛋白质总量的 1/3～1/2。

（5）评价三餐供能比：早、中、晚三餐的功能比应分别为 30％、40％、30％。

第三节　体格测量的方法与意义

案例导入

刘某，男，35 岁，从事建材销售工作，平时应酬较多，喜欢吃肥肉，喝酒，近几年"啤酒肚"越来越大，体检查出脂肪肝。医生建议其减肥，请问：

1. 刘某的体格测量指标有哪些？

2. 如何评价其营养状况？

体格测量就是测量被测者的体重、身高、头围、胸围、腹围等人体数据，以获取评价个人或群体的身体形态特点、发育程度、健康状况、机能水平的各种准确信息。通过体格测量，根据测量信息有针对性地、科学合理地组织实施体育锻炼和运动训练，可增强人体体质、促进健康水平和运动技术水平的提高。此外，体格检查对学校学生体质档案的建立、对运动员选拔、对人类各种疾病的防治都具有极其重要的意义。

一、常用的测量指标及评价方法

常用的人体测量指标包括身高（身长）、体重、腰围、臀围、上臂围及皮褶厚度等。

（一）身高

身高也叫身长，是指从头顶到足底的垂直长度，是人体生长发育最有代表性的指标。每个人的身高在一天中会产生变化，浮动范围在 2 cm 左右，因此测量身高的时间应该固定，一般选取上午 10 时的身高值作为全天的平均值。身高可反映骨骼发育情况，也可直接反映人体营养状况。

1. 测量器材及校正　身高测量采用符合国家标准生产的电子或机械的身高计，目前常用的是复合式的电子或机械身高体重计。使用前应检查电源线及接口是否牢固，连接处是否紧密，有无晃动，零件有无松脱等情况并及时加以纠正。测量前仪器需校正，校对零点，以标准刻度钢尺检查其刻度是否准确，读数以厘米为单位，精确到小数点后一位。1 m 的误差不能大于 0.1 cm。

2. 测量者姿势　测量者站在被测者的右侧，将水平滑板轻轻下滑至被测者的头部，将测量者头发压平。测量者读数时双眼应与压板的平面等高。

3. 被测者姿势

（1）立式身高测量要点：被测者脱去鞋帽，赤足，背向立柱站立在身高计的底板上，挺胸收腹，躯干自然挺直，头部正直，两眼平视前方，耳廓上缘与眼眶下缘呈水平位（两点呈水平）。上肢自然下垂，两腿伸直。两足跟并拢，足尖分开约 60°，足跟、骶骨部及两肩胛间与立柱相接触，成"三点一线"站立姿势（三点靠立柱）。

（2）卧式身高测量要点：被测者平卧于有刻度的床或台子上，两腿伸直，头顶墙壁或板壁，以

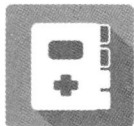

脚跟与尺相齐的刻度为准读数。测量结果一般精确到 0.1 cm。

4. 测量定位　测量者应移动身高计的水平板至被测者的头顶,使其松紧度适当,即可测量出身高。此时,测量者平视标尺读数。

5. 读数并记录　测量者平视标尺读数,以米为单位,精确到小数点后一位(0.1 cm)。使用电子身高计读数时可直接读显示屏上的数字并记录。

6. 注意事项

(1)测量器材应置于平坦地面并靠墙。

(2)测量姿势严格按照"三点靠立柱""两呈水平"的测量要求。

(3)水平压板与头部接触时,松紧要适度,头发蓬松者要压实,妨碍测量的发辫、发结要放开,饰物要取下。

（二）体重

体重是器官、骨骼、肌肉、脂肪等组织及体液等全部机体的总重量。人体体重在一日之间会受进食、运动、排泄而波动,一般选取早晨空腹或上午 10 时测量较为适宜(1 h 内禁止进食)。

1. 测量器材及校正　体重测量器材采用符合国家标准生产的电子或机械体重计,目前常用的是复合式的电子或机械身高体重计。使用前应检验体重计的准确性和灵敏性,矫正体重计。准确度要求误差不超过 0.1%,即每百千克误差小于 0.1 kg。检验方法:以备用的 10 kg、20 kg、30 kg 标准砝码分别进行称量,检查指标读数与标准砝码误差是否在允许范围。灵敏度的检验方法:置 100 g 重砝码,观察液晶屏上数字变化,如果数字增加了 0.1 kg 时,则达到要求。每天使用前需进行校正。

2. 被测者姿势　被测者于测量前排尿,脱鞋帽、外衣,赤足。男性身着短裤,女性身着短裤、短袖衫,不接触其他物体,站在电子体重计中央。

3. 测量定位　测试时,体重计应放在平坦地面上,测量者调整 0 点至刻度尺水平位。

4. 读数并记录　测量者双目正视刻度尺的读数,以千克为单位,精确到小数点后一位,读取体重测量值,并将读数记录。测试误差不超过 0.1 kg。

5. 注意事项

(1)测量体重前被测者不得进行剧烈体育活动或体力劳动。

(2)被测者站在体重计的中央,上、下体重计时动作要轻。

(3)测量体重的标准应统一(如穿着厚薄一致,测量前不能饮水、进餐,测量时间固定等)。

6. 标准体重的评价　体重可反映人体机体的营养状况。

(1)世界卫生组织推荐的体重计算方法:

$$男性标准体重(kg)=(身高(cm)-80)\times70\%$$

$$女性标准体重(kg)=(身高(cm)-70)\times60\%$$

标准体重±10%为正常体重;标准体重±(10%~20%)为体重过重或过轻;标准体重±20%以上为肥胖或体重不足。

(2)我国常用的标准体重计算公式(Broca 的改良式):

$$男性标准体重(kg)=身高-105(cm)$$

$$女性标准体重(kg)=身高-105-2.5(cm)$$

评价标准:实测体重占标准体重的百分数±10%为正常范围,标准以上的 10%~20%为过重;大于 20%为肥胖;标准以下的 10%~20%为消瘦;小于 20%为明显消瘦。

（三）腰围、臀围、上臂围

1. 腰围　腰围指的是经脐点的腰部水平围长。

(1)测量器材及校正:使用符合国家标准生产的软尺。使用前先校正器材。用标准钢尺校

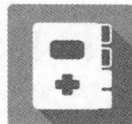

对,每米误差不超过 0.2 cm。

（2）测量者姿势:测量者站立,在被测者的前方或右前方。

（3）被测者姿势:被测者自然站立,保持自然呼吸状态,勿用力挺胸或收腹,双脚分开 25～30 cm,体重均匀分配。

（4）测量定位:腰围的测量部位目前没有统一标准。比较常用的有两个部位:腰围的水平位置为脐线;自肋骨下缘和髂前上棘连线的中点,一般左右两侧各定一个测量点,测量时软尺应通过两个测量点水平围腰一周。

（5）读数并记录:在被测者呼气末期读数,以厘米为单位,精确到 0.1 cm。两次测量之间的误差不应该超过 1 cm。

（6）注意事项:

①软尺两侧均有读数,应注意测量单位为厘米。

②测量过程中,确保软尺没有扭曲。

（7）腰围的评价:目前我国的正常成人腰围的判断标准见表 6-9,超过此范围值的为腹部肥胖,又名向心性肥胖。

表 6-9　正常成人腰围的判断标准　　　　　　　　　　　（单位:cm）

性别	WHO 标准	亚洲国家参考标准	中国参考标准
男性	<94	<90	<85
女性	<80	<80	<80

注:我国成人正常腰围标准:男性腰围<85 cm,女性腰围<80 cm。

腰围是反映脂肪总量和脂肪分布的综合指标,是身体健康的"晴雨表",通常人们很关注体重对健康的影响,其实更应该关注腰围。

2. 臀围　臀围是臀部的最大围度,是臀部向后最突出部位的水平围长。同时测量腰围和臀围从而计算腰臀比,可反映人体脂肪分布特点和肥胖特点。

（1）测量器材及校正(同腰围)。

（2）被测者姿势:被测者自然站立,臀部放松,保持自然呼吸状态。

（3）测量定位:臀围的测量部位目前没有统一标准,比较常用的有两个部位,即臀部的最高点、股骨大粗隆水平。测量时用软尺置于臀部测量点,水平绕臀部一周进行测量。

（4）读数并记录:以厘米为单位,精确到 0.1 cm。

（5）注意事项:

①为确保准确性,测量臀围时,一是要在横切面上,二是要在锻炼前进行。

②注意每次测量的时间和部位相同。

③测量时不要把软尺拉得太紧或太松,力求仔细、准确。

（6）腰臀比(WHR)的计算公式与评价标准:

$$腰臀比(WHR)=腰围值÷臀围值$$

男性 WHR>0.9 或女性 WHR>0.8,则可诊断为中心性肥胖(向心性肥胖),但其分界值随年龄、性别、人种的不同而不同。目前一般用腰围值代替腰臀比来判断向心性肥胖。

3. 上臂围(AC)　上臂围是上臂横截面周长,一般测量上臂最丰满部位(三头肌突出的部位,或者三角肌下端点处,胳膊细者此处反而不丰满)。上臂围大小表示胳膊粗细。儿童测量时,一般采用肩顶到鹰嘴连线的中点作为测量点。上臂围可分为上臂紧张围与上臂松弛围。

上臂围本身可反映营养状况,它与体重密切相关。上臂围可反映肌蛋白储存和消耗程度,是评价机体蛋白质储存情况的较好指标。上臂围包括皮下脂肪在内,也可反映能量摄取情况。另外,还可根据上臂围计算上臂肌围(AMC)和上臂肌面积。

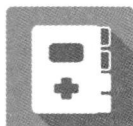

取左上臂背侧中点,即肩峰至尺骨鹰嘴处的中点上约 2 cm 处。测量者立于被测者后方,使被测者上肢自然下垂,测量者以左手拇指将皮肤连同皮下组织捏起,然后从拇指下测量 1 cm 左右处皮褶厚度,应注意皮褶厚度计与上臂垂直。如为卧床患者,则将右前臂舒适地横置在胸部。记录以毫米为单位,精确到 0.1mm。

(1) 测量器材及校正(同腰围)。

(2) 测量者姿势:测量者站立于被测者选取被测上臂的一侧。

(3) 被测者姿势:

①测上臂紧张围:被测者斜平举左上臂,角度约为 45°,手臂向上握拳并用力屈肘。

②测上臂松弛围:被测者上臂缓慢自然下垂。

(4) 测量定位:

①上臂紧张围:上臂肱二头肌最大限度收缩时的围度。定位在上臂肱二头肌最粗处,用软尺绕其一周。卷尺形成的围度要与上臂垂直,松紧度要适宜。

②上臂松弛围:上臂肱二头肌最大限度松弛时的围度。定位在上臂肱二头肌最粗处,用软尺绕其一周。卷尺形成的围度要与上臂垂直,松紧度要适宜。

(5) 读数并记录:以厘米为单位,精确到 0.1 cm,测量误差不超过 0.5 cm。

(6) 注意事项:

①注意每次测量的时间和部位相同。

②测量时不要把软尺拉得太紧或太松,力求仔细、准确。

(7) 计算及评价标准:

上臂肌围(AMC)是评价蛋白质-热量营养不良的常用指标之一,其计算公式为

$$AMC(cm) = AC(cm) - 3.14 \times TSF(cm)$$

其中,AC 一般指上臂松弛围,TSF 指肱三头肌皮褶厚度。

评价标准:AMC 的正常参考值为成年男性 24.8 cm,成年女性 21.0 cm。实测值相当于正常值的 90% 以上为正常,80%～90% 为轻度营养不良,60%～80% 为中度营养不良,小于 60% 为重度营养不良。

(四) 皮褶厚度

皮褶厚度(TSF)是推断全身脂肪含量、判断皮下脂肪发育情况的一项重要指标。测量皮褶厚度的常用部位有上臂肱三头肌部(代表四肢)和肩胛下角部(代表躯体)。

(1) 测量器材及校正:测量皮褶厚度用皮褶厚度计,使用前需校正,将指针调到"0"位后,将皮褶厚度计两个接点间的压力调节至国际规定的 10 g/mm² 的范围内。

(2) 测量者姿势:测量者立于被测者后方。

(3) 被测者姿势:被测者自然站立,肌肉放松,上肢自然下垂,体重均匀分配。被测者应穿背心或裸露被测部位肌肉。如被测者卧床,则将其右前臂舒适地横置在胸部。

(4) 测量定位:

①上臂(肱三头肌)皮褶厚度(TSF):被测者上肢自然下垂,测量者找到其左上臂背侧中点上约 2 cm 处,即左肩峰至尺骨鹰嘴的中点,以左手拇指、食指和中指将被测者的皮肤连同皮下组织捏提起来,在该皮褶提起点下方用皮褶厚度计测量其厚度。右拇指松开皮褶厚度计卡钳钳柄,使钳尖充分夹住皮褶,在皮褶厚度计快速回落后立刻读数,连续测量 3 次取平均值。应注意皮褶厚度计与上臂垂直。肱二头肌皮褶厚度测量位置为肱二头肌肌腹中点处,测量方法同前。

②背部(肩胛下角)皮褶厚度:被测者上肢自然下垂,测量者在其左肩胛骨下角下方约 2 cm

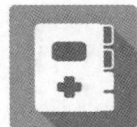

处,顺着皮褶方向将皮褶纵向捏提起测量其厚度,读数方法同上。皮褶厚度计与水平角成45°角。

（5）读数并记录:以毫米为单位,精确到0.1mm。

（6）注意事项:

①测量时要把皮肤和皮下组织一起捏提起来,但不能捏提肌肉。

②测量时皮褶厚度计的钳口连线应与皮褶走向垂直。

③皮褶厚度计的刻度盘和钳口应经常校正。

（7）评价:三头肌皮褶厚度(TSF)是最常用的评价脂肪贮备及消耗良好指标。所测数据可和同年龄的正常值相比较。

TSF的正常参考值为成年男性8.3mm,成年女性15.3mm。实测值占正常值的90%为营养正常,80%~90%为轻度热能营养不良,60%~80%为中度热能营养不良,低于60%为重度热能营养不良。若低于5mm表示无脂肪可测,体脂肪消耗殆尽。如果测得数值超过于标准值的120%,则为肥胖。

（五）体质指数

体质指数(body mass index,BMI)是指体重与身高平方的比值,是目前国际上常用的衡量人体胖瘦程度以及是否健康的标准(表6-10),其公式为

$$体质指数(BMI)=体重(kg)\div身高的平方(m^2)$$

表6-10　BMI结果评价

类型	WHO标准	中国参考标准
体重过低	BMI<18.5	BMI<18.5
正常范围	18.5≤BMI<25.0	18.5≤BMI<24.0
超重	25≤BMI<30.0	24≤BMI<28.0
肥胖	BMI≥30	BMI≥28.0

注:不适合年龄小于18岁的被测者,以及竞赛运动员、肌肉发达的健美运动员、孕妇和哺乳妇女、体弱及需久坐的老人。

第四节　常用检验指标和临床意义

案例导入

患儿,男,13个月,足月顺产,出生体重3kg,母乳喂养,已添加少量稀粥和奶粉。近2个月面色逐渐苍白,食欲减退,不爱活动,有时烦躁。体检发现面色、睑结膜、口唇、甲床均苍白。腹平软,肝右肋下2.5cm,脾左肋下扣及,质软。血常规:Hb 80g/L,外周血涂片示红细胞大小不等,以小细胞为主,中央淡染区扩大。请问:该患儿最可能的临床诊断是什么?如何从膳食方面进行营养干预?

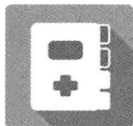

人体营养水平的实验室检查是营养调查的组成部分,包括生理检查和生化检验。正确选择相应的实验室检测方法,对于营养不足状态的早期发现和及时防治有重要意义。体内营养素含量、浓度及酶活性的下降常是营养不足的一种表现,人体营养水平鉴定是借助生化、生理实验手段,发现人体临床营养不足、营养贮备水平低下或过营养状况,以便及早掌握营养失调征兆和变化动态,及时采取必要的防治措施。有时为研究某些有关因素对人体营养状况的影响,也对营养水平进行研究测定。

一、实验室检测常用指标

常用的检验标本是血液和尿液。通过血液可以评估蛋白质、钙、铁、维生素 A 的营养状况,通过尿液可以检测各种水溶性维生素的营养水平。

1. 血、尿中营养素含量

血、尿中营养素含量包括血浆蛋白、血脂、血中维生素和矿物质的含量及尿中维生素的含量。血浆蛋白可反映机体蛋白质营养状况,血脂含量可反映体内脂类代谢情况。水溶性维生素在体内不能大量储存,若摄入量超过人体负荷,则可以从尿中大量排出,常用尿负荷实验来评定水溶性维生素的营养状况。血、尿中营养素含量可反映膳食摄取情况和机体的营养状况。

2. 营养代谢物的血、尿浓度

某些维生素,如硫胺素是体内酶的组成成分,当维生素摄入不足时,正常代谢受阻,某些代谢产物堆积或减少,测定营养代谢产物可以评定机体该营养素的营养状况。

3. 酶活性检查和生理功能检查

蛋白质、维生素和矿物质是酶或辅酶的重要组成部分,这些营养素的缺乏可以造成酶活性改变,血中酶活性水平的检查可以说明营养素的营养状况。

生理功能检查包括暗适应能力、凝血酶原时间和血管脆性实验,分别用以评定机体维生素 A、维生素 K、维生素 C 的营养状况。

4. 头发、指甲中营养素含量

通过检测头发、指甲中某些必需微量元素的含量,可评定被测者的摄入膳食情况及营养状况。

我国常用人体营养水平生化检验参考指标及临界值(表 6-11)来评定,因这些数值常受民族、体质、环境因素等多因素影响,因而是相对的。

表 6-11 人体营养水平生化检验参考指标及临界值

营养素	检查项目
蛋白质	①血清总蛋白＞60 g/L
	②血清蛋白＞36 g/L
	③血清球蛋白＞13 g/L
	④血清白蛋白/球蛋白(A/G)(1.5～2.5)∶1
血脂	①总脂 4500～7000 mg/L
	②三酰甘油 0.22～1.2 mmol/L(200～1100 mg/L)
	HDL-C 0.78～2.2 mmol/L(300～850 mg/L)
	LDL-C 1.56～5.72 mmol/L(600～2200 mg/L)
	③α-脂蛋白 30%～40%
	④β-脂蛋白 60%～70%
	⑤胆固醇总量(成人)2.9～6.0 mmol/L(1000～2300 mg/L)(其中胆固醇酯70%～75%)
	⑥游离脂肪酸 0.2～0.6 mmol/L

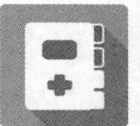

Note

续表

营养素	检查项目
钙、磷、 维生素 D	①血清钙 90～110 mg/L(其中游离钙 45～55 mg/L) ②血清无机磷　儿童 40～60 mg/L,成人 30～50 mg/L ③血清 $Ca \times P > 30～40$ ④血清碱性磷酸酶活性　成人 1.5～4.0,儿童 5～15(菩氏单位) ⑤血浆 25-羟维生素 D_3 10～30 $\mu g/L$;1,25-二羟维生素 D_3 30～60 ng/L
铁	①全血血红蛋白浓度(g/L): 　成年男性>130,成年女性>120,儿童>120,6 岁以下小儿及孕妇>110 ②血清运铁蛋白饱和度:成人>16%,儿童>7%～10% ③血清铁蛋白>10～12 mg/L ④血液红细胞比容(HCT 或 PCV)　男性 40%～50%,女性 37%～48% ⑤红细胞游离卟啉<70 mg/L RBC ⑥血清铁 500～1840 $\mu g/L$ ⑦平均红细胞体积(MCV)80～90 μm^3 ⑧平均红细胞血红蛋白量(MCH)26～32 μg ⑨平均红细胞血红蛋白浓度(MCHC)(34±2)%
锌	①发锌 125～250 $\mu g/g$(各地暂用:临界缺乏<110 $\mu g/g$,绝对缺乏<70 $\mu g/g$) ②血浆锌 800～1100 $\mu g/L$ ③红细胞锌 12～14 mg/L ④血清碱性磷酸酶活性　成人 1.5～4.0,儿童 5～15(菩氏单位)
维生素 A	①血清视黄醇　儿童>300 $\mu g/L$,成人>400 $\mu g/L$ ②血清胡萝卜素含量>800 $\mu g/L$
维生素 B_1	①负荷试验:空腹口服维生素 B_1 5 mg 后,4 h 尿中排出量($\mu g/h$) 　缺乏　<100 　不足　100～199 　正常　200～399 　充裕　≥400 ②红细胞转羟乙醛酶活力 TPP 效应<16%
维生素 B_2	①负荷试验:空腹口服维生素 B_2 5 mg 后,4 h 尿中排出量($\mu g/h$) 　缺乏　<400 　不足　400～799 　正常　800～1299 　充裕　≥1300 ②红细胞内 GSHPx 活力系数≤1.2
维生素 C	负荷试验:空腹口服维生素 C 500 mg 后,4 h 尿中维生素 C 排出量(mg/h) 不足　<5 正常　5～13 充裕　>13
维生素 PP	24 h 尿>1.5 mg,4 h 5 mg 负荷尿>2.5 mg,任意一次尿>1.6 mg/g 肌酐

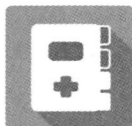

续表

营养素	检查项目
叶酸	血浆:3～16 µg/L,红细胞:130～628 µg/L
免疫学 指标	①总淋巴细胞计数:(2.5～3.0)×10⁹/L ②淋巴细胞百分比:20%～40% ③迟发性皮肤过敏反应:直径>5 mm

二、营养缺乏病的常见体征

机体营养素摄入不足、吸收或代谢障碍或机体需要量增加等因素可引起营养缺乏病。可检查被测者脸色、精神状态、头发、眼、唇、口腔或皮肤等症状或体征来进行初步判断营养缺乏病。

1. 维生素 A 缺乏表现

(1)眼部的症状和体征:暗适应能力减退、夜盲、眼结膜和角膜干燥,自觉痒感,泪减少、结膜干燥斑或毕脱斑,继而角膜发生干燥、浑浊、软化、畏光、眼痛。

(2)皮肤表现:开始时仅感皮肤干燥,易脱屑,有痒感渐至上皮角化增生,汗液减少,角化物充塞毛囊形成毛囊丘疹。检查触摸皮肤时有粗砂样感觉,以四肢伸面、肩部为多见,可发展至颈、背部甚至面部,毛囊角化引起毛发干燥,失去光泽,易脱落,指、趾甲变脆易折、多纹等。

维生素 A 缺乏使儿童发育迟缓,影响骨组织和牙齿正常发育,免疫功能下降及血红蛋白合成代谢异常。

2. B 族维生素的缺乏表现及推荐食物(表 6-12)

表 6-12　B 族维生素缺乏表现及推荐食物表

B 族维生素	缺乏表现	推荐食物
维生素 B₁	脚气病、肢端麻木、体表蚁走感、肌肉乏力、疼痛,下肢水肿	动物肝脏、肉类、豆类、全谷类、坚果类
维生素 B₂	视物模糊、口角炎、口角溃疡、脂溢性皮炎、阴囊皮炎	动物内脏(心、肝、肾)、乳类、蛋黄、豆类、全谷类、坚果类
维生素 B₆	口炎、舌炎、口唇干裂、精神抑郁、惊厥	动物肝脏、肉类、豆类、鱼类、葵花籽、核桃
维生素 B₁₂	巨幼细胞性贫血、记忆力下降、精神抑郁、表情痴呆、易激动	动物肝脏、鱼、贝壳类、蛋类
烟酸	皮炎、腹泻、痴呆	用小苏打处理玉米
叶酸	巨幼细胞性贫血、神经管畸形、高同型半胱氨酸血症、精神萎靡、健忘、失眠、阵发性欣快症、舌炎、胃肠道功能紊乱	绿叶蔬菜、动物肝脏、肾脏、蛋类、大豆

3. 维生素 C 缺乏表现　维生素 C 缺乏早期表现为疲劳、倦怠、皮肤出现淤点、淤斑、牙龈疼痛出血、伤口愈合不良、关节肌肉短暂性疼痛;毛细血管脆性增加;牙龈肿胀出血、鼻出血、结膜出血、皮下大片淤斑;骨质疏松。

4. 维生素 D 缺乏表现　维生素 D 缺乏表现为佝偻病、骨质疏松、骨质软化症、手足抽搐症。推荐多晒太阳,使用维生素 AD 滴剂。

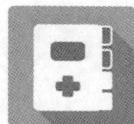

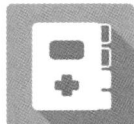

人群铁缺乏
筛查方法

5. 维生素 E 缺乏表现　维生素 E 缺乏表现为溶血性贫血;增加动脉粥样硬化、癌症、白内障及其他老年退行性病变的危险性。推荐食物:麦胚、坚果类。

6. 钙缺乏表现　钙缺乏表现为佝偻病、骨质软化症、骨质疏松症。推荐食物:奶及奶制品、豆类、坚果类、虾皮、海带、芝麻酱。

7. 铁缺乏表现　儿童缺乏容易烦躁、精力不集中、抗感染性疾病能力和身体抵抗力下降,铁缺乏可损害儿童的认知能力和学习记忆力,形成的损害在补铁后也难以恢复;成人缺铁容易疲劳、倦怠、工作效率和学习能力降低;面色苍白、指甲脆薄、反甲、肝脾轻度肿大;铁缺乏可增加铅的吸收。推荐食物:动物肝脏、畜肉类。

8. 锌缺乏表现　锌缺乏表现为生长发育停滞;性成熟延迟及第二性征发育不良;味觉减退、食欲缺乏,严重者出现异食癖;皮肤干燥、粗糙,色素沉着,伤口不易愈合,头发干燥、枯黄,青年人可出现痤疮,严重者出现肝脾肿大和贫血。推荐食物:贝类海产品、红肉、内脏等。

9. 碘缺乏表现　碘缺乏表现为甲状腺肿、克汀病。推荐食物:碘盐、海产品。

10. 蛋白质缺乏表现　蛋白质缺乏表现为水肿,头发变色、易折、易脱落,皮肤干燥,抵抗力下降,生长发育迟缓。

（王笑丹）

📋 本章小结

营养调查与评价的方法包括膳食调查、体格测量、营养缺乏病的临床检查和营养状况实验室检测。这几部分内容相互联系,一般可同时进行。通过营养调查与评价,可以发现被调查者存在的问题,了解营养不良的发病程度和分布范围,同时可以提出有针对性的改善营养状况的措施与解决办法。

📋 能力检测

一、选择题

1. 称重法是计算集体或单位三餐食物（　　）的平均摄入量。

A. 每日营养素　　　　B. 每人每餐营养素　　　C. 每日每餐营养素　　　D. 每人每日营养素

2. 某成年女性身高 160 cm,体重 70 kg,按照 BMI 评定其体质属于（　　）。

A. 正常　　　　　　　B. 超重　　　　　　　　C. 肥胖　　　　　　　　D. 消瘦

3. 营养调查中,常用的人体测量指标不包括（　　）。

A. 血糖　　　　　　　B. 体重　　　　　　　　C. 皮褶厚度　　　　　　D. 腰围

4. 适用于一般门诊患者的膳食调查方法为（　　）。

A. 记账法　　　　　　B. 询问法　　　　　　　C. 称重法　　　　　　　D. 化学分析法

5. 以下哪一项膳食调查不属于前瞻性调查?（　　）

A. 称重法　　　　　　B. 记账法　　　　　　　C. 化学分析法　　　　　D. 食物频数法

6. 适合机关、学校等集体伙食单位的膳食调查方法是（　　）。

A. 回顾法　　　　　　B. 记账法　　　　　　　C. 称重法　　　　　　　D. 化学分析法

7. 在膳食营养评价中,动物性和豆类蛋白占总蛋白质摄入量的（　　）,可判定蛋白质质量良好。

A 10%　　　　　　　B 50%　　　　　　　　C 70%　　　　　　　　D 90%

Note

8. 一日三餐能量摄入分配最合理的是（　　）。

A. 早餐 20％,中餐 40％,晚餐 40％　　　　B. 早餐 40％,中餐 40％,晚餐 20％

C. 早餐 30％,中餐 40％,晚餐 30％　　　　D. 早餐 30％,中餐 30％,晚餐 40％

9. 以下哪一项男女腰围值均为腹型肥胖?（　　）

A 男性 83 cm,女性 85 cm　　　　B. 男性 95 cm,女性 81 cm

C. 男性 84 cm,女性 79 cm　　　　D. 男性 90 cm,女性 70 cm

10. 皮褶厚度是哪 3 个部位的皮下脂肪厚度之和?（　　）

A. 肱三头肌、肩胛下、脐旁　　　　B. 肱三头肌、腰部、脐旁

C. 肱三头肌、脐旁、小腿部　　　　D. 肱二头肌、腰部、脐旁

二、名词解释

1. 营养调查

2. 营养评价

三、简答题

1. 膳食调查常用的方法有哪些? 各自的优缺点是什么?

2. 完整的营养调查包括哪些内容?

第六章
选择题答案

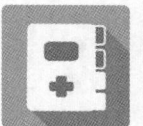

第七章　营养教育与咨询

掌握：营养教育的概念；大众传播和人际传播方式的主要形式；营养教育活动的基本程序和方法技巧；营养科普的撰写流程和技巧。

熟悉：营养教育的内容；大众传播和人际传播方式的优缺点；营养教育活动的常用方法。

了解：营养教育的目的和意义。

营养教育和咨询服务是社区营养经常性的工作内容，主要向社区居民宣传营养知识及国家的营养政策，如《中国居民膳食指南（2016）》、中国居民平衡膳食宝塔、《中国食物与营养发展纲要》《中国营养改善行动计划》等。通过营养方面的宣传教育活动，提高社区广大群众营养知识水平，争取达到科学饮食、合理营养、增进健康的目的。

第一节　营养教育

案例导入

每年5月的第3周为我国的"全民营养周"（NNW），旨在以科学界为主导，全社会、多渠道集中力量传播核心营养知识和实践，使民众了解食物、提高健康素养、建立营养新生活，让营养意识和健康行为代代传递，提升国民素质，实现中国"营养梦、健康梦"。2016年5月13日国家卫计委发布《中国居民膳食指南（2016）》。5月15日，中国营养学会发起的第二届"全民营养周"活动正式启动，其主题为"平衡膳食，营养健康"。请问：

1. 你认为营养教育的重点人群应该包括哪些？
2. 你认为可以设计哪些形式的营养教育活动？
3. 现在你可以开展哪些营养教育活动？

一、概述

（一）营养教育的概念

营养教育是健康教育的一个分支和重要组成部分。营养教育是依照个体和群体的需要、食物的来源，通过教育活动使人们理解并提高其对营养的认识，从而转变态度，逐渐形成科学的、合

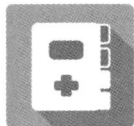

理的饮食习惯,并付之正确行动,以达到改善人们营养与健康状况和提高生活质量的目的。世界卫生组织认为营养教育是通过改变人们的饮食行为而达到改善营养状况的一种有目的、有计划的活动。大量研究和实践表明,营养教育是一项具有多途径、低成本和覆盖面广等特点的最大程度提高人民营养水平和提高国民健康素质的好方法。

（二）营养教育的目的

营养教育的目的,即通过传播营养方面的知识,传授相关的操作技能,提供改善营养的服务,达到改善营养与健康状况、提高生活质量的目的。其具体内容包括五个方面:①提高各类人群对营养与健康的认识;②消除或减少不利于健康的膳食营养因素;③改善营养状况;④预防营养性疾病的发生;⑤提高人们健康水平和生活质量。

（三）营养教育的主要对象和内容

营养教育是使人们正确认识和运用营养相关知识指导饮食实践,采用合理的膳食模式,使多种与膳食密切相关的慢性病危险因素下降,从而减少慢性病的发生。营养教育目的不同,针对的教育对象和内容各不相同。

（1）对于社区居民:进行普及营养健康知识,倡导合理的膳食模式和健康的生活方式,纠正不良饮食习惯等营养教育活动。

（2）对于营养相关行业的从业人员:有计划地进行营养知识、营养教育方法、食品监督等方面的培训。

（3）对于重点人群,如儿童、青少年、孕妇、乳母等:进行规范的营养教育。将营养知识纳入中小学的教育内容和教学计划,要安排一定课时的营养知识教育,使学生懂得平衡膳食的原则,培养良好的饮食习惯,提高自我保健能力。

（4）对于卫生人员:将营养教育工作纳入初级卫生保健服务体系,提高初级卫生保健人员和居民的营养知识水平,合理利用当地食物资源改善营养状况。

我国营养教育的发展受到社会发展方向的影响。工业现代化、市场全球化不仅明显影响着社会政治、经济和文化的进步,还对人们的生活和健康状况产生了重大影响。在营养相关健康问题方面,既存在与高能量、高糖、高脂肪等食物过度消费和不良饮食习惯密切相关的肥胖、糖尿病、冠心病等慢性非传染性疾病患病率上升问题,又存在与贫困、资源缺乏等食物消费不足和膳食结构不合理等有关的营养不良、贫血等问题。要科学地应对营养与健康问题,核心策略之一就是要使人们改变不合理的膳食习惯,建立有益于健康的生活行为方式,从而预防疾病,增进健康,提高生活质量。参照健康教育与健康促进理论和方法,一方面,要对影响人们的不良膳食行为和生活方式的内在因素进行干预,通过向人们进行营养和健康信息传播和行为的指导,使个体和群体了解相关的营养知识,树立正确的营养观念,掌握一定的营养技能,合理利用现有的营养服务;另一方面,针对影响人们行为的外在因素(环境、设施建设和政策、组织、财政支持等方面)进行干预,如提供必要的资源、服务与法律保障等。总之,营养教育涉及个体与群体营养知识与能力的提高、膳食模式的优化、社会舆论与准则的变化、社区能力的增加、政策与法规的健全、资源配置的调整等方面。营养教育工作的主要努力方向是运用健康教育与健康促进理论和方法改变人们的膳食行为。该工作不仅可行,而且有效。

随着对营养教育重要性认识的逐渐深入和自身体系的不断发展,营养教育涉及和研究的领域越来越宽,对相关领域理论的借鉴和应用也越来越广泛。

二、营养信息传播

（一）人际沟通

1. 人际沟通的概念和特征

（1）人际沟通的概念:人际沟通是指人与人之间的信息交流,是信息、思想、情感在人与人之

国外营养
教育现状

美国肥胖流行
预防的营养
教育项目分析

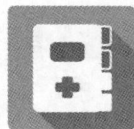

Note

间或群体与群体之间传播的过程。

（2）人际沟通的特征：人际沟通具有以下特点。

①我们会在有意无意间通过语言、体态和情感与周围的人进行着沟通，沟通的发生不受主观意志的支配。

②沟通过程中双方的主、客体的位置可以不断转换。

③有效的沟通必须是使用双方认同的信息代码。

④沟通的内容与双方的关系相统一，且要符合双方的关系背景和角色。

⑤要保持有效的沟通必须有信息反馈和互动。

⑥沟通的技能包括语言能力和非语言能力。语言能力包括语速、语调、词语、语义等，非语言能力包括动作、姿势、表情等。

⑦沟通的效果受双方的接受能力、表达能力及环境、场地等内外条件因素制约。

⑧沟通过程中任何一方的表现都会影响整体的沟通效果。

2．人际沟通的结构和形式

1）人际沟通的结构　人际沟通的结构包括6个要素。

（1）信息背景：引发传播的理由。传播者接收到客观存在的环境、现象、事物等的刺激，产生传播的需要和愿望。因此想要了解传播的信息所代表的意思，就需要了解信息的背景因素。

（2）信息发出者：传播信息的人或物。信息发出者可以是人，也可以是一个机构，如电视、广播、教育机构、宣传部门、出版社等。

（3）信息及载体：信息与载体在传播过程中是一个紧密联系的统一体。信息是通过语言、文字、动作等信号来表示的。而信号按一定的语法、逻辑等规则组织起来，能够表达一定内容，这种信号称为代码。信号和代码都是信息的载体。

（4）信息传递途径：信息传播的手段或信息传递的通道。在传播活动中常用的传播途径有多种，如文字传播、口头传播、电子媒体传播等。不同的传播手段产生的传播效果不同，应视具体情况，因时、因地、因人选择适宜的传播途径。一般来说，在信息传递时使用的传播手段或途径越多，对方越能更准确地理解所传达的信息内容。

（5）信息接收者：接收信息的个体和群体。信息接收者因生活背景、受教育程度、心智能力、价值观念等不同，对信息的接受程度有所不同。因此要提高信息接收者对所传播信息的接受程度，应充分考虑他们的心理特点。

（6）效果与反馈：效果是信息接收者接收信息后所发生的反应，包括思想、态度、行为等各个方面，从低级到高级可分4个层次：信息的知晓、信念的认同、态度的转变、行为的采纳。反馈是指信息接收者对信息的理解。通过反馈，信息发出者可以知道发出的信息与接收的信息是否相同，传播是否有效。

2）人际沟通的形式　人际沟通的形式多种多样，在营养教育中常见的形式如下。

（1）按信号的形式分为语言沟通和非语言沟通。

（2）按传递的方式分为口头沟通和书面沟通。

（3）按渠道的组织分为正式沟通和非正式沟通。

（4）按沟通的意识分为有意沟通和无意沟通。

（5）按信息的反馈分为单向沟通和双向沟通。

（6）按信息的流向分为上、下行沟通和平行沟通。

3．影响人际沟通的因素

1）主观因素　主观因素主要指个体的生理、心理和社会等方面对沟通的影响，包括以下6个方面。

（1）生理状况：如健康水平、身体状态等。

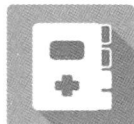

（2）个性特征：如性格内向、外向等。

（3）认知能力：这与个人的文化水平、工作经历等有一定关系。

（4）情绪控制能力：尤其是在交流不同观点时影响很大。

（5）社会文化：不同的文化背景，如不同地区、不同民族、不同信仰等，对沟通结果可能产生很大的影响。

（6）交流技巧：沟通过程中的表情、语言、行为等，都代表着不同的心理反应，选用不同的形式进行交流，效果是不同的。

2）客观因素　客观因素主要是指沟通环境和条件等方面产生的干扰。具体可概括为以下 4 个方面。

（1）噪声：可阻碍沟通效果，甚至产生误会。

（2）光线：光线过强，容易产生暴露感；光线过暗，容易产生压抑感。

（3）距离：距离过近，让人感觉不适，距离过远，难以听清沟通内容。

（4）内容：一般内容容易沟通，隐秘内容难以启齿。

（二）信息传播相关理论

1. 传播的概念和功能

1）传播的概念　传播是一种社会性的行为，是人们通过符号和媒介传递信息的活动，是个人之间、集体之间或集体与个人之间进行交流的过程。

2）传播的功能　传播是人类生存和发展的一种基本方式，因此具有一定的功能，具体包括表达情感、阐述思想、宣泄情绪、传授知识、收集信息、自我概念、建立关系、协调社会 8 个方面。

健康传播的概念正式诞生于 20 世纪 70 年代中期，随着健康教育和健康促进活动在全世界的开展，信息传播理论在健康领域的运用越来越广泛。进入 21 世纪，健康教育与健康促进已被确立为卫生事业发展的战略措施，在医疗预防保健中的作用日益加强。目前，健康传播不仅是健康教育与健康促进的基本策略和重要手段，还是健康教育方法学研究的重要内容。

2. 传播的特点和分类

1）传播的特点　传播过程主要显现 6 个方面的特点。

（1）社会性：信息传播是人们建立相互联系、维系社会生活和社会关系的一种纽带。人有社会交往活动的需要，如果不能进行正常交往，则影响一个人的正常发育和健康状况。

（2）普遍性：人类的传播行为无处不在，只要有人类生存的地方就有传播活动的进行。

（3）工具性：传播是人类检测、适应、改造环境的工具。

（4）互动性：传播是一种双向活动，是人与人之间相互作用的互动行为。

（5）目的性：信息传播是本着某种目的，力求传播某种观点、知识、事实，达到最终的目的。

（6）共享性：在目标明确的基础上，传播者希望传播双方共同占有某种观点、知识、事实，并分享某种感情等。

2）传播的分类　传播按照对象可分为以下 5 类。

（1）自我传播：自我传播又称人的内向传播、人内传播，是指个人接收外界信息后，在头脑内进行信息加工处理的心理过程。自我传播由个体的选择性认知来决定，它表现为选择性注意、选择性理解和选择性记忆，是人们倾向于注意、理解、记忆力和自己的观点、经验、个性、需求等因素相一致信息的行为。自我传播的特点如下：①是一切传播活动的生物学基础；②是所有社会传播活动的重要前提；③是干扰传播效果最重要的因素。

（2）人际传播：人际传播又称为人际交流，是指人与人之间面对面直接的信息交流活动。人际传播的特点如下：①全方位：双方用多种感官来传递和接收信息；②全息化：传播的信息全面、完整和接近事实；③个体化：人际交流过程注重应用情感和非语言的信息传递方式；④互动性：交

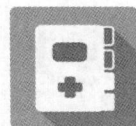

流充分的情况下双方对信息的理解和接受程度的反馈及时。人际传播的主要社会功能如下：①获得与个人有关的信息；②建立与他人的社会协作关系；③达到认知他人和自我认知。

（3）群体传播：我们每个人都生活在一定的群体中，群体是将个人和社会连接的桥梁和纽带。群体传播是指个体所处的小群体（非组织群体）的传播活动。群体传播的特点如下：①信息在小群体成员之间进行双向性的直接传播；②群体传播在群体意识的形成中起重要作用；③在群体交流中形成的群体倾向能够影响该群体中个别人的不同意见而容易形成从众行为；④群体中的"舆论领袖"对人们的认知和行为改变具有引导作用。

（4）组织传播：组织是人类社会中结构顺序严密、有明确的目标和制度，有严格分工和统一指挥的管理体系的社会结合体。组织传播是指以组织为主体的信息传播活动，其特点如下：①沿组织结构进行；②有明确的目的性；③传播信息的反馈有强迫性。

（5）大众传播：大众传播是指职业性信息传播机构通过大众媒介和特定传播技术手段，向社会人群传递信息的过程。大众传播的高度发达和神速发展，已成为社会文化发展的重要标志，但它并不能取代其他的传播手段。大众传播的特点如下：①有职业传播机构和人员；②传播速度快、范围广；③内容以满足大多数人群需求为目的；④传播技术先进、设备复杂；⑤传播多为单一方向，信息反馈困难；⑥是制度化的社会传播。

3）传播模式　传播模式是指为了研究传播现象，采用简化而具体的图解模式来对复杂的传播现象、传播结构和传播过程进行描述、解释和分析，以揭示传播结构内各因素之间的相互关系。最著名、流行范围最广的模式是 1948 年由传播学奠基人之一、美国的哈罗德·拉斯韦尔提出的拉斯韦尔五因素传播模式（图 7-1）。他认为，描述一个传播的简便方法就是回答五个问题：①谁？②说了什么？③通过什么渠道？④对谁？⑤取得什么效果？所以，该模式又称为 5W 模式。

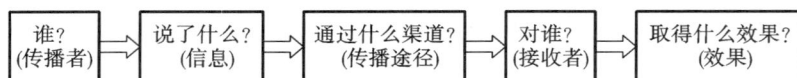

| 谁？
(传播者) | → | 说了什么？
(信息) | → | 通过什么渠道？
(传播途径) | → | 对谁？
(接收者) | → | 取得什么效果？
(效果) |

图 7-1　拉斯韦尔五因素传播模式

（三）行为改变相关理论

1. 行为与健康相关行为的概念和内涵

1）行为的概念和内涵

（1）概念：人的行为是指具有丰富心理活动的人，对内外环境因素刺激作出的能动反应。这种反应可以以外显和内隐两种方式体现。外显行为是人们可以直接看到的，而内隐行为则需要通过测量和对外显行为的推测来间接了解。所以，同一个体在不同环境条件下的行为表现可能有所不同，不同个体在相同环境条件下的行为表现差异颇大，甚至有时同一个体在同样的环境条件下，由于其生理、心理等因素的影响，行为表现也不尽相同。

（2）行为的分类：人的行为可分为本能行为和社会行为两类。本能行为包括与基本生存有关的行为、与种族保存有关的行为、攻击与自我防御的行为；社会行为包括在社会化过程中为了自身的生存和发展而形成的一系列行为。

（3）行为的影响因素：

①形成过程中的影响因素：与人的遗传、环境、学习有关的因素。

②发展过程中的影响因素：行为的发展过程分为以下 4 个阶段。

被动发展阶段（0~3 岁）：表现为由遗传本能驱使的无意识的模仿，其特征是初步形成多种动作、简单语言、基本情绪和部分社会行为。

主动发展阶段（3~12 岁）：表现为由遗传本能驱使的主动的模仿、探究，特征是行为的发展有明显的主动性，对本能行为的克制力提高。

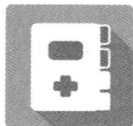

自主发展阶段(12岁至成年):表现为对自己、他人、环境、社会的综合认知,特征是能够调整自己的行为发展。

巩固发展阶段(成年以后):表现为行为定式形成,特征是行为发展,主要体现在巩固、完善、适当调整几个方面。

2)健康相关行为的概念和内涵

(1)健康相关行为的概念:健康相关行为指的是个体和群体与健康和疾病有关的行为。按行为对行为者自身和他人健康状况的影响,健康相关行为可分为促进健康的行为和危害健康的行为两种。

(2)健康行为的概念和分类:健康行为是促进健康的行为的简称,指的是朝向健康或被健康结果所强化的、客观上有益于个体与群体健康的行为。其行为特征如下:①具有有利性,即行为有利于自己和他人的健康。②规律性,即行为有规律地发生,不是偶然的。③和谐性,即个体的行为表现与所处的环境和谐。④一致性,即个体的外在行为表现与内心的心理认知和情绪一致,不矛盾。⑤适应性,即行为的强度与频度适宜,不过弱也不冲突。按照特征的判断标准,可将健康行为分为5类:①基本健康行为,即日常生活中一系列有益于健康的基本行为,如合理膳食、适度运动、规律作息等;②预警行为,即预防事故发生和事故发生以后正确处置的行为,如开车时系安全带、生食熟食分开存放等;③戒除不良嗜好行为,即以主动的态度努力戒除日常生活中对健康有危害的个人偏好的行为,如戒烟、戒酒等;④避开环境危害行为,即主动地以积极或消极的方式,避开人们生活和工作的自然环境与心理社会环境中各种有害健康因素的行为,如接受心理咨询、远离吸烟环境等;⑤合理利用卫生服务行为,即正确、合理地利用卫生服务,以维护自身身心健康的行为。保健方面,如定期体检、预防接种等;医疗方面,如个人察觉到自己有某种疾病时,寻求科学可靠的医疗帮助的行为,并积极配合治疗及护理的一系列行为,即求医、遵医行为。

3)危险行为的概念和分类　危害健康的行为,简称危险行为,指的是偏离个人、他人乃至社会的健康期望、客观上不利于健康的行为。其表现特征如下:①危害性,即行为对个人、他人乃至社会的健康有直接或间接的危害。②稳定性,即行为不是偶然发生的,危险行为对身体造成健康危害需要相当长的时间。③习得性,即危险行为不是天生的,而是个体在后天的生活经历中学会的。

按照特征判断标准,可将危险行为分为以下4类。

第一类是不良生活方式。不良生活方式是指个人的一组习以为常的、对健康有害的行为习惯。其对健康的影响具有以下5个特点。①潜伏期长,不良生活方式一般需要持续相当长的时间,才会对健康产生影响,出现明显的致病作用。②特异性差,不良生活方式与疾病没有明确的对应关系。③协同性强,不良生活方式对疾病的影响常表现为多因单果,或多因多果。④变异性大,不良生活方式对健康的危害大小、发生时间的早晚以及严重程度等,都存在明显的个体差异。⑤广泛存在,即不良生活方式可以渗透到日常生活的方方面面。

目前我国居民生活中最常见的不良行为生活方式有以下7种。①膳食结构不合理,如不吃早餐;饮食高脂、高钠盐;饮食过度;营养过剩;喜食甜食和油炸食品等。②缺乏运动。③吸烟。④过量饮酒。⑤心理失衡。⑥生活无规律,睡眠不足。⑦乱吃补药,滥用保健品。

第二类是致病性行为模式。致病性行为模式是导致特异性疾病发生的行为模式。目前国内外研究较多的是A型行为和C型行为。A型行为是一种与冠心病密切相关的行为模式,核心表现为不耐烦和敌意。C型行为是一种与肿瘤发生密切相关的行为模式,核心表现为情绪过分压抑和自我克制。

第三类是不良疾病行为。疾病行为指个体从感知到自身有病到康复全过程所表现出来的一系列行为。不良疾病行为是指可能发生在上述任何阶段的不利于身体康复的行为,常见的表现形式有瞒病行为、恐惧行为、自暴自弃行为、角色行为超前、角色行为缺失及角色心理冲突等。

第四类是违反道德法律的行为。违反道德法律的行为是指既直接危害行为者个人健康,又严重影响社会健康与正常秩序的行为,如吸毒行为、性行为混乱等。

2. 行为改变相关理论

1)知信行理论模式

(1)概念:知信行是知识、信念和行为的简称,"知"是知识和学习,"信"是正确的信念和积极的态度,"行"指的是行动,包括产生健康行为和消除危险行为的行为改变过程。知信行理论模式是改变健康相关行为的模式之一。该理论模式将人们行为的改变分为获取知识、产生信念及形成行为三个连续过程。

(2)内涵:知信行理论模式认为知识是行为的基础,通过学习改变原有目标,消除过去旧观念的影响,重新学习达到新目标的知识和技能。信念或态度是行为改变的动力,通过对知识进行有根据的独立思考,逐步形成信念与态度,由知识转变为信念和态度就能支配人的行动。所谓行动就是将已经掌握并且相信的知识付诸行动,促成有利于健康的行为形成。当人们从不同的信息来源中接受了有关的健康知识后,必须建立起积极、正确的信念与态度,才有可能主动地形成有益的健康行为,改变危险行为,最终达到增进健康的目的。

其中最为关键的步骤是信念的确立和态度的改变。知识、信念与态度、行为之间存在着因果关系,但没有必然性。当一个人的信念确立以后,如果没有坚决转变态度的前提,实现行为转变的目标也不会成功。因此,在健康行为的形成和改变危险行为的实践中,只有全面掌握知、信、行转变的复杂过程,才能及时、有效地消除或减弱不利影响,促进形成有利环境,进而达到目的。

2)健康信念模式 健康信念模式(HBM)是运用社会心理学方法解释健康相关行为的理论模式。该理论认为信念是人们采纳健康行为的基础,人们如果具有与疾病、健康相关的信念,他们就会采纳健康行为,改变危险行为。该模式遵照认知理论原则,强调个体的主观心理过程,即期望、思维、推理、信念等对行为的主导作用。因此,健康信念是人们接受劝导、改变不良行为、采纳健康行为的关键。一般认为,健康信念的形成主要涉及以下5大方面因素。

(1)感知疾病的威胁:对疾病威胁的感知由对疾病易感性的感知和对疾病严重性的感知构成。对疾病易感性和严重性的感知程度高,即对疾病危险的感知程度高,是促使人们产生行为动机的直接原因。①感知疾病的易感性:个体对自身患某种疾病或出现某种健康问题的可能性的判断。人们越是感到自己患某疾病的可能性越大,越有可能采取行动避免疾病的发生。②感知疾病的严重性:疾病的严重性既包括疾病对躯体健康的不良影响,如疾病会导致疼痛、伤残和死亡,还包括疾病引起的心理、社会后果,如意识到疾病会影响工作、家庭生活、人际关系等。人们感知疾病的严重性的程度越高,越有可能采纳健康行为,以防止严重健康问题的发生。

(2)感知健康行为的效果:个体对行为所带来的益处和障碍的预测,包括以下两个方面:①感知健康行为的益处,指个体对采纳行为后能带来的益处的主观判断,包括对保护和改善健康状况的益处和其他边际收益。只有当人们认识到自己的行为有益时,比如可减缓病痛,减少疾病产生的社会影响等,才会自觉地采取行动。②感知健康行为的障碍,指个体对采纳健康行为会面临的障碍的主观判断,包括行为复杂、时间花费以及经济负担等。如果感觉到障碍过多,可能会阻碍个体对健康行为的采纳。

因此,个体对健康行为益处的感知越强,采纳健康行为的障碍越小,个体采纳健康行为的可能性越大。

(3)自我效能:自我效能也称为效能期待,是指对自己实施和放弃某行为的能力的自信,是个体对能力的评价和判断,即是否相信自己有能力控制自己与外在因素而成功采纳健康行为,并取得期望结果。自我效能的重要作用,在于当认识到采取某种行动会面临的障碍时,需要有克服障碍的信心和意志,才能完成这种行动。自我效能高的人,更有可能采纳所建议的有益于健康的

营养教育对家长营养知识、态度、行为的影响

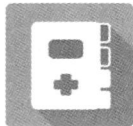

Note

行为。

（4）社会人口学因素：社会人口学因素包括人口特征（年龄、性别、种族）和社会心理因素（人格、社会地位、同事、团体等）。具有卫生保健知识的人更容易采纳健康行为。对不同类型的健康行为而言，不同年龄、性别、个体特征的个体采纳行为的可能性相异。

（5）提示因素：提示因素是指诱发健康行为发生的因素，如传媒活动、他人忠告、医护人员提醒、亲友的疾病经验、某种标志物等。提示因素越多，个体采纳健康行为的可能性越大。

健康信念模式是最常用于各种健康相关行为改变的一种模式。这种模式在运行中常遵循以下步骤：首先是让人们对他们目前的不良行为感到害怕（感觉到威胁和严重性）；其次是让人们坚信一旦他们改变不良行为会得到非常有价值的后果，同时清醒地认识到行为改变中可能出现的困难；最后是使人们感到有信心、有能力通过长期努力改变不良行为。

3）行为改变阶段理论　行为改变阶段理论认为，人的行为变化是一个连续的、动态的、逐渐推进的过程，在不同的行为阶段，每个改变行为的人都有不同的需要和动机，对于目标行为会有不同的处理方式。该模式注重个体的内在因素，并认为人们修正负向行为或采取正向行为实质上是一个决策的过程。该过程是渐进和连续的，由以下5个不同的阶段构成。

（1）无转变打算阶段：通常指在最近6个月内人们没有改变行为的想法。人们处于这一阶段往往是由于：①不知道他们的行为结果；②缺乏对行为危害的感知；③他们曾试图多次改变行为，但因最终失败而心灰意冷。这些人属于无动机群体，他们常会提出一些理由来对行为干预进行抵触，不愿意参加健康促进、预防保健活动。

（2）打算转变阶段：指在最近6个月内人们打算改变行为，但却一直无任何行动和准备行动的迹象。处于这一阶段，人们会意识到改变行为的益处，也会意识到改变行为的代价。利益和代价的权衡常使人们处于极度的矛盾之中，导致他们在很长时间内停留在这一阶段。

以上两个阶段合称为准备前阶段。

（3）转变准备阶段：指在最近30天内，人们承诺将要做出行为改变，并开始有所行动，如制订行动计划、参加健康教育课程、购买有关资料、寻求咨询指导、了解自我改变的方法等。

（4）转变行为阶段：人们在最近6个月内已做出了行为改变。需要强调的是：不是所有的改变都称之为行动，行动应该有明确标准。如开始运动，运动强度、运动时间、运动频度等都是考核指标。

（5）行为维持阶段：保持已改变了的行为状态长达6个月以上。在这一阶段，减少诱惑和增加信心有利于保持行为改变的状态，防止旧的行为习惯反弹或复发。如果人们经不住诱惑和没有足够的信心和毅力，他们就可能返回到原来的行为状态，即终止阶段，这种现象称为复返。

行为改变阶段模式将行为的改变分为5个阶段，但人们的行为变化并不总是在这5个阶段间单向移动。很多人在达到目标前，往往尝试过很多次，有些甚至会退回到无转变打算阶段。行为者能从任何阶段退回到前一个阶段，包括从转变行为阶段或行为维持阶段返回到无转变打算阶段。一种健康行为的形成并非易事，往往要经过多次尝试才能成功。

三、营养教育常用的方法

（一）基本教育方法与技巧

无论应用哪种教育形式，从营养教育者的角度来讲最应掌握和常用的方式就是语言传播与非语言传播方法，其中技巧性的比例较大。

1. 语言传播　语言传播是指以语句、符号实现的传播，是最准确、最有效、运用最广泛的传播方式。

（1）口语传播：交谈、讨论、开会、讲课等都属于口语传播，这种形式的传播可以直接、迅速地

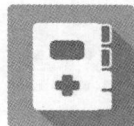

交流完整的信息,并可及时获得对方的反馈,从而对沟通的进程进行调整。传播时双方相互作用、影响力较大。但口语传播有一定的局限性,不仅受时空和双方条件的限制,在没有充分准备的情况下还容易出现失误。因此,在正式场合,人们常采用口语与书面相结合的形式,信息传播者常预先备稿,信息接收者做笔记或进行录音。另外,电话传播虽然不直接面对接收者,但也属于口语传播的一种形式,且不受空间的限制,影响力仅次于面对面的口语传播。

(2)书面传播:如文件、通知、报纸、杂志、书籍、信件等。此类传播方式不受时间和空间限制。在此类方式传播前需要进行相应的准备,一般不易失误,而且便于修改、查对和保留。信息接收者可以反复推敲信息内容,加深理解。但书面传播对人的影响力较面对面的口语传播低。另外,网络传播也是书面文字传播的一种形式,如网上教育、电子邮件等,它的特点是具有更快的时效性。

2. 非语言传播　非语言传播是指除了语言文字外的其他传播方式。

(1)表情:表情常常是传播活动中最早、最丰富的一种表达,尤其是在近距离沟通时,沟通双方会不断地看着对方的面部,观察其反应,同时也在注意控制各自的面部表情。人们对面部表情的控制已经比对其他非语言符号的控制更谨慎。人的面部表情很丰富,要想从中获得准确的信息要善于细心地观察。

(2)眼神:眼睛是"心灵之窗",内心的思想常可能不自觉地通过眼神流露出来。目光的接触,常表示了对交流者的尊重,不当的目光常会引起交流双方的误解等。

(3)姿势:在传播活动中举手投足、站立行走,都会在一定程度上透露人的内心活动、情绪状态、健康状况、自我概念,如心情沉重时步履沉重、心情愉快时步履矫健等。

(4)距离:这里主要是指交流双方的空间位置和距离。人际空间距离的大小取决于不同民族的文化传统及不同的场合。东方人喜欢群聚,人际交往距离相对较近;西方人个人隐私感较强,人际交往距离相对较远。个体交流中一般保持0.5~1.2米的距离比较合适。

(5)触摸:触摸主要指抚摸、握手、搀扶、拥抱等沟通行为。但应用时要特别注意地域、文化、场合对沟通双方的特殊要求,以防产生不当影响。

(二)专业传播方式与技巧

专业传播方式主要指在营养教育中常用的一些传播技巧。

1. 咨询技巧

(1)观察技巧:来访者的目光、表情、步态、语调都可以在一定程度上反映其性格、心态、情绪等信息,所以营养师必须具有随时观察的意识和方法。

(2)谈话技巧:尊重、平等、亲切、诚恳是取得相互信任的基础,也是咨询活动的基础。采用对方熟悉、易懂的语言,态度和蔼可亲,语速适中、语调抑扬顿挫、吐字清晰、语言生动,谈话内容简单明确,用词通俗易懂,尽量不用生僻的术语,必要的时候可运用图表、模型等来辅助谈话,并注意适当重复重点内容和不易被理解的概念。通过询问、观察,给对方以提问和思考的机会,及时取得反馈,并根据对方的反应调整说话的方式。

(3)提问技巧:咨询中可以根据不同需要选用不同的提问方式。常用的提问方式有5种,每种提问方式产生的谈话效果不同。第一种是开放式,即提问者对所问的问题答案没有任何限定。这类问题给回答者以思考的余地,有助于对方坦率地表达自己的意见,是获取反馈信息的良好方式,适用于谈话和交往活动继续进行下去的场合。第二种是封闭式,即提问者对所问的问题设置了有限的答案。这种提问方式要求对方做出简短而明确的答案,如"是"或"否"、"知道"或"不知道",或者是关于名称、地点、数量等问题。第三种是倾向式,即提问者把自己的观点加在提问中,有暗示对方做出自己想要的答案的倾向。适用于有意提示对方注意某事的场合。但是,在调查研究、营养健康咨询等以收集信息为首要目的的活动中,应注意避免使用此类提问方式。第四种

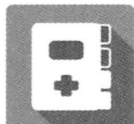

是探索式,即针对回答者对前面问题的答案,为了了解对方存在某种观点、认识、现象、行为的原因,提问者进一步问"为什么",以寻求更深层次的信息。适用于对某一问题进行深入了解的场合。第五种是复合式,即一句问话包含两个或两个以上的问题。这种提问方式常使回答者感到困惑,无法作答,而且容易顾此失彼,遗漏其他问题。因此,在营养信息传播工作中,应尽量避免使用复合式提问。

（4）倾听技巧:有效地倾听对方讲话是人际沟通的基本技能之一。倾听是交流的基础,只有了解了对方的基本情况、存在的问题、对某些问题的想法及产生的根源,才能有效地进行营养教育工作。耐心和集中精力听对方讲话,对来访者是一种鼓励和重视,当然还应注意交流中不要轻易打断对方的讲话。对方离题时给予适当的引导,倾听中适当用虚词或微笑来表达对谈话的反应,注意辨别和理解来访者的真实情感和思想,不轻易对对方的话做出结论,也不能急于表达自己的观点。

（5）反馈技巧:反馈技巧是指对谈话对象表现出来的情感或言行做出恰当的反应。这是建立良好人际关系的重要一环,可使谈话进一步深入,也可使对方得到激励和指导。反馈可分为多种形式:积极性反馈表示一方对另一方的言行的理解或赞同;消极性反馈表示一方对另一方的言行不理解、不赞同或反对;模糊性反馈表示信息一方对另一方没有表达明确的态度和立场;鞭策性反馈表示一方对另一方言行做出客观性的评价,或说明对方的言行留下的印象,或向对方提出要求,对问题做出最后的回答等;情感性反馈表示对来访者的感情流露做出恰当的反应,以表达已经理解对方的情感或思想之意。

2. 讨论技巧　在讨论过程中,首先要注意 3 个基本问题的把握:①小组的参与人数以 6～12 人为宜;②讨论人员的座位排列应以平等型座次为原则;③时间通常控制在 1.5～2 h。除此之外,在组织小组讨论的过程中,主持者还应注意掌握如下几个方面的技巧。

（1）充分准备,热情接待:主持者应做好充分的准备,热情接待参与者,使参与者尽早感受现场的气氛。

（2）相互认识,打破僵局:主持者首先进行自我介绍,通过已掌握的参与者的相关信息,尽快找出合适的切入点来介绍各位,并让各位感觉到在小组中的平等地位。

（3）说好开场白:开场白应包括主持者的自我介绍及本次讨论的目的、意义等。开场白应通俗易懂、简单明了,并且能激发讨论者的兴趣,同时还要让每位参与者明确讨论的重要性和自身的作用。

（4）控制局面,保证讨论顺利进行:讨论过程中可能会出现"一言堂""一边倒"或"不吭声"等情况,此时主持者应该应用适当的技巧保证活动顺利进行。①巧妙使用引发材料:主持者要善于熟练运用各种引发讨论话题的材料,例如一个耐人寻味的问题或形象的照片、影像、故事等。②提出开放性问题:这种方式可引起广泛的议论,便于主持者掌握参与者的思想。一般是主持者将记录下的每一种意见逐一提供给大家进行分析,最后作出总结,得出结论。③轮流发言,人人参与:这种方法可营造平等发言的机会,防止"一言堂""一边倒"或"不吭声"等情况的发生。④分散讨论,集中梳理:在提出某种难以立即回答清楚的问题时,可考虑采用先让参与者分小组讨论的方法,再汇总意见,集中讨论后得出结论。⑤无记名提案讨论法:这种方法是主持者让每个人将自己的意见写在统一格式的纸片上,集中起来,然后每个人再随机抽取一张,宣读纸上写的内容,根据发现的问题进行讨论。此方法适用于对敏感性问题的讨论。

（5）说好结束语:讨论结束,主持者应针对参与者的发言和问题进行简要的总结,明确本次讨论所达成的共识、取得的成果及尚未解决的问题,并向参与者致谢。

3. 演讲技巧

1）演讲前充分准备的技巧

（1）了解听众的背景和需要。对听众的来源、年龄、职业、文化水平、关注的焦点、希望解决

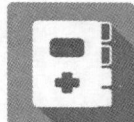

的问题等有一定的了解，这样才可能有的放矢地演讲。

（2）明确活动内容和程序。演讲可以只是一项单一的活动，也可以是综合活动的一部分，因此对演讲者的要求是不一样的。虽然演讲的内容和时间根据听众或主办者的要求决定，但具体的程序安排还是要尽早确定，以赢得充分的准备时间。

（3）准备演讲的教案和课件。教案中至少包含对演讲内容、具体时间和方法的安排，如开场序言的导入方式、重点内容的强化方式、难点内容的讲解方式、课终结论的归纳方式、授课进程的反馈方式以及授课意图的课件反映方式等。

（4）熟悉教具的使用和场地。演讲前最好能进行预授课的演练，在现场能对教具、课件运用自如，对授课内容的把握恰到好处。

（5）预设听众的问题和答案。根据对听众背景的了解，可以尽可能地准备一些听众可能提出的问题，以避免临时出现紧张和慌乱。

2）演讲中情绪控制的技巧

（1）排解自身情绪的技巧。演讲者在上场前和演讲中都可能产生紧张情绪，可用一些舒缓方式来减轻压力，如使用一些暗示性语言等。

（2）处理演讲障碍的技巧。在演讲时如遇到中途停电、部分听众因故临时撤离、音响效果不佳、对听众提的问题无法作答等，都应在心中有很充分的心理准备和处理预案。

（3）调整听众情绪的技巧。在演讲中需要随时调动和活跃气氛以配合效果，如采用设问、举例、引用、游戏、讲故事、展示影像和图片等形式，使听众一直处于精力集中、情绪兴奋的状态中，最大限度地吸收知识。

3）讲演中综合表达的技巧

（1）熟练运用语言表达的技巧。演讲者不仅要言辞通俗规范、语句完整贴切、语调抑扬恰当、逻辑自然流畅，而且还要逐渐形成一定的个人风格，如既庄重又不失风趣、既严谨又隐含幽默等，力求使演讲能给听众留下较深刻的印象。

（2）恰当使用体态表达的技巧。演讲者应做到目光镇定亲切、姿态稳健大方、表情庄重自信、情绪饱满热情、手势明了恰当等，更好地辅助演讲内容的表达。

（3）巧妙设计演讲程序的技巧。演讲者要根据受教育对象的接受特点，精心设计每一次演讲，其中至少应包括以下 3 方面内容。①开场的设计：如方式的选择、时间的控制等。②过程的设计：如内容讲解的顺序、重点的陈述方式、案例的选择加工、反馈的时机和方法等。③结尾的设计：如归纳的形式、结束的方法等。

（4）随机控制时间和节奏技巧。时间和节奏技巧，是指演讲时间和内容的有效安排。有研究表明，听众的最有效时间是前 15 min，所以演讲者要学会充分利用这一点，把握好演讲的节奏，最好 40～45 min 休息一次。总时间一般不超过 3 h。

4. 文字技巧

1）演讲稿的撰写　演讲稿的撰写虽然有一般文章共性的部分，但也有不同于一般的文章的一些特殊方面。

（1）演讲稿的撰写原则。营养教育演讲的任务，是向大众传播正确的营养知识和技能，所以演讲稿要把握好 4 个原则：①针对性强；②专业性强；③目的明确；④主题突出。

（2）演讲稿的撰写特点。这类文章是更好地为演讲而服务的，因此，撰写时特别讲究"四性"：①有声性，即要将演讲稿用语变成上口入耳的通俗语言；②动作性，即演讲稿要能借助体态语言来表明感性态度；③临场性，即写演讲稿时事先要设想，可根据具体场合，灵活调整演讲稿内容和表达方式；④感染性，即演讲稿要能激发和鼓动听众的情绪。

（3）演讲稿的撰写要求。演讲稿的框架包括开头、主体、结尾三个部分。①开头部分的要求。开场白要用最简洁的语言和最经济的时间抓住听众注意力，常用的方式有开门式、介绍式、

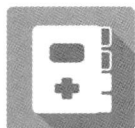

提问式、关注式、释题式、悬念式、幽默式、双关式、抒情式等。②主体部分的要求。这是演讲稿的主要部分，所以要求主体要环环相扣，层层深入。行文过程处理好层次、节奏和衔接等问题。③结尾部分的要求。结尾是演讲内容的自然结束，要让听众感觉既言简意赅、归纳清晰，又精神振奋、回味无穷。

2）墙报的设计　根据墙报这一传播方式的特点，墙报的设计包括内容、文字和版式等方面的基本要求。

（1）墙报的主要特点。营养教育墙报，包括板报、壁报、宣传板和橱窗等一类以文字为主、图文并茂的宣传教育形式；营养教育墙报应具有形式多样、经济实用、简便易行、结合实际、更换及时、效果良好等特点。

（2）墙报的设计要求。墙报的设计要求包括 3 个方面：①内容的选择要注意理论联系实际，针对不同阶段的居民的营养问题选择相应的内容。②文字既要短小精练、言简意赅、中心突出，又要通俗易懂、深入浅出、生动有趣。③版式既要形式多样、标题鲜明、字迹清晰、版面活跃，又要注意图案恰当、色彩协调、装饰到位等艺术要求。

3）科普文章的编写

（1）科普文章的编写原则。营养科普文章是把营养科学的知识和技术，通过通俗化的、人们喜闻乐见的表达手段，广泛传播到社会各方面，让人民群众理解、接受和应用的一种文体。因此，在写作时应该把握 4 个原则：①科学性原则：文章必须符合知识正确、资料真实、逻辑严谨、数据准确的要求；②思想性原则：文章要充满积极向上的情绪、高尚乐观的生活态度和和谐友爱的人生观念；③艺术性原则：文章既要通俗易懂，也要富于哲理，既要引人入胜，也要回味无穷；④普及性原则：文章要注意受众群体的广泛性，最佳的作品应老少皆宜。

（2）科普文章的基本要求。科普文章在编写过程中要符合以下 6 个方面的要求。①取材的要求：作者要尽量做到备材丰富、选材严格和用材灵活。②立意的要求：主题是文章的灵魂，因此文章的主题思想要符合集中、正确、新颖、贴切的要求，并有一个吸引人的标题。③谋篇的要求：第一步是理清思路，找准切入点；第二步是搭好框架，分层列出各级提纲；第三步是按段落和逻辑要求围绕主题进行书写；第四步是全文的审阅和加工。④用语的要求：文章要尽量突出通俗的特征，避免用一些非大众化的或专业性过强的词汇。⑤字数的要求：一般性的小科普文章多以不超过 3000 字为宜，专业性较强的或叙述难度较大的文章可酌情增加字数。⑥形式的要求：文章的形式可以多样化，文体方面可以是说明文，也可以是叙述文，发行方式可以是小册子，也可以是传单。

科普文章
的撰写

四、营养教育计划的设计和评价

为确保一项营养教育活动有依据、有针对性、有目标地进行，科学地设计和严格地评价教育计划，是两个非常重要的工作。

（一）营养教育计划的设计

1. 设计原则　营养教育计划的设计应坚持以下 5 个基本原则。

（1）目的明确：计划要达到的目标必须是可测量的，应回答对谁、对什么内容、在多长时间内、改变到什么程度等问题。

（2）重点突出：要把有限的干预时间和资源集中使用，才可能收到好的效果。

（3）因地制宜：要根据人力、物力和财力的实际情况制订计划，并考虑当地居民的思想、习俗、兴趣、传统观念、知识水平等因素。

（4）留有余地：在制订计划时要尽可能预见实施过程中可能发生的情况，要有一定弹性，为在实施过程中不断修正和补充留有余地，并事先预定应对策略，以确保计划的顺利实施。只有这

Note

样计划才可能不断完善。但在没有评价反馈、没有修改规划的指征时，不能随意更改计划，这是一项重要原则。

（5）参与度高：有措施和方法吸引和鼓励目标人群积极参与，使计划在实施过程中真正受到人们的理解、支持和喜欢，真正起到教育大众的效果。

2. 设计程序 营养教育计划的设计程序主要包括以下 6 个步骤。

（1）评估教育对象的需求：主要是发现服务对象中存在哪些与营养健康有关的问题，其发病率、患病率、死亡率以及对生活质量的影响等。寻找营养问题的原因。分析该营养问题的出现是否与知识、态度、行为有明确的因果关系，并且该行为是否经常发生等。具体应从该问题发生的 3 个方面的因素考虑：①与教育对象的认知能力和程度的关系；②与信念的树立和社会文化影响的关系；③与个体的行为习惯和控制能力的关系。了解可用资源的情况，分析资源的合理使用。在营养教育活动中可利用资源包括人力资源、财力资源、物力资源、政策资源、信息资源和时间资源等。了解的方法常有召开座谈会、专家咨询、分析文献资料、进行流行病学调查及民意测验等。

（2）确定优先教育的项目：在确定优先项目的筛选时要依据 3 个原则：重要性、有效性和可行性。具体操作时根据所了解的营养问题从以下 3 个方面着手确定优先的教育项目。①与知信行关系的密切程度，特别是行为改变的可能性；②外部的支持条件，尤其是与教育对象关系密切者；③受累人群的数量、危害性、伤残率、死亡率等。

（3）确定总目标和具体目标：任何一项营养教育计划都必须有明确的总目标和具体指标，它是计划执行和客观评价的依据。

①确定总目标。总目标是指健康教育计划活动的总方向，是在执行计划后，预期应该达到的理想效果。它只是给整个计划提供一个总体上的要求或努力方向，不要求达到可测量的成果，如：90％的父母至少能说出两种可以预防婴儿患佝偻病的方法，90％的母亲在婴儿 4 个月以前只进行母乳喂养，90％的母亲每天至少把婴儿带到露天或阳光下活动 60 min 等。

②确定具体目标。计划的具体目标是为实现总目标而设计明确的、具体的、可量化的指标。在制订时，应该本着具体、准确、可达到和可测量的原则。具体来讲，应该回答下列 5 个问题：a. 对谁？b. 实现什么变化（发病率、行为、知识等方面）？c. 在多长时间内实现这种变化？d. 变化程度多大（增加或减少到多少）？e. 如何测量这种变化？

（4）制订教育活动的方案：在确定目标后，就要确定达到教育目标的方式、方法和途径，这就是教育活动方案，主要包括以下 5 个方面。

①确定教育内容。行为的改变是通过知识、态度、信念、价值观的改变和全社会的支持而实现的。因此教育内容应遵照教育目的有的放矢地进行，同时要考虑干预对象的知识水平、接受能力、社会背景，并讲究教育内容的科学性、针对性、通俗性和实用性，便于群众自觉参与。

②确定教育方法。营养教育的方法多种多样，有大众媒介、学习班、小组讨论、个别指导、行为矫正等，应根据干预对象的具体情况、教育的内容、所要达到的目的以及可利用的资源等，选择适宜的教育方法。评价教育方法包括以下 4 个方面：a. 方法对于受教育者是否易接受；b. 方法对于教育者是否简便易行；c. 方法使用后的效率与效果如何；d. 方法实施过程的消耗是否经济。一般情况下仅采用一种教育方法很难对人们的行为发生明显而持久的影响，只有采用多种教育方法，通过长期的、反复的教育，才能最终达到行为的改变。

③确定教育资料。依据营养教育活动的条件和需要、使用的营养教育信息的载体，准备相关的资料。目前常用的教育资料分两大类：a. 视听资料，即电影、录像、幻灯片等；b. 印刷资料，即书籍、报纸、杂志、小册子、传单等。

④安排组织培训。科学地组织与培训相关的人力资源，是保证干预计划顺利进行的重要措施。

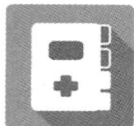

⑤安排教育日程。科学、合理地安排教育活动的日程,是保证计划顺利实施的重要条件。营养教育项目计划与实施大体上可以分为以下4个阶段。第一阶段是调研设计,包括基线调查(如人群的卫生知识、行为习惯等现状调查)、确定教育对象、制订教育目标、设计监测和评价方案等。第二阶段是准备实施,包括确定教育内容,选择教育方法,制作教育材料,建立教育网络,人员培训等。第三阶段是执行计划,包括争取主管部门和社会支持,各种传播、教育手段的运作,对教育过程进行监测、评价等。第四阶段是总结评价,包括收集、整理,分析资料、数据,撰写教育计划执行情况和项目总结报告,找出存在的问题和不足,提出今后改进的意见。

教育活动的日程安排要具体、详细,应包括起止时间、活动内容及要求、任务执行人、采用的教育方法、监测评价方法等。最好能用图表等形式表现出来,这样可以一目了然,便于部署、检查阶段性工作以及掌握工作进度。

(5)制订教育的评价计划:包括评价方法、评价指标、实施评价的机构和人员、实施评价的时间以及实施结果的使用等。

(6)教育活动经费的预算:预算应与实际条件相符,并考虑实际需要与客观条件。

3. 撰写方法　营养教育计划的撰写方法可以有所差异,但基本设计提纲至少包括如下范本中的基本项目。

附:营养教育计划设计提纲的撰写(以下提纲仅供参考)

项目名称:

负责单位:

项目负责人:

日期:

摘要:用简洁扼要的文字概括整个项目的内容。其内容包括营养教育项目的目标及目的,干预对象、干预内容及方法,资料收集和分析方法。通常摘要部分不分段,字数不超过350字。

正文:

(1)引言。明确地陈述本项目的目的、意义和相关的理论基础及目前国内外、本机构的工作现状。

(2)问题提出的背景(必要性、可行性)。可根据项目性质的需要,选择性地描述。其内容包括:当地居民健康状况、营养状况、存在的营养问题及发病情况、主要原因、行为因素及发展趋势;可利用资源、卫生服务配套情况、人力(特别是技术力量)和教育设施等;项目负责单位情况等。

(3)目标及目的。

(4)组织领导。明确规定本项目的领导机构、执行单位、技术指导(专家组)、协作与参与单位的成员及职能,以保证责任明确、分工合作。

(5)教育活动方案。其内容包括教育内容、教育方法、教育资料,所涉及人员的培训以及教育活动日程等。

(6)预算。项目计划的总预算一般以年为单位。开支类别主要包括调研费、设备与材料费、培训费、差旅费、专家咨询费、协作劳务费、办公用品及不可预测的费用等。同时,应写明对项目经费的管理、监督和审查要求。

(二)营养教育计划的评价

营养教育计划评价是一个系统地收集、分析、表达资料的过程,旨在确定营养教育计划的价值,帮助制订营养教育中的决策。其目的在于:①确定计划的先进性和合理性;②确定计划的执

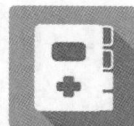

行情况;③确定计划是否达到预期目标,达到目标的程度如何;④确定计划项目的效果受到哪些因素影响,影响程度如何;⑤向公众及投资者说明计划项目的结果,以期扩大该项目的影响,取得目标人群、社区及投资者更广泛的支持与配合;⑥总结项目的成功经验与不足之处,提出下一步的项目方向,争取完善的条件。

1. 评价种类和内容 根据评价内容、指标和研究方法的特点,评价可分为以下4种类型。

(1)形成评价:形成评价又叫诊断评价或需求评估,是一个为营养教育计划设计和发展提供信息的过程。其目的在于使计划符合目标人群的实际情况,且更科学、更完善。具体内容包括:①了解目标人群的基本特征;②了解干预策略、活动的可行性;③进行传播资料、测量工具等的预试验与完善;④了解教育资料发放系统的情况;⑤获得有价值的信息,为评价信息提供依据;⑥收集反馈信息,并适度调整计划。形成评价的方法包括文献、档案、资料的回顾,专家咨询,专题小组讨论,目标人群调查,现场观察等。形成评价的指标一般包括计划的科学性、政策的支持性、技术的适宜性、目标人群对策略和活动的接受程度等。

(2)过程评价:过程评价又称为质量控制,是对计划的设计、组成、实施过程、管理、工作人员工作情况等进行评价。通过过程评价,能及时了解并解决影响计划成功的不利因素或计划实施过程中存在的缺陷及改进措施等。过程评价的内容包括3个层面。第一层面是针对个体的评价内容,包括:①哪些个体参与了营养教育项目?②该教育项目运用了哪些干预策略和活动?③这些活动是否按计划进行?是否做过调整?为什么调整?如何调整的?④目标人群对教育活动的反应如何?是否满意并愿意接受这些活动?⑤目标人群对教育活动的参与情况如何?⑥项目资源的消耗情况是否与预计相一致?不一致的原因是什么?⑦对上述各方面的改进建议。第二层面是针对组织的评价内容,包括:①项目涉及哪些组织?②各组织间的沟通情况如何?参与项目的程度和决策力量如何?③是否需要对参与的组织进行调整?如何调整?④是否建立了完整的信息反馈机制?第三层面是针对政策和环境的评价内容,包括:①项目与哪些政府部门有关?②项目执行过程中有没有政策环境方面的变化?这些变化对项目有什么影响?③项目进展方面是否与决策者保持良好沟通?

过程评价的方法包括以下5种。①观察法:直接观察各项干预计划的实施及其反应。②调查法:抽查少量目标人群,了解他们是否得到相关的教育干预。③讨论法:通过对某个专题的讨论,获得教育干预实施者与目标人群两方面的看法,以便了解教育干预的真实情况。④会议法:定期举行计划设计者、管理者及执行者会议,讨论各方面的反馈信息,对计划项目进行阶段性评估。⑤记录法:计划执行者要及时、认真、实事求是、完整地记录各项计划实施过程,提供有关计划实施过程的动态变化记录,设计合理、科学、规范的资料表格有助于保证资料收集的一致性,便于比较、统计和总结等。

过程评价的常用指标有项目活动执行率、干预活动覆盖率、干预活动暴露率、干预活动有效指数、目标人群满意度等。

(3)效应评价:效应评价是对营养教育计划的实施导致的目标人群健康相关行为及其影响因素的变化的评价。与目标人群的健康结局相比,健康相关行为的影响因素及健康相关行为变化发生较早,故效应评价又称近期和中期效果评价。效应评价的内容包括对目标人群的健康行为产生影响的4个方面因素。①倾向因素:指目标人群的营养知识、健康价值观,对影响健康相关行为或疾病的态度,对自身易感性、疾病潜在威胁的信念等。②促成因素:目标人群实现健康行为所需要的政策、环境、条件、服务等方面的变化。③强化因素:与目标人群关系密切的人、社会舆论等对目标人群采纳促进健康行为的支持程度、个人感受等方面在项目前后的变化。④行为改变:项目实施前后目标人群的健康相关行为发生了怎样的变化?各种变化在人群中的分布如何?促进健康的行为有无增加?危害健康的行为是否得到控制?人群的偏食率下降了多少?疾病是否较早得到诊断?

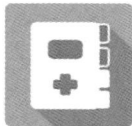

效应评价的常用指标包括卫生知识均分、卫生知识合格率、卫生知识知晓率、信念持有率、行为流行率及行为改变率等。

（4）结局评价：结局评价是对实施营养教育计划项目导致的目标人群健康状况乃至生活质量的变化的评价。由于不同的健康问题从行为改变到出现健康状况的变化所需的时间长短不一，但均在行为改变之后，才可能观察到营养状况的改变，故结局评价又称远期效果评价。结局评价内容包括以下两个。①营养教育效果，即计划对目标人群营养状况产生的影响，是生理、心理及行为变化的效益指标，如营养疾病预防教育的评价指标是营养疾病发病率、患病率、死亡率、平均期望寿命等；营养健康教育的指标则是人群的身高、体重、体质指数、血压、血糖、血红蛋白、胆固醇等参数的变化。②营养教育效益，即营养教育计划的目标人群健康状况改变所带来的远期社会效益和经济效益。其评价指标主要是生活质量指标，如劳动生产率、福利、环境改善情况、期望寿命、精神面貌、医疗卫生成本降低的程度等。

（5）总结评价：总结评价是指综合形成评价、过程评价、效应评价和结局评价以及综合各方面资料作出总结性的概括。它能全面反映计划的成败，并为今后的计划制订和项目决策提供依据。营养教育计划总结评价内容见表 7-1。

表 7-1 营养教育计划总结评价内容

项目	计划设计阶段	计划实施阶段	评价阶段			
			中间目的	行为改变	健康状况	生活质量
评价内容	计划设计的合理性	计划实施情况	健康相关行为的影响因素	健康相关行为	健康状况	生活质量
评价指标	科学性、适宜性、可接受性	干预活动次数、参加人数、干预活动暴露率、有效指数	知识知晓率、信念持有率、资源分配、社会支持	行为流行率、行为转变率	生理指标、疾病指标、死亡指标	人口生活质量指数（PQLI）、生活满意度

2. 评价的影响因素 营养教育计划评价过程中会有许多的问题和干扰，如教育效果的无形性、潜在性、长期性和不定性等都将影响结果的真实和公正。下面具体介绍 6 个妨碍正确评价的因素。

（1）月晕效应：其他因素对被研究因素的影响。若评价者对某事物持有先入为主的观念，这将影响以后他对该事物的看法，造成评价偏差。

（2）评定错误：项目实施后，评价者的主观愿望是项目取得预期效果，达到预定目标。这种愿望可能会使评价者在评定时有意无意地放松评定标准，使结果偏离实际情况。

（3）霍桑效应：人们由于感受到正在被评价或实验，所表现的行为可能异乎寻常。在项目评价中，霍桑效应可能影响对项目效果的客观反映。

（4）暗示效应：评价者的意向使目标人群受到暗示，并按照评价者的希望进行表现的现象称为暗示效应。尽管评价者评价的是被评价对象当时的表现，但其知识、态度、行为等表现并非营养教育所致，而是接受暗示的结果。

（5）因果混淆：由于时间的先后而混淆了因果实际。如由于 A 在 B 之前，所以认为 A 引起 B，但实际上并非如此。

（6）不均衡性：在教育干预之前实验组和对照组的分组若不遵循随机化原则，就可能导致结果的偏倚。如文化水平或接受能力明显参差不齐的对象同样接受一项教育计划，其结果难以在

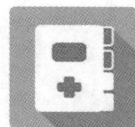

同一水平上比较。

上述几种问题是评价时需注意的问题,在严密的实验设计中可通过随机、双盲原则加以解决。由于营养教育不同于一般的实验研究,要真正达到双盲是困难的,因此,在评价设计中应注意避免并尽量解决这些问题。

3. 评价报告的书写

1) 确定报告的阅读对象 不同的阅读对象对报告中感兴趣的内容不同,如计划负责单位的领导对计划各方面问题有浓厚的兴趣,尤其是对计划的执行情况和问题、不同计划活动的效应和费用、计划的管理等感兴趣;计划资助者主要对计划效果及费用效益分析感兴趣;营养教育者对营养教育的实践内容感兴趣。因此,评价报告应针对不同对象感兴趣的内容作重点介绍。

2) 评价报告的书写提纲 对不同阅读对象提交的报告除报告内容重点不同外,在文章篇幅长短、内容复杂程度以及语言文字方面都应有相应的变化。正式或规范的评价报告是一篇严谨的科学论文,应遵循科学论文的格式书写,建议采用以下提纲。

(1) 题目:包括封面,要既准确又醒目。

(2) 摘要:简要说明评价目的、方法步骤和结果,有关键词、专有名词解释,使阅读者一目了然。字数一般在 500 字左右。

(3) 目录:为各具体内容编页码,以便翻阅查询。

(4) 计划目标与目的、评价的关键问题:①计划目标与目的及实现的价值;②计划的独特性、创新点;③计划参与者及计划的对象(目标人群);④主要评价问题。

(5) 计划内容的阐述:①计划性质,即教育目的,使用何种教育形式、方法和手段,是否通过不同媒介传播健康信息;②计划内容,即知识与技能的学习材料及如何在教育各阶段中使用这些材料,以及材料的内容与来源;③计划安排,即教育的地点、频度、持续时间及活动程序等;④人员配备,即工作人员配备、培训方式、人数等。

(6) 评价方法:①设计方法,用于衡量计划的结果;②过程评价,衡量计划实际实施情况,包括对照人群选择、抽样方法、样本数、资料可信性、资料收集的方法以及上述内容的局限性和解决方法;③效果评价,也称总结,是评估计划的结局和总效果,如目的、指标、资料的收集以及评价的类型等。

(7) 资料分析:包括定性资料与定量资料的分析方法、处理资料的方法(应用何种软件处理系统等)。

(8) 研究结果:包括阳性、阴性结果,成功或失败(误)的原因分析。注意避免以个人主张取代结果,或只提个人设想不提结果。

(9) 结论:任务完成的程度、效果、达到计划目标或目的的程度等。

(10) 计划费用效益与效果分析:指费用使用的价值分析。

(11) 建议:①如何改进计划内容,为什么? ②如何改进计划实施方式? ③如何合理分配资源? ④计划是否有推广价值?

(12) 附录:相关评价工具,如调查表等。

五、营养教育的程序与方法

(一) 了解教育对象

通过对教育对象的调查与评估,发现和分析其主要的营养问题及对生活的影响,并从知识、态度、行为等方面分析营养问题的深层次原因,了解该人群特别需要的营养信息,在与健康相关的行为中,哪些是不能改变的,哪些是通过教育可以改变的,为制订营养教育计划提供可靠依据。

(二) 营养教育活动的设计

(1) 确定谁是教育对象,主要特征是什么?

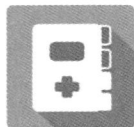

（2）教育目的是什么？

（3）教育对象应该具备哪些营养知识？已知多少？哪些需要宣传？

（4）制定目标。

（5）确定评价指标与评价方法。

（6）确定日程安排、人员安排、经费预算。

（三）确定营养教育的途径和资料

（1）确认可选用的营养教育材料（如现成的、可以收集来的、需要自己动手制作的）。

（2）确定营养教育的最佳途径（如大众传播、公众传播、小群体传播、二人传播）。

（3）确定最合适的宣传方式（如讲课、发放小册子等）。

（四）预实验

对准备好的宣传资料、选定的教育途径及宣传方式进行预实验，以便得到教育对象的反馈意见与建议，根据这些意见与建议对资料及计划进行修改。

（五）营养教育的实施

按照计划实施营养教育，教育的内容和形式根据不同项目选择。

（六）营养教育的评价

（1）近期效果：教育对象的知识、态度的变化。

（2）中期效果：行为方面的变化。

（3）远期效果：营养健康状况和生活质量的变化。一般营养状况评价用身高、体重变化及血糖、血脂等指标；反映生活质量的指标则是劳动生产力、寿命、精神面貌的变化、医疗费用的下降等。

项目结束后，撰写营养教育评价报告。以教育对象的营养知识、态度和行为的变化为重点，总结项目实施的经验和教训、取得的成果等，以便进一步推广。

社区营养教育

《中国居民膳食指南》营养教育项目案例解读

第二节　营 养 咨 询

案 例 导 入

张某，女，16 岁。自诉"胃部不适、食欲差"已 1 年余；近期感觉疲乏无力，心慌气短，头晕；学习效率降低，注意力不集中，烦躁；月经量少，色淡，不规律。体检：身高 165 cm，体重 48 kg，血压 90/60 mmHg，心率 98 次/分，面色及口唇黏膜苍白。请问：作为健康教育者，你该怎样进行营养咨询呢？

营养咨询是人们判定自身营养状况、获取营养知识、得到膳食指导、学习相关技能的最直接、最简单、最可靠的方式之一，也是营养教育者对教育对象进行营养干预的基本方法之一。目前国内外比较流行的营养咨询模式是 SOAP 营养咨询方法，其主要内容分为主观资料（S）、客观检查（O）、营养评价（A）和营养支持计划 4 个部分。

Note

一、SOAP 营养咨询方法

1. 主观资料（S） 主观资料是指营养教育者要询问来访者的饮食营养状况，包括他的饮食史、饮食习惯嗜好、餐次和分配比例、有无偏食、烹调加工方法等情况。

2. 客观检查（O） 客观检查是指营养教育者对来访者的营养状况检查，包括以下 3 个方面。①体格测量，如身高、体重、肱三头肌皮褶厚度、上臂围等。②实验室检查和辅助仪器检测，如血液、尿液、头发检测、X 光检测等。③营养不良体征检查。

3. 营养评价（A） 营养评价是根据主观资料和客观检查，对服务对象进行全面的评价。如对饮食调查结果进行评价，即先了解食物结构是否合理，各种营养素是否满足机体需要等，随后根据服务对象营养状况的检测结果评价其当前的营养状况。

4. 营养支持计划（P） 营养支持计划是结合来访者的营养状况、生理特点、经济条件和饮食习惯等，在饮食原则、心理健康、行为矫正、指导就医等方面给予指导，包括饮食禁忌、食物种类的选择、食物数量的调整、食物的等价互换、参考食谱及注意事项等。

二、SOAP 营养咨询记录格式

营养咨询记录必须清晰，清晰记录每次的咨询时间、主观资料（主诉）、客观检查（专业检查结果）、营养评价（诊断）、营养支持计划（指导意见）。按 SOAP 进行营养咨询时，记录格式见表 7-2。

表 7-2　SOAP 营养咨询范例

日期	SOA （主观资料、客观检查、营养评价）	P 营养支持计划
×年×月×日	S：胃部不适、食欲差已 1 年余；近期感觉疲乏无力，心慌气短，头晕；学习效率降低，注意力不集中，烦躁；月经量少，色淡，不规律。 O：身高 165 cm，体重 48 kg，血压 90/60 mmHg，心率 98 次/分，面色及口唇黏膜苍白。 A：根据主、客观资料，初步评估：①消瘦；②贫血	1. 指导就医　目的是明确是否为贫血以及贫血的原因。 2. 教育计划 （1）饮食治疗的重要性； （2）必要的药物治疗的意义。 3. 心理辅导　告知心理压力与饮食的关系，缓解对进食的恐惧。 4. 膳食指导　改变不合理膳食的方法；编制食谱。 5. 随访计划　约定随访观察日期，以评估干预效果，采取进一步干预措施
×年×月×日	……（继续记录 SOA）	……（继续记录 P）

三、营养顾问应具备的能力和素养

一般来说，一个合格的营养顾问应该具备 3 个方面的要素：第一是个人品格和专业志向；第二是咨询理论和行为科学知识；第三是咨询能力。在实际的营养咨询工作中，扎实的专业知识和丰富的从业经验是营养顾问的基本要求。营养咨询需要营养顾问有比较强的专业知识和实际操作能力，并且能够遵从主流营养学说，理解医学与营养学相辅相成的作用才能更好地从事营养咨询。咨询能力包括能正确理解和处理人际关系，有赢得客户尊重和信任的本领等。营养顾问还应具有高尚的职业道德。咨询建立在信誉基础之上，与律师和医生具有类似性质，没有信誉，就等于没有客户。所以，对营养顾问来说，对其职业道德必须提出严格的要求，以保证营养咨询工作的正常进行。

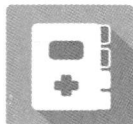

营养咨询已经开始朝专业化、系统化方向发展。营养师成为发展中的主动力。

（崔淑莲）

本章小结

本章重点内容主要包括以下方面。

（1）营养教育的主要对象和内容；

（2）人际沟通的特征；

（3）影响人际沟通的因素；

（4）传播的特点和分类；

（5）促进健康的行为和危害健康的行为；

（6）行为改变相关理论；

（7）咨询技巧；

（8）讨论技巧；

（9）演讲技巧；

（10）演讲稿的撰写；

（11）科普文章的编写；

（12）营养教育计划的设计和评价；

（13）SOAP 营养咨询法的内容和格式。

能力检测

一、选择题

1. 营养教育是通过改变人们的饮食行为而达到改善（　　）目的的一种有计划的活动。

A. 身心健康 　　　　B. 营养状况 　　　　C. 文化水平 　　　　D. 道德水平

2. 下列关于收集社区定性资料的方法错误的选项是（　　）。

A. 常用访谈和专题小组讨论 2 种方法

B. 调查人员带着问题与包括领导者、社区居民、医务人员及专家等人员进行面对面的访谈，征求意见和看法

C. 访谈内容包括与营养相关的主要疾病和健康问题、造成这些问题的主要原因、解决这些问题的方法等

D. 公共营养师组织本社区居民代表、行政管理人员、卫生人员（6～12 人）对主题进行 3 h 左右的讨论

3. 关于社区健康促进的论述错误的选项是（　　）。

A. 社区健康促进通过健康教育和环境支持改变个体和群体行为、生活方式及社会影响

B. 通过社区健康促进能降低本地区的发病率和死亡率

C. 通过社区健康活动提高人民生活质量和文明程度

D. 社区健康促进活动是群众自发的活动

4. 下面关于确定社区营养干预内容的程序的描述不正确的是（　　）。

A. 经费预算包括现场组织管理、培训班、现场调查、实验室检查、印刷营养教育材料、采用实物和工具等

B. 人力清单包括培训班师资、家庭菜园农业技术指导员等

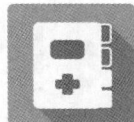

Note

C.物力清单包括社区营养宣教材料、蔬菜种子、化肥等

D.经费预算包括社区居民营养性疾病的治疗费用等

5.下列不是营养健康档案问题的描述和记录的内容的是（　　）。

A.记录个人每次就诊情况多采用SOAP形式

B.SOAP形式包括主观资料、客观检查、营养评价和营养支持计划4个部分

C.尽量使用（或贴近）居民的语言描述个人或陪伴者提供的主诉、症状、疾病史、家族史和社会生活史等主观资料

D.营养支持计划体现以服务对象为中心、治疗营养性疾病为导向及生物-生理医学模式的服务

6.下列描述社区公共营养师角色不正确的是（　　）。

A.照顾者角色，向社区居民提供包括生活方面及特殊情况下的各种营养照顾服务

B.教导者角色，向包括个人、人群和单位等社区居民提供各种营养方面的健康教育和健康指导服务

C.研究者角色，要注意观察、探讨、研究与营养相关的问题，不断完善社区营养的发展及社区服务

D.管理者角色，根据社区的具体情况及政府的需求设计、组织各种促进和维护社区居民营养健康的活动

7.下面关于营养干预活动5个步骤的描述不正确的是（　　）。

A.对干预手段进行简单排序，优先确定简单的干预手段和措施

B.应仔细分析项目的可行性，查阅参考文献，深入研究选定最终干预方法

C.选定最终干预方法前可以向有关专家和社区人群代表咨询项目的可行性

D.对干预手段进行简单的排序，确定有效的干预手段和措施

8.下列关于社区分类与功能的论述不正确的是（　　）。

A.空间功能指社区为人们的生存和发展提供了空间

B.连接功能指将居民密切连接起来构成一个小社会

C.社会化功能指社区通过各种规章制度、道德规范有效地维持社区的秩序，保护社区居民安全

D.传播功能指社区因拥有密集的人口，成为文化源、知识源、技术源、信息源，为传播提供了条件

9.关于社区健康教育的论述，下面选项中错误的是（　　）。

A.社区健康教育以社区为单位

B.社区健康教育以社区人群为教育对象

C.社区健康教育以增加居民健康知识为目标

D.社区健康教育是有组织、有计划、有评价的活动

10.关于选择营养干预措施的原则，下面不正确的是（　　）。

A.优先选择解决重要营养问题的干预措施

B.最重要的选择标准是能在解决营养不良问题中发挥最佳作用的措施

C.最重要的选择标准是能在解决营养不良问题中发挥长远作用的措施

D.根据评估的难易程度、实施难易程度、参与性和成本效益几个方面对干预措施进行高、中、低排序后择优选择

二、填空题

1.营养教育的对象主要包括_____、_____、_____、_____4个方面。

2.人际沟通的特征包括_____、_____、_____、_____、_____、_____、_____、_____。

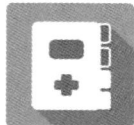

3. 传播的特点包括 _____ 、_____ 、_____ 、_____ 、_____ 、_____ 。

4. 科普文章的编写原则包括 _____ 、_____ 、_____ 、_____ 。

三、名词解释

1. 促进健康的行为

2. 危害健康的行为

3. 人际传播

4. 营养教育

四、简答题

1. 简述知信行理论模式的内涵。

2. 简述健康信念模式的内涵。

3. 简述行为改变阶段理论的内容。

4. 简述演讲稿的撰写特点。

5. 简述科普文章的基本要求及撰写流程。

6. 简述营养教育计划的设计步骤及评价内容。

7. 简述 SOAP 营养咨询方法的内容和格式。

8. 咨询技巧包括哪些方面?

9. 讨论技巧包括哪些方面?

参 考 文 献

[1] 周建军,詹杰.公共营养学[M].北京:中国医药科技出版社,2017.

[2] 韦丽萍.公共营养师[M].广州:广东经济出版社,2008.

[3] 葛可佑.中国营养师培训教材[M].北京:人民卫生出版社,2006.

[4] 李菊花.公共营养学[M].杭州:浙江大学出版社,2005.

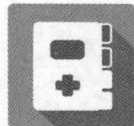

第八章　健康信息管理

![学习目标图标] **学 习 目 标**

掌握：国内医院应用手机 App 开展医疗服务的功能与应用。
熟悉：医院 App 与医院微信公众号及一般医疗 App。
了解：健康信息技术的发展趋势。

第一节　国内外移动医疗服务功能简介

案 例 导 入

　　老李，男，65 岁，有多种慢性病病史，昨日开始出现咳嗽，今天上午去某三甲医院就诊，看见很多人在排队挂号。他自言自语道："看病挂号难，也不知道这么多医师该找哪位看病才对呀……"请问：如何通过目前的健康信息平台帮助这位老人呢？

　　互联网已成为 21 世纪人类社会不可或缺的通信工具。健康信息化管理，是深入推进公立医院改革、医院管理实践创新的时代要求、必然趋势和重要保障。

　　App 是 application 的缩写，意思是应用程序。随着智能手机和平板电脑等移动终端设备的普及，人们逐渐习惯了使用客户端上网的方式。而医院作为一个提供医疗服务的场所，也应当紧跟时代发展的步伐，开发智能 App 系统，建立"云医院"。"云医院"将构建集健康大数据采集、健康管理、医疗、康复服务等于一体的医疗与健康管理平台，帮助医院提高现有的医疗服务效率，开拓健康医疗服务空间。通过互联网完成大医院与基层医院、医院专科医生与社区全科医生、医生与患者之间的互动与沟通，为居民提供包括全科医生、专科医生、著名专家在内的，分层次、线上线下相结合的、便捷、规范、安全、优质的健康医疗服务。使优质的健康医疗资源走向社区，走向家庭，实现跨区域、资源共享、协同的医疗服务模式，从而降低老百姓就医的负担。

一、国外移动医疗服务的应用领域

国外移动医疗服务的应用大致涉及 4 个领域。

　　1. 信息/通信　①约诊提醒和治疗提示。早在 2005 年，英国《周日电讯报》报道，每年由失约造成的英国国家卫生系统成本消耗高达 5.75 亿英镑，通过手机应用程序（App）的自动提醒功

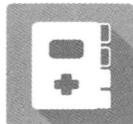

能,可以有效降低成本。2011 年,WHO 调查显示,美国 58％的地区和欧洲 53％的地区通过移动医疗平台进行就诊预约提醒服务。②测试结果和患者数据管理。Mattila 等为智能手机平台设计了一款名为 Wellness Diary(WD)的 App。智能手机收集并处理用户数据,然后以统计表的形式反馈给用户。美国新泽西州的赫利南医学中心为方便医生获取病理信息,设计了一款名为 Micro His 的 App,医生可通过手机下载患者的 X 光诊断以及心电图诊断结果。③健康信息管理。艾克龙儿童医院推出 Care4Kids,这是一款儿童护理 App,它不仅提供医院信息,还为家长提供患儿的用药史、过敏史及健康保健知识。

2. 监测 ①患者情况和位置。国外许多国家已经将移动医疗应用到慢性病的管理中,实时监控患者的生命体征。Guerri 等为腰背综合征患者研发了一款 App,它能够在任何环境中以一种舒适的方式评估患者的肌肉状况。②药物遵从性。③医疗物资或者设备的实时连接。

3. 监控 监控类应用部署最多的地区是在欠发达国家,因为这些地区传染病的暴发比较常见。它包括预防疾病发生、灾害救援、确定医疗人员位置,最大限度地预防和减少疾病的发生。

4. 诊断 诊断分为诊断支持和远程医疗两个方面。通过移动医疗服务,患者在家里就能接受医生的诊断,而不再需要直接面对医生。当然,患者的手机里必须装有特定的软件,患者根据软件的提示进行选择,例如症状、患者的图像等信息就会传送给医生,医生根据患者的描述提供诊断和治疗建议。

二、国内医院 App 所具有的功能

国内医院 App 大多有如下功能。

1. 智能分诊 模拟临床医生问诊流程,帮助市民找对科室、挂对号。

2. 手机挂号 实施掌上挂号,凭借短信高效就诊。

3. 取报告单 在家也能取报告单,无须往返医院查询和取单。

4. 医院导航 提供院外线路导航、院内科室分布和周边商户查询。

5. 健康百科、健康咨询 健康百科、健康咨询的功能还有待加强,多数 App 中显示暂无数据。

业内数据也显示,目前我国移动互联网医疗产业正快速发展。众多企业都看到了智慧医疗市场的巨大商机,一场逐鹿之战已经悄悄开始。移动医疗市场内占据重要位置的春雨医生、丁香园等公司纷纷获得高达数千万美元的投资,使得这个行业的发展受到更多关注。但业内人士都认为,智慧医疗现在还处于初级的发展阶段,它的市场前景不可估量,但现在最大的问题在于医院之间的协同,有的医院不愿意将自己的信息共享。相关专业人士认为,智慧医疗现在的核心问题不在技术,而在于制度,需要多方面的制度保障,如政府购买服务制度、社会化运营制度、强制性管理制度、医生自主多点乃至自由职业制度等。

第二节 健康信息技术的发展趋势

医疗健康信息技术(HIT)正在以惊人的速度发展。近年来,HIT 一直保持快速发展的趋势。伴随着移动技术、云计算、虚拟化、临床分析和国际信息标准(如 ICD-10)的普及,HIT 将成为未来 IT 领域中最活跃的部分。

Cleveland Clinic
手机 App 介绍

一、移动医疗健康

美国医院信息管理协会（HIMSS）对移动医疗健康的定义就是通过使用移动通信技术，如 PDA、移动电话和卫星通信来提供医疗服务和信息，具体到移动互联网领域，则以基于安卓和 iOS 等移动终端系统的医疗健康类 App 为主。它为发展中国家的医疗卫生服务提供了一种有效方法，在医疗人力资源短缺的情况下，通过移动医疗可解决发展中国家的医疗问题。"TD-LTE" 高清、移动、无线的技术优势，可以帮助救护车上的医护人员，通过移动高清视频获得清晰、快速的远程指导，不错过治疗的"黄金半小时"；社区医生带上移动医疗诊断设备，可以随时请大医院的专家进行远程会诊；通过社区医疗信息平台，可以用短信、微信等方式向公众提供掌上医讯、预约挂号等服务。

目前，在全球医疗行业采用的移动应用解决方案，可基本概括为无线查房、移动护理、药品管理和分发、条形码患者标识带的应用、无线语音、网络呼叫、视频会诊和视频监控。可以说，患者在医院所要经历的所有流程，从住院登记、发放药品、输液、配液／配药、标本采集及处理、急救室、手术室到出院结账，都可以用移动技术予以优化。因为移动技术能够高度共享医院原有的系统信息，并使系统更具移动性和灵活性，从而达到简化工作流程、提高整体工作效率的目的。

移动技术的另一个显著贡献是减少医疗差错。在对患者护理过程中，有可能出现护理人员交接环节的失误，以及在发药、药品有效期管理、标本采集等执行环节的失误。据美国权威机构的调查显示，每年有超过 1500 万例的药品误用事故在美国医院内发生。为了避免这些失误，就需要医护人员及时地得到和确认患者的医疗信息，确保在正确的时间、对正确的患者进行正确的治疗。

二、云计算和虚拟化

云计算是一种通过互联网以服务的方式提供动态可伸缩的虚拟化资源的计算模式。美国国家标准与技术研究院（NIST）这样定义云计算：云计算是一种按使用量付费的模式，这种模式提供可用的、便捷的、按需的网络访问，进入可配置的计算资源共享池（资源包括网络、服务器、存储、应用软件、服务），这些资源能够被快速提供，只需投入很少的管理工作或与服务供应商进行很少的交互。

云计算的核心技术是并行计算。并行计算（parallel computing）指的是同时使用多种计算资源解决计算问题的过程，是提高计算机系统计算速度和处理能力的一种有效手段。它的基本思想是用多个处理器来协同求解同一问题，即将被求解的问题分解成若干部分，各部分均由一个独立的处理机来并行计算。并行计算系统既可以是专门设计的、含有多个处理器的超级计算机，也可以是以某种方式互连的若干台独立计算机构成的集群。通过并行计算集群完成数据的处理，再将处理的结果返回给用户。

虚拟化是个宽泛的技术术语，是指将各类资源（如计算资源等）加以抽象，并对具体的技术特性加以封装隐藏，对外提供统一的逻辑接口。而虚拟化是云计算的重要支撑技术，可以说虚拟化为我们带来了"云"，同时也是云计算区别于传统计算模式的重要特点。常见的虚拟化技术包括网络虚拟化、服务器虚拟化、存储虚拟化、应用虚拟化、桌面虚拟化等。

三、大数据与临床数据分析

大数据（big data），或称巨量资料，指的是所涉及的资料量规模巨大到无法透过目前主流软件工具在合理时间内获取、管理、处理并整理成为对企业经营决策更有帮助的信息。大数据具有 4V 特点，即大量（volume）、高速（velocity）、多样（variety）和价值（value）。大数据是需要新处理模式才具有更强的决策力、洞察发现力和流程优化能力的海量、高增长率和多样化的信息资产。从某种程度上说，大数据是数据分析的前沿技术。简言之，从各种各样的数据中，快速获得有价

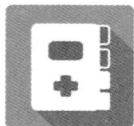

Note

值的信息的能力,就是大数据技术。

对所有医疗机构来说,临床数据分析都是第一要务,海量数据正开始从研究步入主流。大数据技术运用于临床分析,医生能发现什么是最普遍的疾病和状况、不同治疗过程的康复率,以及远程实时了解患者的生命体征。

就医院而言,这同样也为其提供了运用患者数据发现罹患慢性病(如糖尿病、哮喘和高血压)患者的方式。这些慢性病患者经常需要反复就医,临床分析提供的信息能帮助医生识别、训练这些患者,以便更好地应对疾病,降低昂贵的急诊和随访费用。

第三节 国内医院应用手机 App 开展医疗服务建设现状

一、目前国内医院应用手机 App 的功能特点

以浙江大学医学院附属第一医院的"掌上浙一"为例,简要介绍"掌上浙一"App 的功能特点。2012 年 8 月 30 日,浙江大学医学院附属第一医院正式实施国内首创的"智慧医院掌上浙一"医疗服务新模式。"掌上浙一"大众版是专门针对到该院就诊的患者设计的,主要包括智能分诊、实时挂号、手机查询检查报告、医院地理位置导航、楼层导航、专家医生介绍及出诊信息,另外,还提供定期更新的健康信息和包括疾病库、药物库在内的随身健康百科全书。"智慧医院掌上浙一"项目是"数字化医院示范"建设项目的重要组成部分,该院在国内先进的数字化医院建设的基础上,创新性地提出了基于移动互联网技术的国内首款医疗手机应用"掌上浙一"。该服务模式以现代移动终端为切入点,将手机的移动便携特性充分应用到医疗流程中,大大简化了就医流程。该服务模式通过该院多位临床专家两年多的努力,收集了大量的医学健康相关数据,经过反复数据建模完成,做到专业可信,并耗时两个多月完成与医院原 HIS 系统对接。

1. 手机挂号 普通门诊实时挂号,挂号成功后即收到短信,告知患者就诊序号、前面还有多少人在排队、需要等多久、在几楼就诊等相关信息。患者可凭此短信直接就诊,不需要排队取号。专家门诊同样可以在手机上预约。挂号费用目前可通过支付宝、网上银行等支付。当然,用户也可以选择"先诊疗后付费"模式,先挂号、检查、配药,全程结束后,再一次性付清费用,即"一站式结算服务"。患者无须在接受每项诊疗服务时往返于各楼层之间分别缴费,不仅减少了门诊排队人数,也在一定程度上抵制了"黄牛",解决了"看病烦"的问题。

2. 取报告单 通常患者在接受检查、化验后,需要在院等待至少半小时的时间取结果,有的报告单需要隔天或一周后取,对于上班族和外地患者都是不方便的。手机取报告单的功能让患者不用在医院窗口或者自助终端旁等待,凭借个人检查化验的回执单,只要输入姓名,加上录入医嘱号或扫描条形码的形式,就能在第一时间读取报告单,还可以将其进行本地保存。这一功能和医院取单的时间是同步的。

3. 专家在线 以科室为单位,患者可查看科室医生的特长及资质,还有其他患者咨询过的历史问题和对该医生的评价。患者可通过文字、图片、语音形式发送即时消息给医生,也可以选择医生开通的电话预约的时间段进行预约咨询。医生在咨询中占主导地位,在收到患者的推送消息后及时回复,适时地关闭患者提问,从而结束一次咨询;患者在结束咨询后给医生评价及进行星级评分。若选择电话咨询,则有 15 min 通话时间与医生交流。

4. 智能分诊 选择性别和输入年龄进入智能问诊,只要点击人体模型上的部位就能模拟门诊医生问诊,与系统进行问答,系统会根据特定的加分规则,计算出用户可能罹患的疾病,并根据发病风险的高低依次罗列。用户在查看疾病详细信息后,可直接通过推荐科室进行挂号预约。

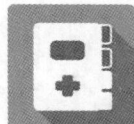

5. 医院导航 外调百度地图或 Google 地图完成院外导航,展现院内平面图,可查看院内楼层、科室所在位置;使用手机 LBS 定位,实现院内实时动态导航。

6. 科室医生 可查看医院科室的门诊和病区、床位数、联系电话和科室诊疗设备,以及医生擅长疾病、门诊排班时间、门诊地点和挂号费等。

7. 健康百科 健康百科包括知识库查询、医院信息查询和资讯查询、工具检测等。可查看疫苗接种信息、化验指标分析和疾病库、药物库、急救库,还可通过乙肝自测、预产期计算、BMI自测、高血压自测等工具进行检测。

8. 健康宣教 健康宣教包括出院手册、入院手册、门诊手册,可了解门诊、出入院流程,省时省力,避免一些不必要的麻烦和困扰。

9. 健康资讯 每天更新推送健康信息,让用户轻松学习健康的有关知识。

10. 手术动态 随时查询患者手术实况。

11. 健康档案 健康档案包括检查、不适记录、病史、服药、用药提醒、我的医生六大功能区。

二、医院 App 的应用对医院产生的影响与作用

1. 医院 App 填平医患信息鸿沟 患者可以获得实时挂号、叫号查询、取报告单、智能分诊寻找医院对应科室和医生、在线咨询实名医生、医院及医生信息查询、浏览健康资讯等服务,还能查询疾病、药物、急救等专业医疗知识。集合了工具、内容以及服务的掌上医院 App 串起了患者在医院就医过程中需要获取的一系列信息和服务。对于患者而言,过去这些信息和服务是碎片化的,甚至是缺失的。

2. 医院 App 再造就医流程,构建医院与患者交流平台 在传统医疗流程中患者挂号、就诊、取药的过程,并没有和医院产生强的连接。而移动医疗可以改造、简化整个过程。这不仅是患者的需求,也是医生和医院的需求。试想一个患者想找医生沟通时,该医生在做手术,患者可能需要等上一个下午的时间,等医生出了手术室,问题的解答却只需要几句话的时间。这种方式大大浪费了患者的时间和精力。但是,如果有了移动应用做载体,患者可以发起即时请求,医生在手术间歇时即使出不了手术室,但能快速地与患者沟通。

对于医院来说,几万人次的门诊量是相当大的压力。而在掌上医院的医患互动板块中,可能就有数万患者的问题被回复了。这些人本可能需要到医院挂号、找到科室、找到医生才能解答,但现在他们不必到医院就能解决问题。在掌上医院中,患者可以取到化验报告单,并提交给医生查看有哪些问题,还可以选择快递服务拿到化验单。对于患者,特别是外地患者而言,不必为了一个报告单滞留医院所在地两三天。这些就医流程的优化,大大提升了患者的就医体验,提高了患者满意度。

3. 医院 App 传播医院品牌价值 医院 App 作为一个交流应用平台,可进行医院品牌宣传:展示特色科室、专科专家、医院动态等信息,并实时将医疗消息免费、即时地推送给患者,给用户提供贴心服务,提高其就医满意度,起到传播医院品牌价值的作用,提升医院声誉。

4. 医院 App 提升医院服务品质 医院 App 为用户提供症状自查、健康科普、智能分诊等功能,将医院的服务延伸到用户身边,拉近用户与医院的距离。同时,医院可根据 App 的下载、使用情况和用户反馈意见,进行及时的规划和调整,从而完善医院的服务项目,提高医院服务品质,促进医院健康发展。

三、医院 App 目前存在的问题

作为医疗行业和 IT 行业结合的产物,医院 App 既继承了两者的优点,同时也不可避免地携带着网络化时代的缺陷因子。

1. 医疗误诊与延诊风险 就患者而言,由于专业知识的缺失和表达能力的不同,其对自身

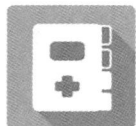

的病症或者状况可能无法进行有效而准确的表达。这就会导致医生通过 App 了解到的患者状况不属实或者不准确，所谓"差之毫厘，谬以千里"。中医讲究望、闻、问、切，其真意有二，作为医者，要全面了解患者的状况，即通过望、闻、问、切等多种途径系统地收集患者病理信息，从而得出最准确的判断，而移动医疗 App 在某种程度上只是让医者进行"望"和"问"的程序，而至于"闻"和"切"则由于未与患者有实质性接触而无从着手，这也就决定了专家通过移动医疗 App 得到的信息是不全面的。所以，患者只通过移动医疗软件向医生传送自身患病或者身体不适等信息，既未通过专业的医疗设备检查，也无医生的当面诊断，这样一来，出现误诊与延诊情况的可能性就极大。

2. 信息安全 注册医院 App 需要实名认证，并输入身份证号、病历号以及支付方式等私人信息。如何保护个人信息是个大问题。

3. 责任风险 在线问诊可能会给医生带来风险。在目前的医疗体系中，医院为医生承担了一部分法律责任。一旦出现医疗纠纷，医务科就会出面协调，而不是让医生独自面对。如果在线问诊中发生了医疗纠纷，谁来保护医生？一般的就医行为都具有属地特性。举个例子来讲，如果杭州的一位患者在线提问，而回答问题的医生远在河南，能够解决的问题就很有限。

第四节 医院 App 与医院微信公众号及一般医疗 App

一、医院 App 与医院微信公众号

医院微信公众号是很多医院的便民就诊平台。据有关数据分析，包括浙江大学医学院附属第一医院、浙江大学医学院附属邵逸夫医院、杭州市第一人民医院在内的多家省、市级公立医院都已开通微信公众号。

用户可以通过手机微信查询专家介绍、出诊安排、就诊流程、住院流程等信息。现在，微信功能也日趋完善和丰富，可进行挂号预约、微信支付等功能。如杭州市第一人民医院的微信信息查询，包含 B 超排队、胃镜排队、检验状态等服务内容。预约挂号栏中除了可以预约挂号外，还有门诊指南和检查指南等有用信息。

相比于 App，微信平台更强调健康知识的普及、信息的推广。但是，公众号的有些信息是实时的，宣传信息是被动的，用户很可能因为没有及时浏览而失去第一时间获取信息的机会。另外，医院微信公众号被取消关注的情况普遍，效果一般。

二、医院 App 与一般医疗 App

目前，中国医疗健康类 App 大致分为以下三类：其一，是类似于就医助理 App、挂号 App 等专门为看病就医而服务的 App；其二，由企业推出的针对普通大众的医疗 App，为大众提供健康建议或一定的标准以供参考，如"春雨医生""掌上药店""快速问医生"等；其三，是专门为医学专业用户提供服务的产品和眼科或牙科等细分领域的产品。

此类产品是基于移动终端的医疗类应用软件，目前已有 2000 多款移动终端医疗 App，主要提供寻医问诊、预约挂号、购买医药产品以及查询专业信息等服务。

现今，医疗 App 的广泛推广使得部分用户依赖于医疗 App 看病。但这不太现实，没有经过专业的医疗设备检查，也没有医生的当面诊断，容易出现误诊情况和产生医疗纠纷。另外，通过医疗 App 诊断，一旦发生医疗事故和纠纷，往往因为证据不全或者缺失，难以解决。

在健康和医疗类信息可以在互联网上轻松获得的今天，用户需要的不仅仅是唾手可得的互联网资讯，更深层次的需求是与医生专家直接的沟通和交流。

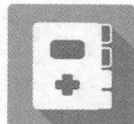

医院开发官方 App 并推广的目的就是宣传医院、解决患者问题、提升医疗质量。用户可以跟该医院医生直接进行沟通交流,疑问可得到及时有效的解答,目标选择明确,方便就医。医生也能通过 App 了解患者信息,为其制订个性化的跟踪治疗方案,定期向患者推送服药、复查提醒以及宣教资讯,实现双向交流。若在医院 App 上发生事故和纠纷,也有对象可以负责,更加方便可靠。

(王嘉宁)

📋 本章小结

互联网已成为 21 世纪人类社会不可或缺的通信媒介。健康信息化管理,是深入推进公立医院改革、医院管理实践创新的时代要求、必然趋势和重要保障。目前国内健康信息化管理发展很快,不少医院已经开发了手机应用 App 功能用来开展医疗服务。

📋 能力检测

一、选择题

1. 国外移动医疗服务的应用大致涉及领域不包括(　　)。

A. 信息/通信　　　　　B. 治疗　　　　　　　C. 监测　　　　　　　D. 诊断

2. 国内医院 App 的功能不包括(　　)。

A. 智能分诊　　　　　B. 手机挂号　　　　　C. 取收费单　　　　　D. 医院导航

3. 国内医院 App"专家在线"中患者可查看的医生的内容不包括(　　)。

A. 特长　　　　　　　　　　　　　　　B. 性格

C. 其他患者咨询过的历史问题　　　　　D. 对医生的评价

4. 国内医院 App"健康宣教"中患者可查看的信息不包括(　　)。

A. 住院手册　　　　　B. 出院手册　　　　　C. 入院手册　　　　　D. 门诊手册

5. 医院 App 目前存在的问题不包括(　　)。

A. 医疗误诊与延诊风险　　　　　　　　B. 信息安全

C. 责任风险　　　　　　　　　　　　　D. 经济风险

6. 用户可以通过手机微信查询医院微信公众号获取以下信息但不包括(　　)。

A. 专家介绍　　　　　B. 出诊安排　　　　　C. 诊断方案　　　　　D. 住院流程

7. 医院开发官方 App 并推广的目的不包括(　　)。

A. 宣传医院　　　　　B. 提高经济收入　　　C. 提升医疗质量　　　D. 解决患者问题

8. 国内医院 App"健康百科"中患者可查看的信息不包括(　　)。

A. 知识库查询　　　　B. 医院信息查询　　　C. 资讯查询　　　　　D. 检测工具选购

9. "云医院"将构建的内容不包括(　　)。

A. 健康大数据采集　　B. 健康管理　　　　　C. 医疗　　　　　　　D. 护理服务

10. 国内医院 App"智能分诊"患者可获得的信息不包括(　　)。

A. 可能罹患的疾病　　　　　　　　　　B. 根据发病风险的高低依次罗列

C. 根据疾病情况直接缴费　　　　　　　D. 直接通过推荐科室进行挂号预约

二、简答题

1. 请下载使用"掌上浙一"App,并以"掌上浙一"为例,简述"掌上浙一"App 的功能特点。

2. 请分析医院 App 的应用对医院产生的影响与作用。

3. 请简述医院 App 目前存在的问题。

第八章
选择题答案

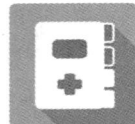

Note

·第三篇·

餐饮管理

第九章　膳食制备

掌握：食谱编制方法中的计算法；膳食菜单搭配的原则与内容。

熟悉：烹饪对营养素的影响。

了解：烹饪方法。

第一节　营养配餐与食谱编制

一、营养配餐

（一）用食物交换份法进行营养配餐

1. 食物交换份的概念

食物交换份是将食物按照来源、性质分成几类，同类食物在一定重量内所含的蛋白质、脂肪和碳水化合物和能量相近，不同类食物间所提供的能量也是相同的，每份食物可进行等值交换。所有食物均指可食部分，即去除核、皮、籽与骨头等后的净重。

2. 人体所需的营养素

人体所需的营养素包括蛋白质、碳水化合物、脂肪、维生素、矿物质五大类。其中脂肪、蛋白质、碳水化合物为人体所需的三大产能营养素，蛋白质应占全天总能量的 $10\%\sim15\%$，脂肪应占全天总能量的 $20\%\sim30\%$；碳水化合物应占全天总能量的 $55\%\sim65\%$。

（二）用查表法进行营养配餐

查表法是使用能量供给量表（表 9-1）快速查看，确定就餐者能量需要量，其数值为平均值，有一定误差。

表 9-1　能量供给量表

就餐对象	全日能量/kcal	早餐能量/kcal	午餐能量/kcal	晚餐能量/kcal
学龄前儿童	1300	390	520	390
1～3 年级学生	1800	540	720	540
4～6 年级学生	2100	630	840	630
初中学生	2400	720	960	720
高中学生	2800	840	1120	840
脑力劳动者	2400	720	960	720

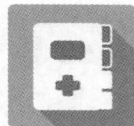

续表

就餐对象	全日能量/kcal	早餐能量/kcal	午餐能量/kcal	晚餐能量/kcal
中等体力劳动者	2600	780	1040	780
重体力劳动者	>3000	>900	>1200	>900

注:表中能量供给量为就餐对象各段平均值;1 kcal＝4.184 kJ。

例如:某人40岁,身高165 cm,体重75 kg,从事中等体力劳动,根据表9-1可知其平均日能量供给量为2600 kcal。

(三) 用计算法进行营养配餐

计算法是根据身高、体重、劳动强度计算能量需要量,具有更高的准确度。

(1) 根据成人的身高,计算其标准体重。

$$标准体重(kg)=身高(cm)-105$$

(2) 根据成人的体质指数(BMI),判断其属于正常、肥胖还是消瘦。

$$体质指数(BMI)=体重(kg)÷身高的平方(m^2)$$

注意运动员、未成年人、孕妇、身体虚弱或久坐不动的老人并不适用此方法。

(3) 判断其劳动强度(体力活动量)。

劳动强度分级表如表9-2所示。

表 9-2　劳动强度分级表

劳动强度分级	职业描述
轻体力劳动	站着工作伴有步行的,或坐着工作但没有十分紧张的肌肉活动(如办公室工作、缝纫、老师讲课、售货员销售、服务员提供服务、化学实验操作等)
中体力劳动	肌肉活动较多或较为紧张的活动(如学生的日常活动、驾驶、粉刷、间断搬运中等重物、除草、锄田、摘水果和蔬菜等活动)
重体力劳动	臂和躯干负荷工作(如搬重物、炼钢、割草、挖掘、游泳、爬山、踢足球等活动)

(4) 判断体力劳动及其胖瘦情况计算全日能量供给量。

$$全日能量供给量(kcal)=标准体重(kg)×单位标准体重能量需要量(kcal/kg)$$

体力劳动量表如表9-3所示。

表 9-3　体力劳动量表

体型	体力劳动量		
	轻体力劳动	中体力劳动	重体力劳动
消瘦	35	40	40～45
正常	30	35	40
肥胖	20～25	30	35

注意年龄超过50岁,每增加10岁,酌情减少10%左右。

例如:某人40岁,身高165 cm,体重75 kg,从事中等体力劳动,计算其平均日能量供给量。

①标准体重(kg)=身高(cm)-105=165-105=60 kg。

②体质指数(BMI)=体重(kg)÷身高的平方(m²)=75÷1.65²=27.5。

BMI>24,属于超重体重,每千克标准体重需要的能量应为30 kcal。

③全日能量供给量(kcal)=标准体重(kg)×单位标准体重能量需要量(kcal/kg)=60×30=1800 kcal。

通过上述方法,可确定配餐对象全日能量供给量,接下来就该进行一日三餐的搭配了,进入配餐的核心环节,让我们一层一层揭开食物交换份法的神秘面纱,学习实用的营养配餐方法吧。

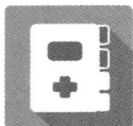

Note

一般而言,早、中、晚三餐比为 3∶4∶3 或 2∶4∶4。在实践中可根据职业、劳动强度和生活习惯进行适当调整,也可以在上午或者下午进行适当的加餐,形成三餐两点的合理模式。

食物交换份法将食物分为四大组八大类:蔬菜组(蔬菜类、水果类)、油脂组(坚果类、油脂类)、肉蛋组(大豆类、乳类、肉蛋类)、谷薯组(谷薯类)。每种食物交换份可产生 90 kcal(约 376 kJ)能量。只要人们每日饮食中包括这四大组食物,即可构成平衡膳食。

二、食谱编制

(一) 个人食谱编制的原则

个人食谱编制的总原则是满足平衡膳食和合理营养的要求,细分为以下几点。

(1) 满足人们的营养要求。

(2) 膳食组成合理。

(3) 进行合理的三餐分配。

(4) 注意饭菜的口味。

(5) 灵活运用烹调方法。

(二) 营养食谱编制理论依据

1. 中国居民膳食营养素参考摄入量

中国居民膳食营养素参考摄入量是确定营养配餐中能量和主要营养素需要量的重要依据。一般来说,在能量需要量的基础上,制定出食谱后,还需要以各营养素的推荐摄入量为参考,对所制定的食谱进行评价,检查其是否合理。它具体包含四项内容:平均需求量(EAR)、推荐摄入量(RNI)、适宜摄入量(AI)、可耐受最高摄入量(UL)。当一个人群的平均摄入量达到 EAR 水平时,人群中有半数个体的需要量可以得到满足;当摄入量达到 RNI 水平时,几乎所有个体都没有发生缺乏症的危险;摄入量在 RNI 和 UL 之间是一个安全摄入范围,一般不会发生缺乏和中毒;摄入量超过 UL 水平再继续增加,则产生毒副作用的可能性随之增加。

2.《中国居民膳食指南》和中国居民平衡膳食宝塔

营养食谱的制定需要根据《中国居民膳食指南》和中国居民平衡膳食宝塔考虑食物种类、数量的合理搭配。

3. 食物成分表

通过食物成分表,我们在编制食谱时才能将营养素的需要量转换为食物的需要量,从而确定食物的品种和数量。

(三) 食谱编制方法

本书主要对计算法进行简单的介绍。

计算法编制食谱的程序如下。

(1) 确定用餐对象全日能量的供给量:根据用餐对象的年龄、性别、劳动强度(职业、工作性质)通过"中国居民膳食能量需要量(EER)"查表确定用餐对象全日能量供给量。

(2) 计算宏量营养素全日应提供的能量。确定三大营养素的供给能量的比例,一般来说,蛋白质的供给能量的比例为 10%～15%,脂肪为 20%～30%,碳水化合物为 55%～65%。

(3) 计算三种能量营养素的每日需要量:三大营养素应提供的能量＝全日所需总能量×供给能量比例;三大营养素的每日需要量＝三大营养素每日应提供的能量÷生理热价。

(4) 计算三种能量营养素的每餐需要量:根据我国大部分居民一日三餐的膳食制度,全天能量的合理的餐次分配比例分别为早餐 25%～30%、午餐 35%～45%、晚餐 25%～35%。在三大产能营养素供给能量比例不变的情况下,一般建议三餐的营养素占全天总能量的分配比例分别为 30%、40%、30%。

(5) 主副食品种和数量的确定。

①确定主食品种与数量：一般来说，碳水化合物的主要来源就是粮谷类食物，所以主食的品种与数量应按照各类主食原料中碳水化合物的含量进行确定。各餐主食需要量＝各餐碳水化合物的需要量×品种的供应比例÷食物中碳水化合物的含量。②确定副食品种、数量：在对副食品种和数量进行确定时，应在已确定主食用量的前提下，按照副食应提供的蛋白质质量进行合理的确定。

（6）计算各营养素和食物的量。

①计算主食中所含蛋白质质量：主食提供的蛋白质质量＝主食量×主食的蛋白质含量。②计算副食中应提供的蛋白质质量：用应摄入的蛋白质质量减去主食中蛋白质质量；餐次副食供给的蛋白质质量＝餐次蛋白质需要量－餐次主食提供的蛋白质质量。③设定各种副食的蛋白质供给比例，如果选择的副食品种包括两种或者两种以上，需要进一步确定每一种副食提供蛋白质的比例；假设副食中蛋白质的 2/3 来自动物性食物，1/3 源自豆制品，据此就可以求出各自的蛋白质供给量。④查表并计算各类动物性食物及豆制品的供给量：各餐某一副食需要量＝各餐副食蛋白质的需要量×食品的供应比例÷食物中蛋白质的含量。⑤设计蔬菜的品种和数量：蔬菜的品种和数量由市场的供应情况、传统配菜的需要、平衡膳食宝塔的要求来确定。⑥确定纯能量食物的量：我国居民的脂肪的需要量一般由日常食品和烹调用油两部分提供。烹调用油的量＝总脂肪需要量－食物中的脂肪含量。⑦食谱的初步确定。⑧食物的复核计算。⑨食谱的评价：一般食谱的评价包括以下几方面，哪食物多样化评价、食物量的评价、能量和营养素的摄入量的评价、能量来源评价、三餐的能量摄入分配的评价、蛋白质来源的评价。⑩食谱的调整：根据食谱的计算和评价结果对食谱中的食物的品种、数量以及搭配进行调整。

（四）食谱的编制步骤

本书以 5 岁女童晚餐食谱编制为实例，对计算法编制食谱的步骤进行介绍。

1. 确定对象全日能量和营养素的供给量　依据用餐者的性别、年龄和劳动强度，从中国居民膳食能量需要量表中查找出 5 岁女童每日能量的供给量为 1500 kcal。

2. 确定宏量营养素需要量　设碳水化合物、蛋白质、脂肪占膳食总能量的比例分别为 55％、15％、30％，则

$$碳水化合物需要量：1500×55％÷4＝206.3 g$$
$$蛋白质需要量：1500×15％÷4＝56.3 g$$
$$脂肪需要量：1500×30％÷9＝50.0 g$$

3. 根据餐次比计算晚餐宏量营养素目标量　设早、中、晚餐次比分别为 30％、40％、30％，则
$$晚餐能量目标量：1500×30％＝450 kcal$$
$$晚餐碳水化合物目标量：206.3 g×30％＝61.9 g$$
$$晚餐蛋白质目标量：56.3 g×30％＝16.9 g$$
$$晚餐脂肪目标量：50 g×30％＝15.0 g$$

4. 确定晚餐主食品种和数量　设晚餐主食为米饭（大米），查食物成分表得知：100 g 粳米含碳水化合物 77.7 g，则
$$晚餐大米的需要量：61.9 g÷77.7％＝79.7 g≈80 g$$

5. 确定晚餐副食品种和数量　设副食为猪瘦肉（提供副食中 2/3 的蛋白质）和豆腐（提供副食中 1/3 的蛋白质）。

查食物成分表得知：100 g 粳米含蛋白质 8.0 g、100 g 猪瘦肉含蛋白质 20.3 g、100 g 豆腐含蛋白质 8.1 g，则
$$副食提供总蛋白质量：16.9－80×8.0％＝10.5 g$$
$$猪瘦肉数量：10.5×2/3÷20.3％＝34.5 g≈35 g$$
$$豆腐数量：10.5×1/3÷8.1％＝43.2 g≈43 g$$

确定蔬菜数量：蔬菜的品种和数量由市场的供应情况、配菜的需要、平衡膳食宝塔的要求等确定，如青椒、胡萝卜、生菜等。

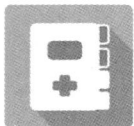

6. 确定油和盐　查食物成分表得知:100 g 粳米含脂肪 0.6 g、100 g 猪瘦肉含脂肪 6.2 g、100 g 豆腐含脂肪 3.7 g,则

主食和副食提供脂肪的量:80×0.6％＋35×6.2％＋43×3.7％＝0.48＋2.17＋1.59＝4.24 g

$$植物油＝15－4.24＝10.76≈11 g$$

7. 食谱编制

该女童的晚餐食谱如下。

米饭:80 g 粳米。

胡萝卜炒猪瘦肉:胡萝卜 50 g,猪瘦肉 35 g,植物油 3 g。

青椒炒豆腐:青椒 50 g,豆腐 43 g,植物油 4 g。

素炒生菜:生菜 100 g,植物油 4 g。

8. 评价和调整　在制定好食谱后,还要计算出所提供能量及营养素的数量,并将其与中国居民膳食营养素参考摄入量进行比较,以进行适当的调整。一般来说,能量摄入可在标准摄入量上下浮动 10％,其中蛋白质摄入量应达到标准的 80％,其他营养素摄入量应达到标准的 80％以上。

(1) 按照食谱的制订原则,食谱的评价主要包含如下几个方面:食谱中所含五大类食物是否齐全,是否做到了食物种类多样化;各类食物的量是否充足;全天能量和营养素摄入是否适宜;三餐能量摄入分配是否合理,早餐是否保证了能量和蛋白质的供应;优质蛋白质占总蛋白质的比例是否恰当;三种产能营养素(蛋白质、脂肪、碳水化合物)的供能比例是否适宜。

(2) 评价食谱的过程:首先,根据种类的不同将食物进行归类与排序,并列出每种食物的数量;其次,从食物成分表中查找出每 100 g 食物的营养素含量,最后计算每种食物所含营养素的量(按市品进行计算):

$$某营养成分含量＝市品重量×食部(％)×营养成分含量(％)$$

营养配餐与
食谱编制

第二节　烹饪与食物营养

案 例 导 入

　　小王从菜市场买了黄花鱼、黄瓜、菜心,打算做煎鱼、凉拌黄瓜和清炒菜心。在买菜之前,小王先淘米煮饭,他把米淘洗了 6 遍,而且反复用力搓洗,他觉得这样才可以洗干净,而且把饭提前煮熟,这样能节约时间;买完菜回来,他先切好菜,然后把切碎的菜心浸泡在水中半个小时;准备炒菜时,先将油锅烧得冒烟,并且倒入两大勺油,放了一大勺盐,一小勺味精,终于把菜炒好了,他认为油多火大,这样炒出来的菜味道才好;炒完菜心,做完了凉拌黄瓜,把鱼煎完,他发现家人还没回家,时间还早,这时候又花了半个小时买了水果,做了水果拼盘,总算把一顿饭做完了。请问:这样的烹饪方式是否可行?有什么误区?

一、烹调概述

1. 烹调的概念　烹是加热原料,使生的原料变熟和使原料发生一系列复杂的物理变化的过程。调是指调和滋味和调配原料。为了满足人体对营养素的需要,应对烹调原料进行合理的搭配,

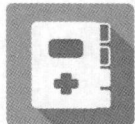

采用适宜的加工措施和烹调方法,以满足菜点本身必备的属性要求并减少营养素的破坏和损失。

2. 烹调的基本过程 烹调的基本过程是从原料开始到成品为止的整个过程,包括以下的工艺环节。

(1)原料的选用:烹调原料是烹调工艺的物质基础。烹调原料的选用是为烹调工艺做物质准备,包括对烹调原料的认识、选择及挑选。

(2)原料的初加工:烹调原料的初加工是将烹调原料中不符合食用要求或对人体有害的部位进行清除和处理的一种加工程序,也是烹调工艺的开始,包括鲜料的整理、活料的宰杀、干货的涨发等。

(3)原料的切配:切配是使原料及经过刀工处理后的大小、薄厚、长短、形状符合菜肴的要求,保证定形、定质、定量进行烹调的过程。其中刀工和配菜是切配的重要环节。

①刀工:刀工就是运用各种刀法,把原料切成各种形状的操作过程,常用刀法有切、劈、斩、批。

②配菜:配菜师根据菜肴的质量要求,把经过刀工处理的、两种或两种以上的主料和辅料进行合理的搭配,使之成为完整的菜肴的方法。配菜直接关系到每一道菜的色、香、味、形、营养。

a.一般菜配菜方法。

第一种是量的搭配。量的搭配是指菜肴中主料、辅料搭配的数量。按所用原料的数量来分,有以下三种情况。其一为配单一料。这种菜由一种原料构成,无任何辅料;其二为配主、辅料。主料应选择突出原料本身的优点、特色的材料。如肉类要选精华部位;蔬菜要新鲜、细嫩。辅料应对主料的色、香、味、形及营养起调剂、陪衬和补充的作用。其三配多种料。这种菜不分主料、辅料,各种原料的数量应大致相同,形状和颜色应协调,如糟溜三白。

第二种是质的搭配。菜肴主、辅料的质地有软、嫩、脆、韧之分,所含营养素也各不相同。配菜的一般原则:软配软,如鲫鱼豆腐;嫩配嫩,如银芽里脊丝;脆配脆,如油爆双脆;韧配韧,如韭菜墨鱼丝。由于原料所含营养素不同,因此搭配要合理,使菜肴的营养更丰富、全面。

第三种是色的搭配。色的搭配是把主料和辅料的颜色搭配得协调、美观。突出整体视觉效果。主要有顺色搭配和异色搭配。顺色搭配是使主料和辅料的颜色基本一致,如冬笋肉丝。异色搭配的主料和辅料的颜色差异较大,以辅料突出主料,使用较普遍,如木耳莴笋。

第四种是味的搭配。味的搭配有浓淡相配,如菜心烧肘子;淡淡相配,如烧二冬;异香味搭配,如芫爆里脊。

第五种是形的搭配。形的搭配有同形和异形搭配两种。同形搭配的主、辅料的形状、大小、规格必须一致,丁配丁、丝配丝、片配片,如滑熘肉片。异形搭配的主、辅料的形状不同、大小不一,如荔枝鱿鱼卷。

b.花色菜配菜方法。花色菜是在外形和色泽上具有艺术美感的菜肴。不仅口感鲜美、营养全面,还要色彩协调、造型优美、花色菜的配置方法很多,常见的方法有叠、卷、码、捆、瓤、包、嵌等。

(4)菜肴的烹调:烹调工艺的核心包括预制、火候及调味三个方面,火候和调味是影响菜肴质量的主要因素。一道菜品烹调成功与否取决于菜肴烹调过程中工艺的运用,因此烹调工艺流程中的所有环节都应配合、支持菜肴烹调这一环节。

①预制:原料的预制是菜肴正式烹调之前的一个前处理,包括原料的初步热处理、上浆、上粉、拌粉。

原料的初步热处理是根据原料的特性和菜肴的需要,用水或油对原料进行初步的加热,使其处于初熟、半熟、刚熟或熟透状态,为正式烹调做好准备的工艺操作过程称为初步熟处理。初步熟处理分焯、飞水、滚、煨、炸、泡、油等几种常用方法。

上粉:将蛋液、淀粉按一定的顺序沾上原料称为上粉。

拌粉:拌粉的方法有两种,其一是拌湿粉,拌湿粉是把带水的淀粉拌到肉料中。原料拌湿粉后,湿粉容易附在原料表面,不滑落;其二是拌蛋清湿粉,先拌入蛋清,再拌湿粉。湿粉的水分含量要尽量少。

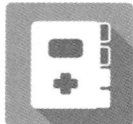

②火候:火候是指火力的大小和加热时间的长短。加热的燃料主要有煤气、天然气、电、煤等。由于烹调方法与原料的性质,要求使用不同的火力使原料加热成熟。火力依热量的大小分为旺火、中火、小火、微火四种。

③调味:调味就是把菜肴的主、副料与多种调味品适当配合,使其相互影响,经过一系列复杂的理化变化,去其异味、增加美味,形成各种不同风味菜肴的过程。调味是菜肴制作的关键技术之一,只有不断地操练和摸索,才能慢慢地掌握其规律与方法,并与火候巧妙地结合,烹制出色、香、形、味俱全的佳肴。

烹调过程中的调味,一般可分为以下三种。第一种为加热前调味:又叫基础调味。具体方法是将原料用调味品(如盐、酱油、料酒、糖等)调拌均匀,浸渍一下,或者再用鸡蛋、淀粉浆给原料上浆,使原料初步入味,然后再进行加热烹调。鸡、鸭、鱼等肉类菜肴都要做加热前的调味,青笋、黄瓜等配料,也常先用盐腌除水,确定其基本味。第二种为加热中调味:也叫做正式调味或定型调味。菜肴的口味正是由这一步来定型,所以是决定性调味阶段。当原料下锅以后,在适宜的时机按照菜肴的烹调要求和食用者的口味,加入或咸或甜、或酸或辣、或香或鲜的调味品。有些旺火急成的菜,得事先把所需的调味品放在碗中调好,这叫作预备调味,也称为兑汁,以便烹调时及时加入,不误火候。一些不能在加热中启盖和调味的蒸、炖制菜肴,更是要在上笼入锅前调好味,如蒸鸡、蒸肉、蒸鱼、炖(隔水)鸭、罐焖肉、坛子肉等,它们的调味方法一般是:将兑好的汤汁或搅拌好的作料,同蒸制原料一起放入器皿中,以便于加热过程中入味。第三种为加热后调味:又叫做辅助调味。可增加菜肴的特定滋味。有些菜肴,虽然在第一、二阶段中都进行了调味,但在色、香、味方面仍未达到应有的要求,因此需要在加热后最后定味,如:煎炸后往往撒以椒盐或浇辣油等;火锅涮品(涮羊肉等)还要蘸上很多的调味小料;蒸菜也有的要在上桌前另浇调汁;烩的乌鱼蛋则在出勺时往汤中放些醋;烤的鸭须浇上甜面酱;炝、拌的凉菜,也须浇上兑好的三合油、姜醋汁、芥末糊等,这些都是加热后的调味,对增加菜肴特定的风味必不可少。

(5)菜肴的造型:菜肴的造型就是对菜品的美化,是烹调工艺必不可少的环节,良好的造型可以提高菜肴的档次,使食用者获得美的享受,增加食用者的愉悦感和食欲。

(6)菜肴的卫生保证:这是烹调工艺中的特别内容,是为了保障食用者的健康而必须做到的。菜肴的卫生保证包括原料卫生、制作环境卫生、炊具卫生、餐具卫生和操作者个人卫生等内容。原料和环境的清洁卫生也是使菜肴具有好滋味的重要保证。

二、烹调方法及其对营养素的影响

1. 炒法对营养素的影响　在锅里煸炒瓜菜需要放盐。放盐的时机对营养素有影响。如果瓜菜下锅就放盐,盐的高渗透作用就会促使瓜菜的水分很快地大量排出,水分里的营养素就会随水分的排出而流失。所以,煸炒瓜菜应该是在瓜菜由生转熟时放盐。炒制菜肴时锅内常常有较多的汤汁。汤汁里有丰富的滋味和营养素。通过勾芡使汤汁变黏稠从而黏附在菜肴上,这样就能充分利用营养素。

2. 炸法对营养素的影响　葵花籽油加热挥发性比较强。如果用葵花籽油炸制食品,油温较高,油脂就会混浊发黑,从而产生焦煳气味,油脂中的必需脂肪酸和维生素 E 也将受到破坏。通常油炸的温度越高,加热时间越长,对营养素的破坏就越明显。

3. 煎法对营养素的影响　食物中的氨基酸在高温油煎时,可分解成胺类化合物,高温时胺类化合物就会与硝酸盐或亚硝酸盐反应生成 N-亚硝基化合物,具有致癌作用。

4. 炖法对营养素的影响　炖法是指把炖料和沸水同时放在炖盅内用蒸汽加热的烹调方法。由于加热比较温和,水分不易流失,所以对营养素的破坏比较小。但是应该控制好炖制的火候。如果原料的火候不一致则采用分炖的方法。炖制时,盅应该加盖,以减少香气和营养素的流失。

5. 焯法对营养素的影响　把原料投入到沸水中,用猛火加热,短时间使原料变熟成菜的烹

食物的加
工和选择

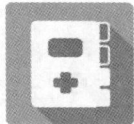

Note

调方法叫焯。如果加热火力小、加热时间长,原料里的水溶性营养素易流失。

三、烹调过程中可能产生的有害物质

1. 油加热可能产生的有害物质　在高温下,脂肪部分分解,生成甘油和脂肪酸。当温度上升到 200 ℃以上时,分子间开始脱水,缩合成分子质量相对比较大的环状化合物。当温度达到 250～260 ℃时,则可分解成酮类和醛类物质,同时生成多种形式的聚合物,如己二烯环状单聚体、二聚体、三聚体和多聚体,它们具有一定的毒性。

油脂在达到发烟点温度时会发出油烟,油烟中有大量的丙烯醛。它具有挥发性和强烈辛辣味,对人的鼻腔、眼黏膜有强烈的刺激作用。油脂在高温下,脂溶性维生素和必需脂肪酸易被氧化,从而使得油脂的营养价值降低。因此,油脂应尽可能地避免持续过高的温度,一般不要超过 200 ℃,不要重复高温使用,对已变色变味的油脂,不可再用。反复炸制的油条会含有苯并芘和亚硝酸铵等,这些都是很强的致癌物质。

2. 锅内加热可能产生的有害物质　油锅传热能力很强,锅的温度可以达到 500 ℃以上,容易使锅内的原料烧焦。烧焦的食物不仅滋味差,还具有毒性。

3. 烧烤产生的有害物质　用木材的烟熏制鱼肉或畜禽肉时,烟中含有的氮氧化物可以和鱼、肉中的氨基酸转化的仲胺反应,生成亚硝胺。用熏、烤等方法制作食品时,木材或煤炭因不完全燃烧而产生苯并芘等致癌物质,从而污染食物;在烘烤含油较多的原料时,油脂会溢出,滴在火上,经高度焦化发生缩聚反应,产生苯并芘等有害物质。

四、烹调过程中对营养素保护的有效措施

1. 米、面食

(1) 适当烹调:纤维素包围在谷粒和谷粒外层,它会妨碍体内消化酶与食物内营养素的接触,影响营养素的消化吸收。但食物如果经过加工烹调后,食物的细胞结构就会发生改变,部分半纤维素就会变成可溶性状态,原果胶变成可溶性果胶,增加体内消化酶与植物性食物中营养素的接触机会,从而提高了营养物质的消化率。

(2) 减少米的淘洗次数:淘洗次数多就会使大米的水溶性营养素流失。所以,未被霉菌污染和没有农药残留的大米一般淘洗 2～3 次即可。不要用流水冲洗,更不宜用力搓洗。

(3) 不丢米汤、面汤:米汤中含有大量的碳水化合物、蛋白质、维生素、矿物质,如果捞米饭丢米汤就会造成营养素的流失。丢米汤的饭所含的维生素 B_1、维生素 B_2 比不丢米汤的多损失 40% 左右。所以应该用煮或蒸的方法做米饭。煮面条时,面汤约溶有 5% 蛋白质,约 35% 的维生素 B_1、维生素 B_2,如果丢弃面汤,这些营养素就会被一起丢弃。

(4) 面食以蒸为佳:在蒸馒头、包子或窝窝头时,面食里的蛋白质、脂肪与碳水化合物、矿物质几乎没有流失。加碱制作面食会使大量维生素 B_1 遭到破坏。馅饼的维生素 B_1 和烟酸损失不超过 10%,维生素 B_2 损失不超过 20%。炸油条虽然好吃,但由于加碱且油温较高,其中的维生素 B_1 几乎殆尽。

(5) 沸水煮饭:用冷水煮饭,水未滚沸时米粒糊粉层的营养素大部分在水中,并随着水分的蒸发而有所逸出。此外,净化自来水加入了氯化钙、次氯酸钙等,煮饭时碱性的盐离子也会分解破坏维生素 B_1。用沸水煮饭后,米粒里的蛋白质遇热凝固,使米粒完整不散,可保护维生素 B_1 不容易溶于水中。不同的烹调方法对米饭、面食中的 B 族维生素的保存状况各有差异。

2. 蔬菜

(1) 先洗后切:先切再洗虽然方便,但是大量的维生素会流失。所以蔬菜应该先洗后切,而且加工后要及时烹调。

(2) 切块不宜太细小:蔬菜切块越细小,营养素被破坏的可能性就越大。辣椒切成丝用油炒

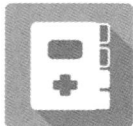

1.5 min，维生素 C 的损失多达 20％。所以蔬菜的切块要尽可能大一些。

（3）切后不浸泡：蔬菜切后又浸泡，水溶性营养素都会大量地通过渗出、溶解等方式流出。

（4）猛火快炒：猛火快炒可以减少维生素损失。据测试，用猛火快炒的方法烹调，叶菜的维生素 C 的保存率可达 60％～80％，番茄的维生素保存率可达 90％。长时间的加热会使维生素 C 损失很多。白菜煮 15 min，维生素 C 的损失率可达 43％，一般的青菜用水煮 10 min，维生素 C 约有 30％被破坏。通过氧化破坏维生素的氧化酶最适宜的催化温度是 50～60 ℃，当锅内温度超过 80 ℃时氧化酶就会失活，从而保护了维生素。所以水煮时先猛火把水烧开，再放进青菜，能提高维生素的保存率。

（5）尽量不挤汁、不焯水：蔬菜的汁液含有丰富的营养素，挤汁和焯水都会使这些营养素流失。

（6）不用碱性溶液焯水：多种水溶性维生素在碱性溶液里都会被破坏，如果再加热维生素的损失就会更多。

（7）适当加醋：蔬菜富含维生素 C，维生素 C 在炒制时极易被破坏。然而，维生素 C、维生素 B$_1$、维生素 B$_2$怕碱不怕酸，在酸性环境里都是比较稳定的，因此烹调蔬菜适当加醋有利于维生素的保护。

（8）合理加热：蔬菜的果胶在加热时也可吸收部分水分而变软，有利于蔬菜的消化吸收。植物细胞壁的纤维素在一般烹调加工中，不会溶解破坏，但加热有利于其吸水膨胀，使食物质地变软。

（9）选用合适的烹调方法：不同的蔬菜含有不同的营养素，因此要根据营养素的性质选用合理的方法烹调。胡萝卜含有较丰富的类胡萝卜素，类胡萝卜素属于脂溶性维生素，它只有溶解于油脂中才能在人体小肠黏膜作用下转变为维生素 A 而被吸收。所以胡萝卜最好用油炒。如果用水煮或生吃，大约有 90％的类胡萝卜素不能被消化吸收。

（10）尽量带皮食用：蔬果的表皮含有较多维生素，特别是维生素 C 的含量特别丰富，当然，如果表皮被农药污染无法清除，就只能削皮食用。

3. 蛋类

（1）少煎炸，多蒸煮：使用不同的烹调方法烹调，维生素的损失率有较大的差别。用蒸煮方法烹制的蛋类菜品，除维生素有少量损失外，其他营养素基本没损失。这是因为蒸煮的温度低、时间短；用炸或煎的方法烹调鸡蛋会使蛋白质焦煳，影响消化吸收，水溶性维生素也基本被破坏。

（2）适当加热：鸡蛋过度加热会引起蛋白质凝固程度加大，不仅口感不好，还难以消化吸收。

4. 肉类

（1）不应长时间冲洗、浸泡肉类：为了使肉色洁白或者将冻肉解冻，长时间冲洗和浸泡肉料，会使水溶性的营养素大量地流失，也使肉料本身的滋味变差。

（2）少添加碱性材料：肉料也含有多种水溶性维生素，碱容易破坏维生素。

（3）适当加醋：烹调含钙比较丰富的原料适当地加醋，不仅可以除去异味，还能帮助钙的吸收。排骨和鱼中钙含量比较高，在酸性环境里钙易消化吸收。

（4）用铁锅烹调：用铁锅烹调时，部分铁离子游离出来进入食物中，被人体吸收。

（5）荤素搭配：荤素搭配有利于提高肉类的营养价值。动物性原料（如肉类）含有谷胱甘肽，所以肉类和蔬菜在一起烹调也有保护维生素 C 的作用。鱼肉含有维生素 D，用豆腐焖鱼可促进豆腐中的钙的吸收，使钙的生物利用率大大提高。

5. 水产品

（1）保持水产品的清洁：水产品含有丰富的蛋白质，但死亡后蛋白质就会被细菌分解，既破坏了蛋白质，还会产生毒素。

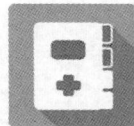

Note

（2）不能长时间冲洗或浸泡加工好的水产品：加工好的水产品有了切口，营养素便容易流失。如果长时间冲洗或浸泡，会加速营养素的流失。

（林美金　黄艳男）

本章小结

　　本章介绍了食谱编制方法和烹饪与食物营养，烹调的概念及基本过程、烹调方法及对营养素的影响，烹调过程中可能产生的有害物质，烹调过程中对营养素保护的有效措施，其中用计算法和食物交换份法进行营养配餐、食谱的评价是本章课程的重点内容。

能力检测

一、选择题

1. 关于食谱编制原则下列哪一项是错误的？（　　　）
A. 保证营养平衡　　　　　　　　　　　　B. 根据就餐对象的年龄合理分配餐次
C. 兼顾经济条件　　　　　　　　　　　　D. 要以科学为依据，可以不考虑饮食习惯

2. DRIs 是应用于（　　　）的膳食营养素参考摄入量。
A. 营养缺乏病患者　　　　　　　　　　　B. 急性病患者
C. 慢性病患者　　　　　　　　　　　　　D. 健康人

3. 下列描述食物营养与烹调的关系正确的是（　　　）。
A. 通过调配原料能使菜品的营养成分比较全面
B. 通过火候运用能使菜品的营养成分比较全面
C. 烹调无法提高营养素的利用程度
D. 烹调只会破坏营养素，降低菜品的营养价值

4. 下列描述合理膳食的构成和要求，错误的是（　　　）。
A. 要有科学合理的食谱　　　　　　　　　B. 要有严格的食品卫生制度
C. 要有良好的进食环境　　　　　　　　　D. 粮谷类食物尽量精细

5. 下列膳食结构合理的要求，正确的是（　　　）。
A. 一天膳食包括五大类食物，15 种以上品种
B. 一天膳食包括四大类食物，10 种以上品种
C. 一天膳食包括二至三大类食物，10 种以下品种
D. 以上选项均错误

6. 糊化的淀粉才能被人体消化吸收，糊化的条件是（　　　）。
A. 加热　　　　　　B. 吸水加热　　　　　　C. 沸水冲泡　　　　　　D. 热水浸泡

7. 制作脆浆时用酵母发酵可分解面团中所含的植酸盐结合物，有利于吸收（　　　）。
A. 钙、铁　　　　　　B. 维生素 C　　　　　　C. 水溶性维生素　　　　　　D. 蛋白质

8. 猛火快炒可以减少（　　　）的损失。
A. 维生素 D　　　　　　B. 维生素 A　　　　　　C. 维生素 C　　　　　　D. 铁

9. 水产品含有丰富的蛋白质，死亡后蛋白质就会被细菌分解，既破坏了（　　　），还会产生毒素。
A. 钙、铁　　　　　　B. 维生素 C　　　　　　C. 水溶性维生素　　　　　　D. 蛋白质

10. 烹是加热原料，使生的原料变熟和使原料发生一系列复杂的物理变化的过程。调是指

调味和调配(　　)。

A. 半成品　　　　　　B. 成品　　　　　　　C. 原料　　　　　　D. 蛋白质

二、问答题

1. 根据本章中的实例,制订 4 岁女童调整后的食谱。

2. 举一反三,试着计算成年男子一日食谱,并进行营养评价,给出相应的改进措施。

3. 探讨与收集采用食物交换法制定食谱的步骤。

4. 制定合理膳食制度需遵循哪些原则?

5. 两餐的间隔时间应该为多长时间?

6. 合理的膳食应该注意哪些事项?

7. 经检测,有一举重运动员午餐所需的蛋白质为 50 g、脂肪为 32 g、碳水化合物为 160 g。这里有一份菜谱,请根据以下菜谱为这名运动员选择一份合理的营养午餐。

素菜:炒空心菜、糖醋白菜

荤菜:糖酥鱼条、白焯九节虾、姜丝肉片、青椒炒牛肉

主食:米饭、馒头

设计要求:(1)以小组为单位,选择合适的食物,为这位运动员设计一份午餐。

(2) 选择的菜谱中至少包含两份荤菜、一份素菜,各 100 g;主食 200 g。

(3) 计算设计的午餐中营养成分的含量,判断该设计是否符合这一运动员的用餐标准。(计算结果与用餐标准之间的差小于 1 g)

参 考 文 献

[1] 杨利玲,平潇. 学龄前儿童营养配餐与食谱设计[J]. 安阳工学院学报,2016,15(2):69-71.

[2] 常慧. 平衡膳食营养配餐——用食物交换份法进行营养配餐[J]. 中国果菜,2016,35(3):82-85.

第九章
选择题答案

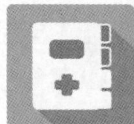

·第四篇·

疾病营养与慢性病管理

第十章　临床营养基础

学习目标

掌握：住院患者营养风险筛查与营养评价的方法；常规膳食、治疗膳食的种类及适用对象；肠内营养的途径和适应证。

熟悉：NRS-2002 的内容；诊断试验膳食种类；肠外营养支持途径和适应证。

了解：肠内营养制剂；肠外营养制剂。

第一节　住院患者营养风险筛查与评估

案 例 导 入

患者，男，32 岁，因"腹胀不适 2 周、黑便伴头晕 2 天"入院。患者自诉因工作原因长期进食不规律，平时易有反酸、嗳气，进食后腹胀等不适，偶有腹痛。近期体重自觉无明显变化。查体：T 36.5 ℃，P 102 次/分，R 20 次/分，BP 92/56 mmHg；身高 172 cm，体重 59 kg；面色苍白，腹软，肝脾肋下未触及，剑突下压痛，无反跳痛，双下肢无水肿。请问：

1. 该患者是否存在营养风险？
2. 评价该患者的营养状态，还需要了解和完善哪些资料？

住院患者因代谢异常、食欲缺乏、进食困难、消化功能紊乱或需要禁食等原因，容易发生营养不良。营养不良不仅影响临床疗效，而且可能导致病情加重，直接影响疾病的转归和预后。在各类住院患者中，营养不良的发生率普遍较高，尤其以蛋白质-能量营养不良最为常见，轻者导致住院时间延长、增加医疗费用，重者甚至可能危及生命。因此，对患者开展营养风险筛查，及时评估营养状况，对于提高临床疗效、促进患者康复，具有非常重要的意义。

营养风险（nutritional risk）不是指发生营养不良的风险，而是指因营养因素影响患者结局（感染有关并发症等）的风险。营养不良（malnutrition）是指因能量、蛋白质及其他营养素缺乏或过度（包括肥胖），并对机体功能乃至临床结局发生不良影响的营养状态。营养不足（undernutrition）通常指蛋白质-能量营养不良（protein-energy malnutrition，PEM），即由于能量或蛋白质摄入不足或吸收障碍，造成特异性的营养缺乏症状和体征。

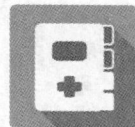

Note

一、营养风险筛查及营养筛查

营养风险筛查(nutritional risk screening)是通过简便的手段,快速发现患者是否存在营养风险和是否需要进一步进行全面营养评估的重要手段。中华医学会肠外肠内营养学分会(CSPEN)推荐使用营养风险筛查-2002(nutritional risk screening 2002,NRS-2002)作为住院病人进行营养风险筛查的首选工具。目前临床常用的营养不良筛查工具包括主观全面评定(subjective global assessment,SGA)、微型营养评定(mini nutritional assessment,MNA)以及营养不良筛查工具(malnutrition screening tool,MST)等。

(一) 营养风险筛查-2002(NRS-2002)

营养风险筛查-2002(NRS-2002)是欧洲肠外肠内营养学会(ESPEN)在 2002 年发表的基于 128 个随机对照研究结果的营养筛查工具,包括四个方面的内容,即人体测量、近期体重变化、膳食摄入情况和疾病严重程度。分为首次筛查和最终筛查两部分(表 10-1 和表 10-2)。满足年龄 18～90 岁,神志清醒,住院 1 天以上且次日 8:00 前不需要手术等条件的住院患者,在入院 24 h 内可采用 NRS-2002 进行营养风险筛查。若 NRS-2002 评分≥3 分,即需要制订营养支持计划。若评分<3 分,则一周后复筛查,一旦出现 NRS-2002 评分≥3 分,则进入营养评定、营养干预的程序。

表 10-1　NRS-2002 首次筛查表

内容	是	否
1.患者体质指数(BMI)是否小于 20.5(国内 18.5)?		
2.患者近 3 个月是否体重减轻?		
3.患者过去一周是否摄食减少?		
4.患者是否有严重疾病(如需 ICU 治疗)?		

注:以上问题,如果有任何一项为"是"就进入第二次筛查,如果全部为"否",则每周重复筛查一次。

表 10-2　NRS-2002 最终筛查表

1.按疾病严重程度评分
评 1 分:营养需要量轻度增加
□一般恶性肿瘤　□髋部骨折　□长期血液透析　□糖尿病　□慢性病(如肝硬化、COPD)
评 2 分:营养需要量中度增加
□血液恶性肿瘤　□重度肺炎　□腹部大手术　□脑卒中
评 3 分:营养需要量明显增加
□颅脑损伤　□骨髓移植　□重症监护患者(APACHE>10)
若不符合上述明确诊断者,按以下标准进行疾病严重程度评分:
评 1 分:□慢性病患者因出现并发症而住院治疗。患者虚弱但不需卧床。蛋白质需要量略有增加,但可以通过口服和补充来弥补
评 2 分:□患者需要卧床,如大手术后。蛋白质需要量相应增加,但大多数人仍可以通过人工营养得到恢复
评 3 分:□患者在加强病房中靠机械通气支持。蛋白质需要量增加而且人工营养支持不足以弥补,但是通过适当的人工营养可以使蛋白质分解和氮丢失明显减少
2.营养受损状况评分
评 1 分:□近 3 个月体重下降>5%;或近 1 周内进食量减少 1/4～1/2
评 2 分:□近 2 个月体重下降>5%;或近 1 周内进食量减少 1/2～3/4
评 3 分:□近 1 个月体重下降>5%;或近 1 周内进食量减少 3/4 以上,或 BMI<18.5 kg/m²
如因严重胸水或腹水,水肿得不到准确 BMI 值时,用白蛋白替代_____g/L(<30 g/L,3 分)

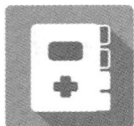

续表

3.年龄评分		

评 0 分：□年龄＜70 岁　　　　　评 1 分：□年龄≥70 岁

营养风险筛查总评分＝疾病严重程度评分（　　　）＋营养受损状况评分（　　　）＋年龄评分（　　　）＝（　　　）分

4.筛查结果 □ ＜3 分　　　　□ ≥3 分

注：总评分≥3 分有营养风险，即予以营养支持治疗；总评分＜3 分，每周进行一次营养风险筛查。

　　NRS-2002 是目前为止国际上唯一具有循证医学基础的营养风险筛查工具，欧洲肠外肠内营养学会（ESPEN）和中华医学会肠外肠内营养学分会（CSPEN）均推荐采用的筛查工具，用来评定住院患者是否有营养支持适应证。但 NRS-2002 也有其不足之处：对于神志不清、无法站立、因严重胸水或腹水而导致 BMI 准确值无法获得的患者，此工具适用性不佳；在判断患者自身饮食量减少、体重降低程度方面也存在着一定的主观性，特别是患者其记忆能力下降而受主观性因素影响的原因，该工具筛查结论的准确性可能会有所下降；在评分系统方面，也存在一些不足，疾病严重程度分类并未包含所有的疾病种类，存在着术前、术后手术方式不一致而导致评分差异问题。

（二）主观全面评定（SGA）

　　SGA 是美国肠内肠外营养学会（ASPEN）推荐的临床营养不良筛查工具，最早是由加拿大多伦多大学的 Baker 及 Detsky 等人于 20 世纪 80 年代初期建立的。部分学者认为 SGA 是兼具筛查和评估功能的工具，其中定性的 SGA（表 10-3）被认为用作营养筛查工具更为合适。

表 10-3　主观全面评定表

指标	分级		
	A 级	B 级	C 级
1.近期（2 周）体重改变	无/升高	减少＜5％	减少＞5％
2.饮食改变	无	减少	不进食/低热量流食
3.胃肠道症状（持续 2 周）	无/食欲不减	轻度恶心、呕吐	严重恶心、呕吐
4.活动能力改变	无/减退	能下床走动	卧床
5.应激反应	无/低度	中度	高度
6.肌肉消耗	无	轻度	重度
7.三头肌皮褶厚度	正常	轻度减少	重度减少
8.踝部水肿	无	轻度	重度

注：上述 8 项中，至少 5 项属于 C 级或 B 级者，可分别被定为重度或中度营养不良。

（三）微型营养评定（MNA）

　　微型营养评定最早是由 Gulgoz 等于 20 世纪 90 年代初提出的，是专门为老年人开发的营养筛查预评估工具，1994 年创建，2001 年改版。分为全面版 MNA（full MNA，分传统版及新版）和简洁版 MNA（MNA-SF，分新、旧两个版本），其中 MNA-SF 因其操作简便易行，是目前用于老年患者的营养状况筛查的主要工具（表 10-4）。

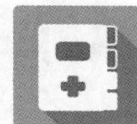

Note

表 10-4　简洁版微型营养评定(MNA-SF)

A. 过去三个月内有没有因为食欲不振、消化不良、拒绝或吞咽困难而减少食量？　□

　　0＝食量严重减少　　1＝食量中度减少　　2＝食量没有减少

B. 过去三个月内体重下降的情况：　□

　　0＝体重下降大于 3 kg　　1＝不知道　　2＝体重下降 1～3 kg　　3＝体重没有下降

C. 活动能力：　□

　　0＝需长期卧床或坐轮椅　　1＝可以下床或离开轮椅,但不能外出　　2＝可以外出

D. 过去三个月内有没有受到心理创伤或患上急性疾病？　□

　　0＝有　　2＝没有

E. 精神心理问题：　□

　　0＝严重痴呆或抑郁　　1＝轻度痴呆　　2＝没有精神心理问题

F1. 体质指数(BMI)(kg/m²)　□

　　0＝BMI＜19　　1＝BMI 19～21　　2＝BMI 21～23　　3＝BMI≥23

如不能取得 BMI,请以问题 F2 代替问题 F1。

如已完成问题 F1,请不要回答问题 F2。

F2. 小腿围(CC)(cm)　□

　　0＝CC＜31　　3＝CC≥31

合计：＿＿＿＿＿分

结果解释：

12～14 分：正常营养状况。

8～11 分：有营养不良的风险。

0～7 分：营养不良。

(四) 营养不良筛查工具(MST)

营养不良筛查工具(MST)是 1999 年由澳大利亚昆士兰大学的 Ferguson 等研究开发的,主要用于鉴别患者是否存在蛋白质-热量营养不良及其风险,是一个简单、快捷、有效、可靠的筛查工具,被美国膳食协会推荐使用。MST 主要涉及体重改变和饮食摄入量改变两个方面的内容,操作简单易行,医生、护士、营养师都可完成,用于成年住院患者的营养风险筛查。其操作过程主要是询问患者以下 2 个问题,并根据表 10-5 列出的评分标准进行评分。

问题 1：近半年体重是否降低？ 如果有,降低了多少？

问题 2：近期是否因为食欲降低导致饮食摄入量减少？

表 10-5　营养不良筛查工具

问题	选项	评分
近期是否有非自主的体重丢失？	无	0
	不确定	2
如果有,丢失了多少千克？	1～6	1
	6～11	2
	11～15	3
	＞15	4
	不确定	2

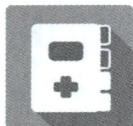

Note

续表

问题	选项	评分
是否因为食欲降低而饮食减少？	没有	0
	是	1
总分		

结果解释：

总分 0～1 分：低等风险。

总分≥2 分：有营养不良的风险。

二、营养状况评价

对患者的营养评价的内容包括膳食调查、体格测量、营养状况实验室检测和营养缺乏病的临床检查 4 个方面。详细内容参见本书第六章。

对患者进行营养评价时，由于各种营养评价指标的灵敏度和(或)特异度有限，如采用单一指标来衡量人体的营养状况、评价疾病的预后，其局限性是显而易见的，因此，应将上述 4 个方面的资料进行综合分析。值得注意的是，如果几方面资料存在不一致的结果，则需要找出原因，去伪存真，进行综合分析及判断，得出较为准确、科学的评价。

第二节　医　院　膳　食

案 例 导 入

李先生，50 岁，因心前区剧痛入院，有高血压病 5 年，半年前发现甘油三酯升高，未规律服药，平时未监测血压。请问：作为首诊医师，应为李先生开具何种膳食医嘱？

住院患者因所患疾病的病因、疾病种类、病情、病程及治疗手段的不同，对营养的消化吸收的能力也不相同，因此必须根据不同病情选择恰当的膳食种类，尽量做到既符合特定的病情需要又符合营养原则，从而有利于住院患者的康复。医院膳食概括起来可分为基本膳食、治疗膳食和诊断用代谢试验膳食三大类。

一、基本膳食

(一) 普通膳食

普通膳食(normal diet)简称普食，是医院膳食中最常见的一种类型。其中总能量、蛋白质、矿物质和微量元素、维生素、水分等均应充分均匀地供给，达到平衡膳食的要求，以避免患者在住院期间因膳食配制不当而体重减轻。

1. 适用范围

普食基本与健康人膳食相似，主要适用于膳食不限制、体温正常或接近正常、消化功能无障碍及恢复期的患者，也适用于眼科、妇科、手术前后及内外科患者恢复期等。普食应用范围广，占

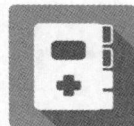

Note

全部医院膳食的 50%～60%。

2. 膳食原则

（1）膳食构成：供给平衡膳食，膳食中能量要充足，各种营养素种类要齐全，数量要充足，相互间比例要恰当，以保持膳食的平衡及满足机体对营养素的需要。

（2）食物要求：每餐膳食需有适当的体积，以满足饱腹感。主副食应注意多样化及烹调方法，保证色、香、味、形俱佳，美观可口，以增进食欲。将全天膳食适当地分配于各餐。通常早餐 25%～30%，中餐 40%左右，晚餐 30%～35%。

3. 能量与营养素供给

（1）能量：按基础代谢、食物特殊动力作用和从事活动及疾病消耗计算总能量，通常普食宜供给 2000～2500 kcal/d。住院患者每日丢失氮和蛋白质及能量消耗情况见表 10-6。

表 10-6　住院患者每日丢失氮和蛋白质及能量消耗

疾病程度	氮/g	蛋白质/g	能量/kcal
普通内科无发热	7.2～12	45～75	1500～2000
术后无并发症	12～20	75～125	2000～3000
高分解代谢＊	16～48	100～300	3500～5000

注：＊表示严重烧伤复合伤。

（2）蛋白质：占总能量的 12%～14%，70～90 g/d，其中包括动物性蛋白质和豆类蛋白质在内的优质蛋白质应占蛋白质总量的 40%以上。

（3）脂肪：每天脂肪总量占总能量的 20%～25%，膳食脂肪总量宜在 60～70 g/d，包括主、副食及 20 g 左右烹调用油。

（4）糖类：占总能量的 55%～65%，350～450 g/d。

（5）维生素和矿物质：参考中国营养学会制定的 DIRs 供给。

4. 食物宜忌　尽量少配刺激性食物（如尖辣椒）、刺激性强烈的调味品（如芥末、胡椒、咖喱等）；避免配给难以消化的食物（如油炸食物、坚硬的食物）及产气过多的食物。

（二）软食

软食（soft diet）是比普食易消化的膳食，是半流质过渡到普食的中间膳食。因此，必须注意改进食物的烹调方法，使之少纤维，便于咀嚼，易于消化。

1. 适用范围

软食适用于轻度发热、消化不良、咀嚼不便的拔牙患者，老人及 3～4 岁小儿，痢疾、急性肠炎等恢复期的患者以及消化道术后的患者。

2. 膳食原则

（1）膳食构成：平衡膳食，能量、蛋白质及脂肪均按正常需要供给，每天 3～4 餐。

（2）食物要求：应供给细软、易咀嚼及易消化食物，含有植物纤维及动物肌纤维食物，须切碎煮烂。烹调方式宜选用蒸、煮、炖等。

3. 能量与营养素供给

（1）能量：总能量为 1800～2200 kcal/d，可根据个体差异（如年龄、身高等）和疾病状况进行调整。

（2）蛋白质：每日蛋白质供给量为 70～80 g。

（3）维生素和矿物质：因软食中蔬菜及肉类均须切碎煮烂，在加工过程中损失较多的维生素和矿物质。应通过菜泥、菜汁、果泥、果汁等形式补充。

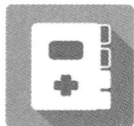

4. 食物宜忌

（1）宜用食物：主食可选择米饭、馒头、包子、饺子、馄饨等，做馅蔬菜宜选用含食物纤维少的。米饭及面条等应比普食软而烂。肉类须选择瘦嫩的肉类，如瘦嫩的猪肉、羊肉等，多选用鱼类、虾类。很嫩的肉类，可切成较小的肉块焖烂食，做肉丝须选里脊肉、鸡脯肉等。牙齿不好、咀嚼困难者，将肉剁成肉末，或做成肉丸子、肉饼蒸蛋等更为适宜。鱼肉虽易消化，但幼儿及眼科患者最好不食用整块刺多的鱼。蛋类不用油炸，可使用其他烹调方法，如炒鸡蛋、蒸蛋羹等均可。水果和蔬菜宜选择含食物纤维少的，水果应去皮，对于幼儿及牙齿脱落的老年人应做成水果羹或蒸烂食，若无咀嚼困难及消化不良者，去皮后可以生吃，如香蕉、橘子、苹果、梨、桃、柿、杏等。蔬菜类应选用嫩菜叶，切成小段炒软后食用，幼儿及无牙齿的老人，必须切碎煮烂。其他如土豆泥、土豆丝、嫩碎萝卜片也可煮烂后食用；豆类加工成豆腐、粉皮、粉丝、凉粉、豆腐乳等方可食用。

（2）忌用或少用食物：煎炸的食物，如炸猪排等；生冷蔬菜及含纤维多的蔬菜，如豆芽菜、芹菜、韭菜、甘蓝菜、荸荠、榨菜、洋葱、青豆等；硬果类，如花生米、核桃、杏仁、榛子等均不可食，如制成花生酱、杏仁酪、核桃酪即可食；整粒豆类不易咀嚼和消化。不用刺激性强烈的调味品，如辣椒粉、芥末、胡椒、咖喱等。

（三）半流质膳食

半流质膳食（semi-liquid diet）介于软食与流质膳食之间，外观呈半流体状态，比软食更易消化，采取限量、多餐次进食形式，也称为半流或半流质。

1. 适用范围

半流质膳食多用于高热、身体较弱者或患口腔疾病及耳鼻咽喉手术后咀嚼和吞咽困难者，以及消化系统疾病（如腹泻、消化不良）患者等。

2. 膳食原则

（1）膳食构成：少量多餐，每隔 2～3 h 进食一餐，每天 5～6 餐。主食定量，全天不超过 300 g。注意食物品种多样化，以增进食欲。

（2）食物要求：食物必须呈半流质状态，使之易咀嚼和吞咽，易消化吸收。

3. 能量与营养素供给

（1）能量：每日供给能量一般为 1500～1800 kcal，可根据个体差异（如年龄、身高等）和疾病状况进行调整。

（2）蛋白质：每日蛋白质供给量为 50～60 g。

4. 食物宜忌

（1）宜用食物：

①主食：可食大米粥、小米粥、挂面、面条、面片、馄饨、面包、烤面包片、蛋糕、饼干、苏打饼干、小包子、小花卷、藕粉等。

②副食：肉类选瘦嫩猪肉剁成肉泥、余小肉丸、小蛋饺等，瘦肉可先煮烂再切碎；鸡肉可以制成鸡丝、鸡泥；虾仁、软烧鱼块、余鱼丸、碎肝片等均可。蛋类除油煎炸之外，其他如蒸蛋羹、酱蛋、卧蛋、炒鸡蛋、蛋花、咸蛋、松花蛋等均可食。乳类及制品，如乳酪、牛奶、奶油、黄油、杏仁豆腐及蛋糕等均可食。豆类宜制成豆浆、豆腐脑、豆腐、豆腐干等食用。水果及蔬菜须制成果子冻、鲜果汁、菜汁等，还可食少量的碎嫩菜叶。点心可食牛奶水泡蛋、豆浆蛋糕、去壳过箩赤豆汤、芝麻糊、布丁蛋糕、藕粉、蛋花汤等。

（2）忌用或少用食物：豆类、毛豆、大块蔬菜、大量肉类、蒸饺、油炸食品、熏鱼等均不可食。坚硬且不易消化食物及刺激性调味品等均不宜进食。

（四）流质膳食

流质膳食（liquid diet）也称为流质，为极易消化、含渣很少、呈流体状态的膳食，所供给的能

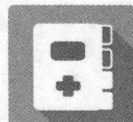

量、蛋白质及其他营养素均较缺乏,故不宜长期食用,除非同时辅以肠内或肠外营养。常用流质膳食可分为普通流质膳食、浓流质膳食、清流质膳食、冷流质膳食及不胀气流质膳食。

1. 适用范围

高热、急性传染病、病情危重者及大手术后宜进流质膳食;食管及胃肠大手术前后宜进清流质膳食;口腔手术后及吞咽困难者宜进浓流质膳食;扁桃体手术后宜进冷流质膳食;腹部手术后宜进不胀气流质膳食,忌甜的流质膳食。

2. 膳食原则

(1)膳食构成:不平衡膳食,少量多餐,每天 6~7 餐,每餐液体量为 200~250 mL,特殊情况按医嘱而定。

(2)食物要求:一切食物均为流体或进入口腔后即融化成液体,易吞咽、易消化。注意烹调方法及咸甜相间,以增进食欲。

3. 能量与营养素供给

流质膳食能量不足,每日供给能量一般为 800~1600 kcal。其中清流质最低,浓流质最高。有时为了增加膳食中的能量,在病情允许的情况下,可少量加用芝麻油、奶油或黄油等易消化的脂肪。通常食用流质者应同时辅以周围静脉或中心静脉营养,以补充能量和营养素的不足。

4. 食物宜忌

(1)普通流质膳食可用米汤、蛋花汤、蒸蛋羹,牛奶、麦乳精、菜汁、果汁、各种肉汤、藕粉、豆浆、豆腐脑、过箩赤豆或绿豆汤等;如需高能量,多用浓缩食品,如奶粉、鸡茸汤等,或进行特别流质配制,常用于肺炎、高热患者,甲状腺切除术后或通常术后患者均可用。

(2)清流质膳食选用不含任何渣滓及产气的液体食物,过箩肉汤、过箩牛肉汤及排骨汤、过箩菜汤及米汤、较稀的藕粉等。禁用牛奶、豆浆及过甜的食物。

(3)浓流质膳食常用吸管吸吮,以无渣较稠食物为宜。鸡蛋薄面糊、较稠的藕粉、奶粉冲麦乳精、牛奶等均可食。

(4)冷流质膳食可用冰激凌、冷牛奶、冷米汤、冷藕粉等。

(5)不胀气流质膳食忌甜,除忌蔗糖、牛奶、豆浆等产气食品之外,其余同流质膳食。

所有流质膳食均禁用刺激性食品、刺激性强烈的调味品及易胀气的食物。

二、治疗膳食

(一)高能量膳食

高能量膳食(high calorie diet)指能量供给量高于正常人标准的膳食。基础代谢率增高、机体组织修复或体力消耗增加时,机体能量消耗增加,对能量的需求升高,需从膳食中补充。

1. 适用对象　代谢亢进(如甲状腺功能亢进)者;消耗增加(如结核病、严重烧伤和创伤、恶性肿瘤等)者;营养不良、手术前后营养支持、贫血等患者。

2. 配膳原则

(1)餐次要求:增加摄入量应循序渐进,在正餐外,可增加餐次,加餐食物如点心、牛奶、炖品、肠内营养制剂等。

(2)能量要求:供给量应根据病情调整,一般成年患者的每日能量供给应大于 35 kcal/kg,每日热量达 10.46MJ(2500 kcal)。在照顾食欲及消化功能的前提下,尽可能增加主食量及菜量。

(3)蛋白质:蛋白质的供给量不应低于 1.5 g/kg,每日蛋白质总量可达 100~150 g,其中优质蛋白质(如鸡、鱼、瘦肉、蛋、奶、豆制品)应占 50% 以上。

(4)脂肪:为防止血清脂质升高,膳食应尽可能地降低饱和脂肪酸、胆固醇的供给量。

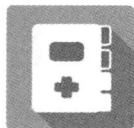

（5）维生素与矿物质：需要增加维生素与矿物质的供给，尤其是与能量代谢关系密切的维生素 B_1、维生素 B_2 和烟酸。由于膳食中高蛋白质的摄入量增加，易出现钙排出增加，故应注意补充钙及维生素 D。

3. 食物选择　各类食物均可用，加餐宜选用面包、馒头、蛋糕等高能量食物。可用高能量食物代替部分低能量食物。

4. 注意事项　肥胖症、糖尿病、尿毒症患者不宜食用。应注意患者的病情、血脂和体重变化。

（二）低能量膳食

低能量膳食指能量供给量低于正常需要量的膳食。目的是减少体脂储存，减轻体重或减轻机体能量代谢负担，以控制病情。

1. 适用对象　需减轻体重的患者，如单纯性肥胖者；需减少机体代谢负担、利于病情改善者，如糖尿病、高血压、高脂血症、冠心病患者等。

2. 配膳原则

低能量膳食最主要的配膳原则就是限制能量供给，而其他的营养素则应满足机体的需要。

（1）能量：减少每日膳食总能量，成年患者每日能量摄入比平时减少 500～1000 kcal，具体减少量根据患者病情而定，但每日的总能量不应低于 1000 kcal。根据肥胖情况不同，每日可按 1200 kcal、1400 kcal、1600 kcal 等提供。能量供给量要适当地逐步减少，以利于机体消耗储存的体脂，并减少不良反应，提高患者的顺应性。

（2）蛋白质：蛋白质需要量较正常需要稍高，至少占总能量的 15%～20%，每日每千克体重需要量为 1.2～1.5 g。优质蛋白质，如脱脂奶、鱼肉、鸡肉、瘦肉、蛋清、豆制品等应占 50% 以上。

（3）脂肪：控制脂肪供给量，一般占总能量的 20%～30%，少用动物脂肪及胆固醇高的食物，胆固醇摄入量每日不超过 300 mg。

（4）碳水化合物：占总能量的 50%～60%，注意控制和减少精制糖的供给。

（5）维生素和矿物质：由于进食量减少，易出现维生素（如维生素 B_1）和矿物质（如铁、钙）的缺乏，必要时可使用制剂进行补充。适当减少食盐摄入，不宜超过 5 g/d。

（6）膳食纤维：适当增加，可多选用富含膳食纤维的蔬菜和低糖的水果，必要时可选择补充琼脂类食品以满足患者的饱腹感。

（7）烹调方法：多采用蒸、煮、拌、炖等低油的做法，少用糖、醋调味。

3. 食物选择

（1）宜用食物：谷类、水产类、瘦肉、禽类、蛋类、乳类（脱脂乳）、大豆及其制品、蔬菜、水果和低脂肪富含蛋白质的食物均可选择，但应限量食用；宜多选择全谷物、豆制品、蔬菜，尤其是叶类蔬菜和低糖水果。

（2）忌用或少用的食物：肥腻的食物，如肥肉、动物油脂（猪油、牛油、奶油等）、花生；甜食，如糖果、甜点心、白糖、红糖、蜂蜜等。

4. 注意事项

妊娠肥胖症不适用低能量膳食。采用低能量膳食的患者，活动量不宜太少，否则难以达到预期效果。减肥患者应增加运动量，并注意饮食与心理平衡，防止出现神经性厌食。

（三）高蛋白膳食

高蛋白膳食（high protein diet）是指蛋白质含量高于正常人的膳食。因疾病（感染、创伤、摄入不足等原因）导致机体蛋白质消耗增加，或机体在康复期需要更多的蛋白质以供组织修复、再生时，应在原有膳食的基础上额外增加蛋白质的供给量。为使蛋白质更好地被机体利用，通常需要同时适当提高能量的供给，以免蛋白质被分解供能。

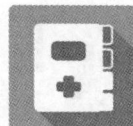

1. 适用对象

（1）疾病所致蛋白质需要量增加者：明显消瘦、营养不良、烧伤、创伤患者，大手术前后；慢性消耗性疾病患者，如结核病、恶性肿瘤、贫血、炎症性肠病患者等。

（2）生理需要量增加者：孕妇、乳母和生长发育期儿童。

2. 配膳原则 高蛋白膳食一般不需要特殊制备，在原来膳食的基础上，添加富含蛋白质的食物即可。先计算原来膳食中的蛋白质供给量，不足部分通过增加全荤菜补足。如在午餐和晚餐中增加炒猪肝、炒牛肉一份，或在正餐外加餐，以增加高蛋白膳食的摄入量。

（1）蛋白质：摄入量为 1.5～2.0 g/kg，成人每天摄入量为 100～200 g。

（2）营养素比例适宜：糖类宜适当增加，以保证蛋白质的充分利用，每天糖类摄入量以 400～500 g 为宜。脂肪适量，以防血脂升高，脂肪摄入量每天为 60～80 g。每天总能量摄入量约 3000 kcal。

（3）增加钙供给：高蛋白膳食可增加尿钙的排出，长期摄入此类膳食，易出现负钙平衡。故膳食中应增加钙的供给量，如选用富含钙的乳类和豆类食品。

（4）足量维生素：长期摄入高蛋白膳食，维生素 A 的需要量也随之增多，且营养不良者通常肝脏中维生素 A 储存量也下降，故应及时补充。与能量代谢关系密切的 B 族维生素应充足，贫血患者还应注意补充富含维生素 C、维生素 K、维生素 B_{12}、叶酸、铁、铜等的食物。

（5）逐渐加量：增加摄入量应循序渐进，并根据病情及时调整，视病情需要，可与其他治疗膳食结合使用，如高能量高蛋白膳食。推荐的膳食热氮比为（100～200）：1，平均为 150：1，以利于减少蛋白质用于能量需要而消耗，防止负氮平衡。

3. 食物选择

（1）宜用食物：可多选用富含优质蛋白质的食物，如瘦肉、动物内脏、蛋类、乳类、鱼类、豆类及其制品，以及含糖高的食物，如谷类、薯类、山药、荸荠、藕等，并选择新鲜蔬菜和水果。

（2）忌用或少用的食物：避免食用导致变态反应的食物。

4. 注意事项 肝昏迷或肝昏迷前期、急性肾炎、急/慢性肾功能不全、尿毒症患者，均不宜采用。

（四）低蛋白膳食

低蛋白膳食（protein restricted diet）是指蛋白质含量较正常膳食低的膳食，以减少过多的含氮化合物在体内积聚，减轻肝、肾负担，其他营养素供给则应尽量满足机体的需要。

1. 适用对象 肝、肾功能明显减退或障碍患者，血尿素氮、肌酐、尿酸或血氨明显升高的患者，血液透析早期患者。

2. 配膳原则

（1）优质低蛋白：每天蛋白质摄入量通常不超过 40 g，在蛋白质限量范围内尽量选用优质蛋白质食物。可采用麦淀粉膳食，或蛋白质含量低的薯类，如马铃薯、甜薯、芋头等代替部分主食以减少植物性蛋白质的来源。肾病患者应选用蛋、乳、瘦肉类等，以增加必需氨基酸含量，避免负氮平衡。肝病患者应选含支链氨基酸的大豆蛋白，少用产氨多的肉类等动物性食物。限制蛋白质供应量应根据病情随时调整，病情好转后逐渐增加摄入量，否则不利于康复，这对生长发育期的儿童尤为重要。

（2）足够能量：能量供给充足才能降低蛋白质的消耗，减少机体组织的分解。根据病情决定能量供给量。若能量无法满足时，可通过静脉营养补充。

（3）适量矿物质和维生素：供给充足的蔬菜和水果，以满足机体矿物质和维生素的需要，矿物质的供给应根据病情进行调整。

（4）烹调方法合理：低蛋白质膳食往往不易引起食欲，加之患者病情和患病心理影响，食欲普遍较差，故应注意烹调的色、香、味、形和食物的多样化，以促进食欲。

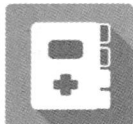

3. 食物选择

(1) 宜用食物:蔬菜类、水果类、食糖、植物油,以及麦淀粉、藕粉、马铃薯、芋头等低蛋白淀粉类食物。

(2) 忌用或少用食物:含蛋白质丰富的食物,如豆类、蛋、乳、肉类及干果类等。但为了适当供给优质蛋白质,可在蛋白质限量范围内,肾病患者适当选用蛋、乳、瘦肉、鱼类,而肝病患者应选用豆类及其制品。谷类食物蛋白质含量为6%~11%,但不是优质蛋白质,根据蛋白质的限量标准应适当限量使用。

4. 注意事项　不同疾病患者蛋白质的供给量不同,详见肾脏疾病有关章节。

(五) 限制脂肪膳食

限制脂肪膳食(fat restricted diet)又称为低脂膳食或低油膳食,即减少膳食脂肪供给量。

1. 适用对象　Ⅰ型高脂蛋白血症患者;肝、胆、胰腺疾病患者,如肝炎、胆石症、胆囊炎、急慢性胰腺炎等;脂肪消化吸收不良者,如肠黏膜疾病、短肠综合征等;肥胖症患者。

2. 配膳原则

(1) 减少脂肪含量:根据实际情况,建议将脂肪限量程度分为3种。①严格限制脂肪膳食:膳食脂肪供能占总能量的10%以下。不论脂肪的来源如何,限制膳食中脂肪的总量每天不超过20 g,包括食物所含脂肪和烹调油。必要时采用完全不含脂肪的纯糖类的无油膳食。②中度限制脂肪膳食:限制膳食中各种类型的脂肪,使之达总能量的20%以下,相当于成年人每天脂肪摄入总量不超过40 g。③轻度限制脂肪膳食:限制膳食脂肪供能不超过总能量的25%,相当于成年人每天脂肪摄入总量在50 g以下。

(2) 根据病情供给营养素:除脂肪外,其他营养素应力求平衡。可适当增加豆类、豆制品、新鲜蔬菜和水果的摄入量。随病情好转,脂肪摄入量应逐渐递增。如急性胰腺炎患者宜供应无脂肪富含糖类的膳食,随病情转归,脂肪由每天10 g以下逐渐递增至40 g。

(3) 烹调方法合适:为达到限制脂肪的膳食要求,除选择含脂肪少的食物外,还应减少烹调用油。禁用油煎、炸或爆炒食物,宜选择蒸、煮、炖、煲、熬、烩、烘、烤等方式。

3. 食物选择

(1) 宜用食物:根据病情、脂肪限制程度选择各种食物。宜选用脂肪含量低于10 g/100 g食部的食物。

(2) 忌用或少用食物:含脂肪高的食物,如肥肉、全脂乳及其制品、花生、芝麻、松子、核桃、蛋黄、油酥点心及各种油煎炸的食品等。脂肪含量高于20 g/100 g食部的食物忌用,脂肪含量为(15~20) g/100 g食部的食物少用(表10-7)。

表 10-7　常见食物脂肪含量(g/100 g)

脂肪含量	食物名称
<5 g	稻米、米粉、糯米、面粉、挂面、小米、玉米、薏米、红豆、绿豆、芸豆、蚕豆、扁豆、豆浆、豆腐脑、豆腐、荞麦、粉皮、粉条、藕粉、薯类、各种蔬菜(块茎、瓜类、叶菜)、水果、海带、蘑菇、云耳、鲜牛羊乳、酸奶、脱脂乳粉、鸡脯肉、鸡肝、鹅肝、鸭肝、鸭脯肉、鲅鱼、八爪鱼、小黄鱼、大黄鱼、黄鳝、鲫鱼、鲮鱼、鲈鱼、带鱼、泥鳅、虾、海参、贝类食物、兔肉、猪肝、猪肾、猪血、牛瘦肉、羊瘦肉、狗肉、驴瘦肉
5~10 g	燕麦片、豆腐干、豆腐丝、腐乳、臭豆腐、猪心、猪肚、猪瘦肉、午餐肉、鸡肉、鲳鱼、草鱼、鳊鱼
10~15 g	饼干、黑豆、黄豆(粉)、小麦胚粉、豆腐卷、猪舌、猪耳、肥瘦羊肉、肥瘦牛肉、叉烧肉、酱羊肉、酱牛肉、鸡翅、鸡腿、鸽肉、烧鸡、鸡蛋、鹌鹑蛋、松花蛋

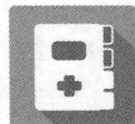

脂肪含量	食物名称
15～20 g	千张、酥皮糕点、油豆腐、油条、油饼、鸭肉、鸭蛋、烧鸡、鹅肝、鹅肉、鱼子酱
>20 g	花生、瓜子、核桃、炸面筋、油皮、干腐皮、曲奇饼、全脂奶粉、鸡蛋黄、炸鸡、烧鹅、北京烤鸭、芝麻酱、巧克力、猪肥瘦肉、咸肉、猪蹄

4. 注意事项

严格限制膳食脂肪可能造成脂溶性维生素缺乏,故必要时须补充能溶于水的脂溶性维生素制剂。胆囊炎和胆石症患者还需限制胆固醇的摄入。

(六) 低饱和脂肪低胆固醇膳食

把膳食中的饱和脂肪酸和胆固醇均限制在较低水平的膳食,其目的是降低血清总胆固醇、总甘油三酯和低密度脂蛋白胆固醇的水平。

1. 适用对象 冠心病、高脂血症、有冠心病危险因素的患者,肝、胆、胰疾病患者,肥胖者等。

2. 配膳原则

(1) 控制总能量:膳食应控制总能量,达到或维持理想体重。但成年人每天能量供给量最低不应少于 4.18MJ(1000 kcal),这是较长时间能坚持的最低水平,否则不利于健康。

(2) 以糖类供能为主:占总能量的 60%～70%,以复合糖类为主,少用精制糖,因为精制糖会使血脂升高尤其是甘油三酯。

(3) 限制脂肪总量:不论脂肪的来源如何,由脂肪供能应控制在总能量的 20%～25%,成人每天脂肪摄入量约 40 g,通常不超过 50 g。

(4) 限制膳食中胆固醇含量:胆固醇摄入量控制在 300 mg/d 以下。食物中的胆固醇全部来源于动物性食物,因此,在限制胆固醇时应注意保证优质蛋白质的供给,可选择一些生物价高的植物性蛋白质(如大豆及其制品),代替部分动物性蛋白质。

(5) 充足维生素、矿物质和食物纤维:适当选用些粗粮、杂粮、新鲜蔬菜和水果,以满足维生素、矿物质和食物纤维的供给量。可配给适量的脱脂乳和豆制品以供给足量的钙。

3. 食物选择

(1) 宜用食物:谷类、薯类、脱脂奶制品,蛋类蛋白不限,蛋黄每周限 3 个,畜瘦肉类、鸡肉、鱼肉及油、豆类、各种蔬菜和水果。

(2) 忌用或少用食物:限用胆固醇含量 200 mg/100 g 以上的食物,见表 10-8。

表 10-8　食物中胆固醇含量(mg/100 g)

胆固醇含量	食物名称
<100	瘦肉、小肚、蒜肠、兔肉、牛奶、鸭、带鱼、鲑鱼、鲤鱼、鲳鱼、鲢鱼、海蜇皮、海参、肥肉、猪舌、猪心、猪肉松、牛肉松、全脂奶粉、鸡肉
100～200	鸡鸭血、鸽肉、黄鳝、对虾、螺肉、鸡油、奶油
200～300	鱼肉松、墨鱼、鱿鱼、河蟹、蚶肉、蛏肉、黄油、鸡肫
>300	猪肝、猪肺、猪腰、鸭肝、蛋类、凤尾鱼、虾皮、蟹黄

4. 注意事项

此类膳食不适用于生长发育期的儿童、青少年,以及孕妇和创伤恢复期的患者。

(七) 限钠(盐)膳食

限钠膳食(sodium restricted diet)是限制膳食中钠的摄入,以减轻由于水、电解质代谢紊乱而出现的水、钠潴留。根据限钠程度可分为低盐膳食、无盐膳食等。

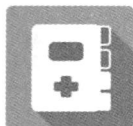

1. 适用对象 心功能不全、急慢性肾功能不全、肝硬化腹水、高血压、水肿、先兆子痫等患者。

2. 配膳原则

根据限钠的不同要求分为以下三类。①低盐膳食：全天供钠 1500 mg 左右。每天烹调用盐限制在 2～4 g 或酱油 10～20 mL，忌用盐腌制加工的食物，如咸蛋、咸肉、咸鱼、酱菜、面酱、腊肠等。②无盐膳食：全天供钠 1000 mg 左右。烹调时不加食盐或酱油，可用糖醋等调味。忌用一切咸食，同低盐膳食。③低钠膳食：全天供钠不超过 500 mg。除无盐膳食的要求外，忌用含钠量高的食物，如油菜、蕹菜、芹菜等含钠 100 mg/100 g 以上的蔬菜，以及松花蛋、豆腐干、猪肾等食物。

（1）按病情变化确定限钠程度：如肝硬化腹水患者，开始时可用无盐或低钠膳食，然后改为低盐膳食，待腹水消失后，可恢复正常膳食。对有高血压或水肿明显的肾小球肾炎、肾病综合征、妊娠子痫的患者，使用利尿剂时用低盐膳食，不使用利尿剂而水肿严重者，用无盐或低钠膳食。不伴高血压或水肿及排尿钠增多者不宜限制钠摄入量。最好是根据 24 h 尿钠排出量、血钠和血压等指标确定是否需限钠及限钠程度。

（2）根据食量合理选用食物：有时为了增加患者食欲或改善营养状况，对食量小者可适当放宽食物选择范围。

（3）改变烹调方法以减少膳食含钠量并增进食欲：食盐是最重要的调味剂，限钠膳食味淡。因此应合理烹调以提高患者食欲。某些含钠量高的食物，如芹菜、菜心、豆腐干等，可用水煮或浸泡去汤的方法减小含钠量，用酵母代替食碱或发酵粉制作馒头也可减少含钠量，这样节省下来的钠量可用食盐或酱油补充调味。此外，也可采用番茄汁、芝麻酱、糖、醋等调味。烹调时注意色、香、味、形，尽量增进食欲。

（4）必要时可适当选用市售的低钠盐或无盐酱油，但这类调味剂是以氯化钾代替氯化钠，故高钾血者不宜食用。

3. 食物选择

（1）宜用食物：不加盐或酱油制作的谷类、畜类、禽类、鱼类和豆类、乳类食品。低钠膳食不宜用含钠量大于 100 mg/100 g 的蔬菜和水果。常见食物含钠量见表 10-9。

表 10-9 常见食物的含钠量(mg/100 g)

食物	钠	食物	钠	食物	钠	食物	钠
富强粉	1.1	大葱	3.9	大白菜	48.6	紫葡萄	0.5
灿米	0.9	莴笋	31.2	韭菜	2.7	西瓜	2.3
粳米	1.6	茄子	11.3	藕	44.2	桃	2.9
南瓜	0.7	小青菜	60.0	土豆	0.7	橘子	2.1
白薯	28.5	芹菜	516.9	香椿	4.6	杏	2.1
青椒	6.0	花菜	80.3	咸雪菜	4339.0	菠萝	0.8
番茄	23.9	油菜	89.0	空心菜	94.3	苹果	0.5
西葫芦	40.4	包菜	34.0	芋头	0.9	柿子	6.4
紫苋菜	52.6	山药	5.1	甘蓝菜	200.0	鸭梨	0.6
冬菇	24.4	扁豆	0.6	荸荠	15.7	牛奶	36.5
豌豆	1.1	豇豆	33.8	鸡肉	72.4	鸡蛋	196.4
绿豆芽	1.5	黄豆芽	5.3	牛肉	48.6	鸭蛋	125.0
香菜	48.5	生菜	147.0	猪肉	34.0	松花蛋	661.0
冬瓜	3.6	萝卜	91.2	猪肝	88.3	稀酱油	4980.0

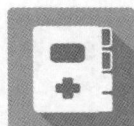

续表

食物	钠	食物	钠	食物	钠	食物	钠
萝卜缨	91.4	红萝卜	87.0	对虾	182.9	味精	21053.0
胡萝卜	105.1	菠菜	117.8	黄豆	0.5	食盐	39310.0
丝瓜	2.6	黄瓜	2.0	豆腐	3.2	炒花生	445.1

（数据来源：杨月欣，王光亚，潘兴昌.中国食物成分表 2002［M］.北京：北京大学医学出版社，2002.）

（2）忌用或少用食物：各种盐或酱油制作或腌制的食品、盐制调味品。

4. 注意事项

某些年纪大且储钠能力差的患者，心肌梗死的患者，回肠切除手术后、黏液性水肿和重型甲状腺功能减退合并腹泻者，限钠应慎重，最好是根据血钠、血压和尿钠排出量等临床指标确定是否限钠。

（八）低嘌呤膳食

低嘌呤膳食（low purine diet）是限制膳食中嘌呤含量的膳食。嘌呤是体内参与遗传代谢的重要物质之一，嘌呤在体内的代谢产物是尿酸。如果血清中尿酸水平过高，严重时可出现痛风症状，并可能对肾功能造成影响，因此对此类患者需要限制膳食中的嘌呤含量。

1. 适用对象　无症状的高尿酸血症患者和痛风患者。

2. 配膳原则

（1）限制嘌呤摄入：选用嘌呤含量低于 150 mg/100 g 的食物，禁用嘌呤含量高的食品，如动物内脏、沙丁鱼、凤尾鱼、鲭鱼、小虾、扁豆、黄豆、浓肉汤及菌藻类等。

（2）限制总能量：因痛风患者多伴有肥胖、高血压和糖尿病等，故应控制和降低体重，体重最好能低于理想体重的 15%。正常体重者每日给予 25～30 kcal/kg 能量，视体力活动水平适当增减。超重或者肥胖者每天膳食中的能量比原来日常水平要减少约 1/3，或比原来习惯摄入的能量低 300～500 kcal。切忌减重过快，诱发痛风症急性发作。

（3）适量蛋白质和脂肪：标准体重时每日蛋白质可按 0.8～1.0 g/kg 供给，全天为 40～65 g，以植物性蛋白质为主。动物性蛋白质可选用牛奶、鸡蛋。尽量不用肉类、禽类、鱼类等，如果一定要用，可将少量瘦肉、禽肉等经煮沸弃汤后食用；每天肉类摄入量应限制在 100 g 以内。脂肪可减少尿酸正常排泄，应适当限制，控制在 50 g/d 左右。

（4）足量维生素和矿物质：供给充足 B 族维生素和维生素 C。多供给蔬菜、水果等成碱性食品。蔬菜 1000 g/d，水果 4～5 个。应限制钠盐，通常每天 2～5 g。

（5）供给大量水分：多喝水，液体量维持在每天 2000 mL 以上，最好能达到 3000 mL，以保证尿量，促进尿酸的排出。肾功能不全时饮水量需要根据病情调整。

（6）禁用刺激性食品：禁用刺激性强烈的香料及调味品，如酒和辛辣调味品。过去曾禁用咖啡、茶叶和可可，因分别含有咖啡因、茶叶碱和可可碱。但咖啡因、茶叶碱和可可碱在体内代谢中并不产生尿酸盐，也不在痛风石里沉积，故可适量选用。

3. 食物选择

（1）宜用食物：严格限制嘌呤者宜选择嘌呤含量低于 25 mg/100 g 的食物，中等限制者可选择（25～150）mg/100 g 的食物。

（2）忌用或少用食物：高嘌呤的食物、果糖含量高的食物。

常见食物中嘌呤含量如下所示。

第一类（含嘌呤较少，100 g 含量＜50 mg）：

谷薯类：大米、米粉、小米、糯米、大麦、小麦、荞麦、富强粉、面粉、通心粉、挂面、面包、馒头、麦片、白薯、马铃薯、芋头。

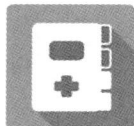

蔬菜类：白菜、卷心菜、芥菜、芹菜、青菜叶、空心菜、芥蓝菜、茼蒿、韭菜、黄瓜、苦瓜、冬瓜、南瓜、丝瓜、西葫芦、菜花、茄子、豆芽菜、青椒、萝卜、洋葱、番茄、莴苣、泡菜、咸菜、葱、姜、蒜头、荸荠。

水果类：橙、橘、苹果、梨、桃、西瓜、哈密瓜、香蕉。

蛋乳类：鸡蛋、鸭蛋、牛奶、奶粉、酸奶、炼乳。

硬果及其他：猪血、猪皮、海参、海蜇皮、海藻、红枣、葡萄干、木耳、蜂蜜、瓜子、杏仁、栗子、莲子、花生、核桃仁、花生酱、枸杞、茶、咖啡、碳酸氢钠、巧克力、可可、油脂（在限量中使用）、果冻、果干、糖、糖浆、果酱。

第二类（含嘌呤较高，100 g 含 50～100 mg）：

米糠、麦麸、麦胚、粗粮、绿豆、红豆、花豆、豌豆、菜豆、豆腐干、豆腐、青豆、豌豆、黑豆，猪肉、牛肉、小牛肉、羊肉、鸡肉、兔肉、鸭、鹅、鸽、火鸡、火腿、牛舌、鳝鱼、鳗鱼、鲤鱼、草鱼、鳕鱼、鲑鱼、黑鲳鱼、大比目鱼、梭鱼、鱼丸、虾、龙虾、乌贼、螃蟹、鲜蘑菇、芦笋、四季豆、鲜豌豆、昆布、菠菜。

第三类（含嘌呤高的食物，100 g 含 150～1000 mg）：

猪肝、牛肝、牛肾、猪小肠、猪脑、猪胰脏、白带鱼、白鲈鱼、沙丁鱼、凤尾鱼、鲢鱼、鲱鱼、鲭鱼、小鱼干、牡蛎、蛤蜊、浓肉汁、浓鸡汁、肉汤、火锅汤、酵母粉。

4. 注意事项　低嘌呤膳食限制了动物性蛋白质的摄入，长期采用，需注意人体蛋白质及铁营养状况的评估，必要时应给予相应补充。

（九）少渣膳食

少渣膳食又称为低纤维膳食（fiber restricted diet），是膳食纤维和结缔组织含量极少，易于消化和吸收的膳食。其目的是尽量减少膳食纤维对胃肠道的刺激和梗阻，减慢肠蠕动，减少粪便量。

1. 适用对象　消化道狭窄并有梗阻风险的患者，如：食管或肠道狭窄、食管静脉曲张、肠憩室患者；各种急慢性肠炎、肛门肿瘤、咽喉部及消化道手术、痢疾及溃疡病恢复期患者；全流膳食之后，软食或普食之间的过渡膳食。

2. 配膳原则

（1）食物选择：限制膳食中的纤维含量，尽量少用富含膳食纤维的食物，如蔬菜、水果、粗粮、整粒豆、硬果，以及含结缔组织多的动物跟腱、老化肌肉等。选择细软、渣少、便于咀嚼和吞咽的食物部位，如嫩的瘦肉，蔬菜选择嫩叶、花果部分，瓜类去皮去籽，果类加工成果汁等。

（2）食物要求：所有食物均应切小剁碎煮烂，蔬菜做成泥状。食物应无刺激性，禁用油煎、油炸等烹调方法。禁用强烈刺激性调味料。

（3）能量与脂肪：热能充足，少量多餐。膳食中脂肪不宜过多，腹泻患者对脂肪吸收能力减弱，故应控制膳食脂肪量。

（4）矿物质和维生素：由于食物选择的限制，膳食营养不易平衡，必要时可补充维生素和矿物质制剂。

3. 食物选择

（1）宜用食物：精细米面制作的粥、烂饭、面包、软面条；切碎软烂的嫩肉、动物内脏、鸡肉、鱼肉等；豆浆、豆腐脑；奶类、蛋类；菜汁；番茄、胡萝卜、土豆等。

（2）忌用或少用的食物：粗粮，如玉米、糙米、高粱米等；整粒的杂豆类及硬果类；粗纤维的蔬菜，如竹笋类、芥菜、韭菜、豆芽菜、生萝卜、芥蓝、洋葱头等及其他生食的蔬菜等，水果，如菠萝、草莓、山楂及其他生硬水果等。调料中不宜用干辣椒、芥末、咖喱粉等。

4. 注意事项　长期缺乏膳食纤维，易导致便秘、痔疮、肠憩室及结肠肿瘤等，也易导致高脂血症、动脉粥样硬化和糖尿病等，故少渣膳食不宜长期食用，病情好转后应及时调整。

（十）高纤维膳食

增加膳食中的膳食纤维含量，使其在一日中的摄入量不低于 25 g。其目的是增加粪便体积，

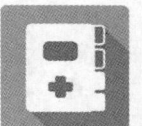

刺激肠道蠕动,促进排便。

1. 适用对象 无张力性便秘,误食异物需要刺激肠道蠕动使其排出,预防和控制高脂血症、冠心病、糖尿病、肥胖症等。

2. 配膳原则

(1) 在普食的基础上,增加含粗纤维的食物,如蔬菜、水果、豆类。

(2) 多饮水,每日饮水 2000 mL 以上,特别是清晨饮水,可刺激肠道蠕动。

(3) 如患者存在吞咽困难,可选择膳食纤维制剂。

3. 食物选择 选择富含粗纤维的蔬菜,如韭菜、芹菜、粗粮、麦麸、整粒豆等。少用精细食物。

4. 注意事项 长期进食大量膳食纤维,可能引起腹泻、胃肠胀气,可能影响食物中钙、镁、铁、锌等及某些维生素的吸收,应引起注意。

(十一) 中链甘油三酯膳食

中链甘油三酯(medium-chain triglyceride,MCT)膳食是指膳食中部分长链脂肪用中链脂肪替代的膳食。中链甘油三酯是由含 6、8、10 或 12 个碳原子的脂肪酸构成的脂肪,分子量小,较易溶于水和体液,在体内水解和消化吸收迅速,在胰脂酶和胆盐缺乏状态也基本不受影响。转运时不需要其他脂类协助,不经过淋巴系统,而是直接经门静脉进入肝脏,在肝内也不合成脂类,因此不易导致脂肪肝。

1. 适用对象 消化、吸收或运输普通脂肪(长链三酰甘油)有障碍的患者,如胃大部或全部切除术后、小肠切除术后、胆道闭锁、阻塞性黄疸、乳糜胸、急性胰腺炎或脂肪吸收障碍的患者。

2. 配膳原则

(1) 膳食要求:为保证患者有效摄入 MCT,宜将食物制熟后再加入 MCT。

(2) 餐次要求:建议少量多餐。因 MCT 进入消化道后水解速度快,若一次性大量摄入,可引发恶心、腹痛、腹泻症状,因此不宜一次性摄入过多,同时减慢进食速度。

(3) 脂肪:膳食中的脂肪不能全部由 MCT 供给,而只能替代部分,一般由 MCT 提供的能量占脂肪总能量的 65%,其余 35% 需由长链脂肪来提供。另外,长期使用 MCT 饮食,易导致必需脂肪酸缺乏。

(4) 碳水化合物:适量供给双糖。MCT 氧化较快,生酮性远大于长链三酰甘油,蔗糖等双糖类可降低这一作用。

3. 食物选择

(1) 宜用食物:含脂肪较少的食物,如:未添加油脂的谷类、点心、蔬菜、水果、脱脂豆及其制品,脱脂奶类、蛋清等;精瘦肉类、去皮去油的禽、鱼、虾,限量食用,每天不超过 150 g;烹调油在规定范围内使用,部分用 MCT 代替。

(2) 忌用或少用食物:含饱和脂肪酸高的食物,如肥肉、带皮的禽肉、全脂乳类、奶油、油脂糕点以及油煎、油炸食物等。

4. 注意事项 肝硬化、糖尿病以及酮症酸中毒状态的患者不宜食用。

(十二) 管饲膳食

管饲膳食是食物经由导管喂养的膳食形式,用于无法经口进食天然食物的患者。管饲方式通常有鼻胃管、鼻肠管、胃造口管和空肠造口管等,喂养方式可采用分次推注和持续缓慢滴注。

1. 适用对象 头、颈部手术后,放疗后导致吞咽困难,食管损伤,颜面部烧伤者;昏迷或失去知觉的患者,如脑外伤、脑卒中患者;营养不良但又缺乏食欲患者不能充分经口进食时,如老年痴呆、某些精神疾病患者。

2. 配膳原则

(1) 食物要求:平衡膳食,食物多样,各种营养素齐全,制成流质状态,如自制的混合奶、匀浆

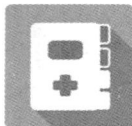

膳或商品化制剂,所给食物需细腻、均匀,呈流质状态,以免胃管阻塞。浓度适中,不呈高渗状态。制备方便,确保卫生。

(2) 餐次要求:建议少量多餐。用量、浓度、速度随病情而定,一般由少量、低浓度、慢速开始,逐步增加,待患者耐受为止。

(3) 能量:约每毫升提供 1 kcal 热能。热氮比约为(150～200) kcal:1 g。

(4) 蛋白质:每 1000 mL 液体提供蛋白质 25～45 g,一般不超过总能量的 20%。

三、诊断代谢试验膳食

(一) 代谢试验膳食

代谢试验膳食是用于检查某些代谢疾病的病因或进行诊断、观察疗效以及研究机体代谢反应的一种膳食,是为代谢平衡试验而制备的一种称重饮食,用蒸馏水烹调。

常用的代谢试验膳食有以下两种。

1. 钠、钾定量试验膳食

(1) 适用对象:诊断原发性醛固酮增多症。

(2) 原理:膳食中钾、钠定量以后,测定血、尿中钠、钾含量,并在摄入量恒定的条件下,用安体舒通进行治疗,可使代谢得到纠正。

(3) 试验期:10～14 天。

(4) 膳食要求:全天膳食中钠含量 160 mg 当量(3680 mg),钾 60 mg 当量(2340 mg)。

(5) 膳食举例:

①早餐:菜心肉丝汤面(挂面 100 g、瘦肉 50 g、菜心 100 g)。

②午餐:米饭(米 100 g)、鱼片炒菜心(鲩鱼片 150 g、菜心 200 g)。

③晚餐:米饭(米 100 g)、支竹肉片炒鲜菇(支竹 25 g、瘦肉 100 g、鲜菇 75 g)。

全日用油:花生油 25 g

全日用盐:8.6 g

全日总热能:8.0 MJ(1887.88 kcal)

蛋白质:100.58 g　　　　　　　热比:21.3%

脂肪:52.36 g　　　　　　　　热比:25%

碳水化合物:253.58 g　　　　　热比:53.7%

2. 钙、磷代谢试验膳食

(1) 适用对象:诊断甲状腺功能亢进和骨质疏松等代谢性骨病患者。

(2) 配膳要求:

①低钙、正常磷膳食:试验期共 5 天,前 3 天为准备期,后 2 天为试验期。每天膳食钙供给量<150 mg,磷每天供给量为 600～800 mg;收集最后一天中 24 h 尿液,测定尿钙排出量。因本病尿钙、尿磷排出量增加,故尿内含磷酸钙和草酸钙等。试验期最后一天收集 24 h 尿液测尿钙。正常人进食低钙、正常磷代谢膳食后,尿钙排出量迅速减少,尿钙排出量为 100～150 mg。而甲状旁腺机能亢进的患者,尿钙排出量仍大于 200 mg。宜选食含钙低、含磷高的食物,如米、面粉、鸡蛋、番茄、莴笋、粉皮、粉丝、绿豆芽等。全天膳食蛋白质、脂肪、总能量尽可能恒定。

注意事项:除按代谢膳食配制要求外,对钙磷代谢有影响的药物应暂停服用。食盐要称重,最好用精盐。尽可能不用酱油,因其中钠、磷含量不恒定。代谢性膳食不要做成汤,如果因不吃而倒掉影响结果的准确性。牛奶因含钙量多也不宜选用。

②低蛋白、正常钙磷膳食:主要测定肾小管重吸收功能。甲状旁腺激素有抑制肾小管重吸收磷的作用,因此肾小管重吸收磷的量与肾小球滤过量比例是内生甲状旁腺激素水平的指征。

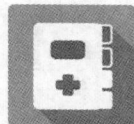

Note

试验期为 5 天,前 3 天为准备期,后 2 天为试验期。方法是每天蛋白质供给量小于 40 g,且不含动物性蛋白质食物;主食控制为每天 200～300 g,患者饥饿时可食粉条、瓜果,适当增加植物油用量,禁用瘦肉、内脏,因其含大量肌酐和磷酸肌酸,易对内生肌酐清除率产生影响,钙 600～800 mg,磷 600～800 mg。烹调及饮用均用蒸馏水。实验最后一天测定空腹血肌酐和血磷,留 24 h 尿液测定肌酐和尿磷。正常人肾小管磷量吸收率大于 80%,甲状旁腺功能亢进患者小于 80%。

③限磷代谢膳食:膳食摄入磷量受限后,可刺激 1,25-$(OH)_2 D_3$ 合成,从而促进肠管吸收钙,抑制甲状旁腺素的分泌,使尿磷减少,而原发性甲状旁腺功能亢进患者尿磷减少不明显。主要用于检查甲状旁腺机能。方法是试验期 6 天,每天膳食中磷供给量小于 350 mg,钙供给量为 700 mg;或进正常膳食口服氢氧化铝 40 mL,每天 3 次。在进食代谢膳食前一天、第 3 天及第 6 天,收集 24 h 尿液测定尿钙及尿磷,并同时于清晨空腹采血,测总血钙及磷。正常人限磷使甲状旁腺分泌减少,在试验时,血钙浓度不变,血磷稍降低或不变,尿磷排出量显著减少。但甲状旁腺机能亢进者,限磷并不能抑制其甲状旁腺素分泌,在磷摄入量减少时,尿磷排出量仍高,于是其代谢紊乱更为显著,血钙升高,血磷降低;原来血钙、磷接近正常的甲状旁腺功能亢进患者,在此试验中,低血磷、高血钙变得显著。

膳食配制注意事项:除规定代谢膳食外,若能量不足应以糖类为主来补充能量,适当增加脂肪。要用含磷少的精白米,还应选含钙高、含磷少的食物,如油菜、芹菜、蛋清、小白菜、鹅肉等。食盐要称重,不主张烹调加酱油。采用捞米饭,使米中磷含量降低。

(3)膳食举例:低钙、正常磷膳食。

早餐:白粥(米 50 g)、馒头(面粉 50 g、白糖 10 g)。

午餐:米饭(米 100 g)、鸡蛋炒番茄(鸡蛋 50 g、番茄 200 g、白糖 10 g)。

晚餐:米饭(米 100 g)、鲜竹笋炒肉片(瘦肉 50 g、鲜竹笋 250 g)。

全日用油:花生油 30 g

全日用盐:8 g

全日钙总量:141 mg

全日磷总量:682 mg

全日总热能:6.92 MJ(1654.7 kcal)

蛋白质:52 g　　　　　　　热比:12.6%

脂肪:40.42 g　　　　　　热比:22.0%

碳水化合物:270.73 g　　　热比:65.4%

(二)诊断用试验膳食

1. 潜血试验膳食

(1)适用对象:检查消化道出血情况的患者。

(2)配膳原则:

供给无肉类无动物血的试验膳食 3 天,然后粪便送潜血检查。所配膳食中主食不限,可选用的食物有牛奶、蛋清、豆制品、绍菜、菜花、白萝卜、去皮冬瓜、节瓜、青瓜、茄瓜等,各种蔬菜忌生食。忌用肉类、肝、动物血、强化铁食品、蛋黄、绿色蔬菜、含铁丰富的食物及含铁药物,以免与联苯胺试剂产生假阳性反应,影响诊断的准确性。

(3)膳食举例:

①早餐:牛奶一杯(牛奶 200 mL)、馒头(面粉 50 g、白糖 10 g)。

②午餐:米饭(米 100 g)、豆干焖冬瓜(豆干 75 g、冬瓜 200 g)。

③晚餐:米饭(米 100 g)、蛋白炒番茄(鸡蛋 2 个、番茄 200 g)。

全日用油:植物油 30 g

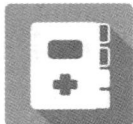

全日总热能:6.31MJ(1507.39 kcal)

蛋白质:49.2 g　　　　　　　热比:13.1%

脂肪:42.77 g　　　　　　　热比:25.5%

碳水化合物:271.42 g　　　　热比:61.4%

2. 胆囊造影试验膳食

(1) 适用对象:配合用于 X 线检查患者的胆囊与胆管形态与功能是否正常。

(2) 配膳原则:造影前一日晚餐进食高碳水化合物少渣清淡膳食,膳食中少脂肪,以减少刺激胆汁分泌,可用大米、面粉、芋头、山药、马铃薯、藕粉、马蹄粉、果汁、糖水等。造影当日早餐禁食,在服造影剂后 12~24 h 内拍片,若胆囊显影满意给予高脂饮食,一般要求膳食中所含脂肪总量不低于 50 g。

3. 肌酐试验膳食

(1) 适用对象:用于肾盂肾炎、尿毒症、重症肌无力患者,测量尿中肌酐值,了解患者的肾小球滤过情况。

(2) 配膳原则:试验期为三天,前两天为准备期,最后一天为试验期。低蛋白膳食,全天膳食中蛋白质总量不超过 40 g。限制主食用量,每日不超过 300 g,副食中应严格限制肉类及豆类制品,全天膳食中以不超过 1 个鸡蛋为度。多用蔬菜,满足饱腹感。能量不足时,可增加藕粉或含糖果汁等补充。

(3) 膳食举例:

①早餐:牛奶 1 杯(牛奶 200 mL)、馒头 1 个(面粉 50 g、白糖 10 g)。

②午餐:米饭(米 100 g)、鸡蛋炒番茄(鸡蛋 50 g、番茄 200 g)。

③晚餐:米饭(米 100 g)、肉丝焖茄子(肉 30 g、茄子 200 g)。

全日用油:植物油 25 g

全日总热能:5.35 MJ(1279.18 kcal)

蛋白质:38 g　　　　　　　热比:12.0%

脂肪:40 g　　　　　　　　热比:28.1%

碳水化合物:193.18 g　　　　热比:59.9%

4. 葡萄糖耐量试验膳食

(1) 适用对象:主要用于诊断未确定的糖尿病患者。

(2) 配膳原则:

将 75 g 无水葡萄糖粉溶于 250 mL 温开水中,于 5~15 min 内饮入。分别于 0 min、30 min、60 min、120 min 取静脉血测血糖,同时留尿做尿糖定性。不能耐受葡萄糖粉的高危患者(如高龄患者、呕吐剧烈的孕妇等),也可早餐空腹食用淡馒头 2 个(用面粉 100 g 制成,碳水化合物75 g)后于相应时间点进行抽血检查。

(3) 意义:

正常值判断标准:空腹血糖 3.61~6.11 mmol/L;峰时 30~60 min,峰值<11.1 mmol/L;120 min血糖<7.8 mmol/L;尿糖(一)~(十)。

糖尿病:空腹血糖>7.0 mmol/L 及(或)餐后 2 h 血糖>11.1 mmol/L。糖耐量减低(IGT):空腹血糖 6.2~6.9 mmol/L 及(或)餐后 2 h 血糖 7.8~11.0 mmol/L。

妊娠期糖尿病:空腹血糖>5.1 mmol/L,及(或)餐后 1 h 血糖>10.0 mmol/L,及(或)餐后 2 h血糖>8.5 mmol/L。

5. 免色素试验膳食

(1) 适用对象:主要用于诊断肾上腺肿瘤或检查肾上腺皮质功能的情况。

(2) 配膳原则:本实验留尿前 2~3 天须禁食含天然色素及人工色素等的食物,如胡萝卜、香

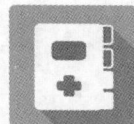

蕉、巧克力、水果糖、咖啡、浓茶、番茄、南瓜等,以免影响试验比色的结果。

（3）膳食举例：

①早餐：鲜牛奶 1 杯（牛奶 200 mL，煮开）、生肉包 1 个（面粉 50 g、瘦肉 50 g、白糖 10 g）。

②午餐：米饭（米 100 g）、鱼片炒瓜片（鲩鱼肉 75 g、去皮节瓜 200 g）。

③晚餐：米饭（米 100 g）、清蒸本地鸡（本地鸡（带骨）150 g）、炒白萝卜丝（白萝卜 200 g）。

全日用油：植物油 25 g

全日总热能：6.95 MJ（1661.03 kcal）

蛋白质：73.55 g	热比：17.7%
脂肪：51.03 g	热比：27.6%
碳水化合物：226.89 g	热比：54.7%

第三节　肠内营养

案例导入

患者,女性,89 岁,因饮水呛咳伴发热 1 天入院,诊断吸入性肺炎、脑梗死后遗症（吞咽障碍、言语障碍）。查体：身高 154 cm,体重 45 kg,神智清晰,不能说话,对简单问题可点头摇头示意。实验室检查：白细胞计数 11.5×10^9/L,红细胞计数 3.5×10^{12}/L,空腹血糖 4.5 mmol/L,随机血糖 12.8 mmol/L,血清甘油三酯 2.4 mmol/L,血清胆固醇 7.1 mmol/L。请问：

1. 该患者适合采用何种肠内营养支持方式？

2. 在选择肠内营养制剂时,需要考虑哪些因素？

肠内营养（enteral nutrition，EN）是指经消化道给予代谢需要的营养底物及其他各种营养素的营养支持方式。根据营养素组成的不同,分为整蛋白型制剂、要素型（氨基酸或多肽）制剂、组件制剂和特殊治疗用制剂。根据是否含有膳食纤维,又分为无渣和少渣两类,匀浆膳和添加了膳食纤维的营养制剂含少量残渣,大多数肠内营养制剂无渣。根据给予途径的不同,可分为口服（oral feeding）和管饲（tube feeding）。肠内营养是胃肠功能正常患者首选的营养支持手段。正确地为患者选择肠内营养途径是保证肠内营养安全实施的基本条件。

一、肠内营养适应证

胃肠道功能存在的患者即可行肠内营养支持。如果胃肠道功能部分受损,可给予特殊的肠内营养制剂（如氨基酸、短肽类配方）,以提高胃肠道的耐受性。对不能或不愿进食者,需要考虑给予途径。肠内营养的主要适应证包括以下几种情况。

（1）吞咽和咀嚼困难。

（2）意识障碍或昏迷。

（3）营养不良。

（4）围手术期营养治疗。

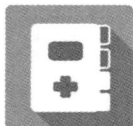

（5）慢性消耗性疾病。

（6）炎性肠道疾病。

（7）肿瘤。

（8）其他特殊疾病。

二、肠内营养禁忌证

（1）由于衰竭、严重感染及手术后消化道麻痹所致的肠功能障碍。

（2）完全性肠梗阻。

（3）无法经肠道给予营养，如高流量的高位小肠瘘。

（4）各种肠内营养途径（鼻-胃-肠、胃-空肠造口等）的特殊禁忌。

（5）存在违背伦理学的指征，如多器官功能衰竭的终末期患者。

三、肠内营养支持途径

（一）口服

口服又称经口喂养。吞咽功能良好且上消化道无梗阻的患者不要轻易放弃口服，口服也不应替代或减少患者经口摄入自然食物。虽然老年患者接受口服给予营养补充的方式比较困难，也耗费时间，但是这种方式对其生理和心理的康复均有益处。因此，不推荐仅为了方便操作和节省人力而对老年患者实施管饲。

（二）管饲

管饲途径的选择原则包括以下几个方面：满足肠内营养的需要；置管方式尽量简单、方便；尽量减少对患者的损害；患者舒适和有利于长期带管。肠内营养管饲途径分为两大类：一是无创置管技术，主要是指经鼻-胃途径放置导管，根据病情需要，导管远端可放置在胃、十二指肠或空肠中；二是有创置管技术，根据创伤大小，再分为微创（内镜协助，如经皮胃造瘘术）和外科手术下造瘘（图 10-1）。

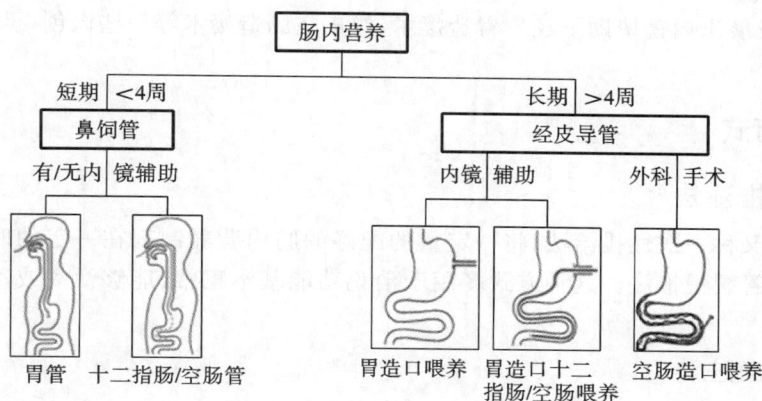

图 10-1 管饲途径

1. 鼻-胃管喂养（nasogastric tube feeding）

（1）适应证：适用于因神经或精神障碍进食不足者；因口腔、咽喉、食管疾病不能经口摄食者；或由完全 PN 过渡至 PN 加 EN 者；营养支持时间少于 2～3 周的患者。

（2）优点：胃的容量大，对肠内营养制剂渗透性不敏感、无创、简便、经济。

（3）缺点：对鼻咽部有刺激，易脱出、堵塞，易引起溃疡、出血、吸入性肺炎。

（4）禁忌证：肠内营养禁忌证同时也是鼻-胃管喂养的禁忌证，包括胃肠道功能衰竭、肠梗

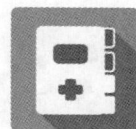

阻、急腹症、消化道活动性出血者。另外,对反复剧烈呕吐、严重胃食管反流、食管炎、食管狭窄者也不适用,可有因反流将营养液吸入气道、发生吸入性肺炎的危险,此时宜通过鼻-空肠管喂养。

2. 鼻-肠管喂养

鼻-肠管分为鼻-十二指肠管和鼻-空肠管。

(1)适应证:鼻-肠管喂养适用于不能用鼻-胃管喂养、有吸入高风险的早产儿、婴儿、老年人,肠道功能基本正常但存在胃排空障碍的患者;也适用于胃肠道疾病,如胃大部切除术、胰腺手术、胃肠道恶性肿瘤术后及短肠综合征,以及胰腺炎和胰瘘患者。

(2)优点:鼻-肠管喂养可延缓胃的排空时间,经鼻-空肠置管喂养可减少胰腺的分泌,有利于胰腺炎的治疗。

(3)缺点:鼻-肠管喂养有发生肠穿孔、喂养管移位的可能。由于营养液与胰液、胆汁存在混合不充分,可能导致吸收不良;某些要素型营养液通常为高渗,有引起倾倒综合征的风险,起始喂养时需要稀释、缓慢,待患者肠道适应后再逐渐增加。

(4)禁忌证:远端肠道梗阻、小肠吸收障碍、小肠运动障碍的患者不适用。

3. 造口喂养 造口又称为造瘘,根据造口位置不同,分为咽造口、食管造口、胃造口、肠造口等。

咽造口和食管造口适用于头、颈部癌症患者及上颌、面部创伤或先天畸形患者。胃造口和肠造口适用于昏迷、吸吮或吞咽不全、食管闭锁、食管损伤、气管食管瘘、急性胰腺炎及胃肠道手术、胰十二指肠切除术、肠瘘等手术附加造口者,因长期高分解代谢,能量和蛋白质供应不足者。胃造口喂养对原发性胃病、胃部肿瘤、胃排空障碍、有严重的胃食管反流的患者不适用。在临床上,造口喂养实施肠内营养支持应用最普遍的是空肠造口喂养,其优点是较少发生液体饮食反流而引起呕吐及误吸;喂养管可长期放置,适于需长期营养支持的患者,在腹部手术中,建议放置空肠造瘘管。但远端肠道梗阻、广泛性肠粘连、消化道活动性出血、大量腹水、肠道严重炎性疾病、小肠蠕动障碍、吸收不良、放射性肠炎急性期和肠道细菌过度生长不适用。另外,空肠造口也有引起幽门梗阻、倾倒综合征以及肠穿孔的危险。

近年来,还发展出内镜协助下经皮胃造瘘术、经皮空肠造瘘术等一些微创、迅速、安全的造口技术。

四、输注方式

(一)间隙推注法

间歇推注法又称一次性投给法,将一定量的配好的肠内营养制剂在一定的时间内用大容量注射器通过喂养管缓慢推注。这种方式多用于消化功能基本正常、能够活动或不愿连续使用输注泵的患者。

(二)间隙滴注法

间隙滴注法是采用重力滴注的方法分次给予肠内营养制剂。将装有肠内营养制剂的容器经输注管与喂养管相连,24 h循环滴注,但有间隙休息期,如输注3 h休息2 h再输注。这种方式适用于消化功能稍差,尤其胃排空有所延迟,使用间歇推注法易发生胃潴留的患者。

(三)连续输注法

连续输注法通常借助输注泵不间断地输注肠内营养制剂,可24 h连续喂养,适用于消化功能差、胃肠道蠕动缓慢、胃潴留等患者。

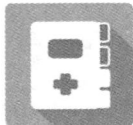

五、肠内营养制剂

肠内营养制剂所含的营养素齐全,一般为流质状态的饮食,可经口喂养和管饲。根据肠内营养制剂组成的不同,可将其分为要素制剂、非要素制剂、组件制剂和特殊应用制剂。

（一）要素制剂

要素制剂是蛋白质水解形成的短肽或氨基酸,淀粉水解形成的葡萄糖、蔗糖、麦芽糖、糊精,以及三酰甘油、矿物质、维生素的混合物,是营养素齐全、化学组成明确的制剂,也称为单体膳。要素制剂适用于消化功能明显减弱但肠道吸收功能部分存在的患者,如胰腺炎空肠内喂养、肠瘘但部分肠段仍存在吸收功能、炎性肠病、短肠综合征等。与整蛋白型制剂相比,要素制剂口感较差,渗透压较高。根据脂肪含量的不同可分为高脂肪要素制剂和低脂肪要素制剂;依据膳食中含氮量的高低可分为标准氮要素制剂和高氮要素制剂;根据氮源的不同分为氨基酸型肠内营养制剂和短肽肠内营养制剂。

要素制剂的特点:高能量、营养均衡完整,可作为唯一的营养来源;残渣少、体积小;化学成分明确;基本不需消化或稍经消化即可直接被胃肠道吸收,又称易消化配方;不含蛋白质及乳糖。

（二）非要素制剂

非要素制剂又称多聚体膳,是以完整型蛋白质、三酰甘油、糖类多聚体等宏量营养素为基础组成的配方。非要素制剂适用于胃肠道功能正常或接近正常的患者。它以整蛋白或水解蛋白为氮源,属于整蛋白型肠内营养制剂。其特点是营养均衡完整、渗透压接近等渗、低渣、口感较好、使用方便、患者易耐受,不易引起胃肠道反应,对肠黏膜屏障功能有较好的保护作用,既适于口服,也可管饲。属于完全膳食。

1. 匀浆制剂　匀浆制剂是将多种天然食物经捣碎器捣碎并搅拌后制成,呈流质状态,需经肠道消化后才能被人体吸收和利用。常用于意识障碍、失去咀嚼吞咽能力、不能经口进食者,以及无牙齿的老人、对肉类食品不能咀嚼或消化能力差者,匀浆制剂也可作为婴儿的辅助食品。匀浆制剂包括商品匀浆制剂和自制匀浆制剂两类。

2. 整蛋白为氮源的非要素制剂

（1）含牛奶配方:氮源为全奶、脱脂奶等,蛋白质的生物学价值较高、口感好,但含有乳糖,故不宜用于乳糖不耐受症患者。

（2）无乳糖配方:氮源为酪蛋白、大豆蛋白或鸡蛋蛋白等,适用于乳糖不耐受症患者。

（3）含膳食纤维配方:添加膳食纤维的非要素制剂,添加的膳食纤维有可溶和不可溶两类。含膳食纤维配方适用于高血糖、肠道疾病、便秘、腹泻的患者。

（三）组件制剂

组件制剂（module diet）又称营养素组件,是仅以某种或某类营养素为主的营养制剂,属于不完全膳食,可用其对非要素制剂、要素制剂进行补充或强化,也可采用两种或两种以上的组件制剂构成组件配方,以适应患者的特殊需要。

（1）蛋白质组件:氮源为氨基酸混合物、蛋白质水解物或高生物价的整蛋白（包括牛奶、酪蛋白、乳白蛋白、大豆水解蛋白等）。蛋白质组件适用于烧伤、大手术等需要增加蛋白质的患者,或与其他组件一起构成含少量蛋白质的组件配方,用于肝、肾衰竭（如肝性脑病）等需要限制蛋白质的患者。

（2）糖类组件:原料可采用单糖、双糖、低聚糖或多糖。

（3）脂肪组件:原料包括长链三酰甘油及中链三酰甘油。脂肪组件可作为浓缩的能量来源。

（4）维生素及矿物质组件。

（5）复合营养要素制品:这类制品的糖类、蛋白质与脂肪有 1 种缺乏,或其中 1～2 种含量很

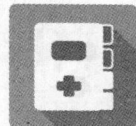

低,以满足特殊患者的需要。

（四）特殊应用制剂

特殊应用制剂是指用于特殊情况下既达到营养支持的目的,又有治疗作用的肠内营养制剂,又称为疾病导向型制剂。

（1）婴儿适用型。

（2）糖尿病适用型:低升糖指数、高膳食纤维配方。

（3）肺病适用型:高脂肪(提供的能量占总能量的 $50\% \sim 55\%$)、低碳水化合物、足量蛋白质配方。

（4）肿瘤适用型:针对肿瘤的代谢特点而设计的另一类高脂肪、低碳水化合物配方。配方中还含有膳食纤维、n-3 脂肪酸、核苷酸等。

（5）肾病适用型:高必需氨基酸配方。

（6）肝病适用型:高支链氨基酸配方。

（7）创伤适用型:蛋白质、能量密度及高支链氨基酸配方。

（8）免疫增强型:添加核苷酸、精氨酸、谷氨酰胺及 n-3 脂肪酸等。

（9）先天性氨基酸代谢缺陷用制剂。

六、并发症

（一）胃肠道并发症

胃肠功能紊乱是最常见的并发症,有恶心、呕吐、腹胀、肠痉挛、肠蠕动过快、肠梗阻、腹泻、便秘等症状,其中以恶心、呕吐和腹泻最为常见。

（二）代谢性并发症

代谢性并发症包括输入水分过多、脱水、非酮性高渗性高血糖、肝功能异常及电解质和微量元素失衡等。

（三）感染并发症

感染并发症主要有误吸引起的吸入性肺炎、营养制剂及输送系统器械管道污染所致的肠炎、腹泻等。

（四）机械并发症

常见的机械并发症有鼻咽部糜烂、鼻窦炎、喉部水肿引起的声嘶、食管炎、食管溃疡、气管食管瘘、消化道穿孔、腹膜炎和伤口感染。

七、临床监测

对实施 EN 的患者应定期进行临床监测,以便及时发现或避免并发症的发生。以下方面应特别予以关注。

（1）插管后喂养管位置、与喂养管有关的感染的监测。

（2）输液系统、输入速率、浓度的监测。

（3）营养及体液平衡的监测,包括营养状况判定,尿中的尿素氮、血中的电解质、出入量的监测,氮平衡、血糖和肝肾功能的测定。

（4）相关的并发症的监测,有无胃肠并发症的症状与体征,如胃潴留、腹胀、腹痛等。

（5）营养支持的效果监测。

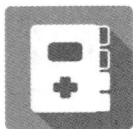

第四节　肠外营养

　　患者，男性，26 岁，患急性髓性白血病，行异体骨髓移植，因剧烈呕吐及腹泻，予禁食，拟行肠外营养治疗。请问：

　　1. 哪些情况下需要给予患者肠外营养支持？

　　2. 该患者宜采用何种途径进行？选择何种类型的肠外营养制剂？

　　肠外营养（parenteral nutrition，PN）也称为静脉营养，是指对无法经肠道进食，或肠道进食不足的患者，采用经静脉的途径提供包括氨基酸、脂肪、碳水化合物、维生素及矿物质在内的营养素，以抑制分解代谢、促进合成代谢并维持结构蛋白功能的营养支持方式。所有营养素完全经肠外获得的营养支持方式称为全肠外营养（total parenteral nutrition，TPN），静脉营养只提供部分能量和营养素的，称作部分肠外营养（partial parenteral nutrition，PPN）。

一、适应证和禁忌证

（一）适应证

（1）胃肠道梗阻：如贲门癌、幽门梗阻、高位肠梗死、新生儿肠道闭锁等。

（2）胃肠道功能障碍：如广泛小肠切除术后（短肠综合征）、消化道瘘、重症活动期炎性肠病、放射性肠炎、严重腹泻、顽固性呕吐。

（3）大剂量放、化疗或接受骨髓移植的患者。

（4）重度营养风险或蛋白质-能量营养不良，经口或经肠道营养素摄入不足，且短期内（10～14 天）无法恢复正常饮食者。

（5）急性重症胰腺炎。

（6）严重的分解状态：如严重复合伤、大面积烧伤等。

（二）禁忌证

（1）生命特征不稳定，严重水、电解质紊乱，休克，酸碱平衡失调。

（2）无明确治疗目的或已经确定为不可治愈的器官功能衰竭终末期、广泛转移的恶性肿瘤预计生存期不超过三个月者。

（3）胃肠道功能正常或可经肠内进行营养支持者。

二、输注途径

　　静脉置管途径可分为周围静脉置管（peripheral venous catheter，PVC）与中心静脉置管（central venous catheter，CVC）。中心静脉置管又可分为经外周穿刺置入中心静脉置管（peripherally inserted central catheter，PICC）、直接经皮穿刺中心静脉置管、隧道式中心静脉置管（tunneled central venous catheter，TCVC）和输液港。

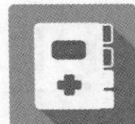

Note

（一）周围静脉置管

周围静脉置管（PVC）即由四肢或头皮等浅表静脉置短导管或钢针。常选择的穿刺部位是上肢远端静脉。PVC适合短期（10～14天）应用。不能使用含超过10%的葡萄糖和（或）含超过5%的蛋白质的肠外营养制剂、pH值<5或pH值>9的液体或药物、渗透压>500 mosm/L的液体或药物。

（二）中心静脉置管

中心静脉置管主要包括直接经皮穿刺中心静脉置管、经外周穿刺置入中心静脉置管。经皮穿刺中心静脉置管常选择的穿刺部位有锁骨下静脉、锁骨上静脉、颈内静脉、颈外静脉和股静脉，其中经锁骨下静脉和颈内静脉穿刺最为常用，尤其是经锁骨下静脉穿刺；经外周穿刺置入中心静脉导管常选择的穿刺部位是肘窝的贵要静脉、肘正中静脉、头静脉。不管穿刺部位在哪里，导管的尖端均是到达上腔静脉。

三、输注方式

推荐全合一的静脉营养输注方式，即将所有肠外营养成分在无菌条件下均匀混合在一个容器中，然后输注。也可以二合一输注，氨基酸与葡萄糖、电解质溶液混合后，以"Y"形管或三通管连接后与脂肪乳剂同时输注。不推荐各营养素成分单瓶分别输注。

四、肠外营养制剂

（一）脂肪乳剂

脂肪乳剂产品的基本构成一般包括水、三酰甘油、乳化剂（大多为蛋卵磷脂）、稳定剂（甘油，部分产品还添加油酸钠）。用于制造脂肪乳剂的油脂包括大豆油、红花油、椰子油、橄榄油和鱼油。根据脂肪酸链的长短不同，分为长链脂肪乳剂和中链/长链脂肪乳剂。

（二）氨基酸

（1）平衡氨基酸：成人用的含13～20种氨基酸，包括8种必需氨基酸。不同的品牌各氨基酸的含量不同，可通过说明书了解含氮量及氨基酸的含量。

（2）肝病适用型氨基酸：为高含量的支链氨基酸制剂，还提供一定量的其他氨基酸。

（3）肾病适用型氨基酸：提供8种必需氨基酸，有的产品含有一定比例的其他氨基酸。

（4）谷胺酰胺双肽制剂。

（三）微量元素制剂

根据适用对象不同，微量元素制剂分为成人用型复方微量元素制剂和儿科专用制剂。

（四）维生素制剂

维生素制剂多为复方制剂，有只含水溶性维生素或脂溶性维生素的，也有含脂溶性和水溶性维生素的。根据适用年龄不同，分为用于成人及11岁以上儿童的和适宜于11岁以下儿童的。

（五）电解质制剂

电解质制剂均为单一制剂，主要有各种浓度的氯化钠、氯化钾、葡萄糖酸钙、氯化钙、硫酸镁、甘油磷酸钠等。

（六）多腔袋全合一肠外营养制剂

多腔袋全合一肠外营养制剂是将不同的肠外营养制剂装在多个彼此间隔的腔内，使用前挤压腔间的分隔封条，使各营养组分相互混合，可加入维生素、微量元素、电解质后输注的一种肠外

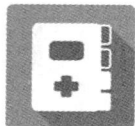

营养制剂体系。根据分隔腔的数量,分为二腔袋(分别装载葡萄糖、氨基酸)、三腔袋(分别装载脂肪乳剂、葡萄糖、氨基酸)、四腔袋(分别装载脂肪乳剂、葡萄糖、氨基酸、维生素)。

五、并发症

(一) 技术性并发症

技术性并发症包括空气栓塞、气胸、血胸、皮下大范围淤血及血肿形成、纵隔血肿、臂丛神经或分支损伤、血管和胸导管损伤、创伤性动静脉瘘、血栓栓塞、血栓性静脉炎、导管堵塞、导管扭曲或折断、导管尖端错位等。

(二) 代谢性并发症

(1) 糖代谢紊乱,包括高血糖和低血糖。

(2) 氨基酸代谢紊乱,氨基酸配方不平衡时,可出现血浆氨基酸谱不正常;肝功能严重损害、重度营养不良、严重感染,危重患者及婴幼儿可发生高氨血症。

(3) 脂肪代谢紊乱,长期实施 PN 而不补充脂肪乳剂,可导致必需脂肪酸缺乏症。而输注脂肪过快或过多可引起脂肪超载综合征,引起发热、胃肠黏膜损伤、微循环淤滞、血小板聚集、溶血等,严重者可出现脂肪栓塞。

(4) 电解质、维生素及微量元素紊乱。

(5) 代谢性酸中毒。

(三) 脏器功能损害

(1) 肝胆功能损害是常见的并发症,临床表现为血胆红素浓度升高及转氨酶升高。

(2) 肠屏障功能减退,肠道缺少食物刺激和体内谷氨酰胺缺乏是使肠屏障功能减退的主要原因,其严重后果是肠道细菌和内毒素易位,损害肝脏及其他器官的功能,引起肠源性感染。

(3) 代谢性骨病。

(四) 感染性并发症

导管相关性感染是 PN 最常见、最严重的并发症,包括导管的局部感染或全身导管相关血流感染。

六、临床监测

(1) 监测导管的状况,每天更换敷料时注意导管固定是否牢固,有无滑脱、扭曲或裂损,注意置管处有无红肿、渗出等炎性表现。

(2) 监测有无并发症发生,通过血常规检查判断患者是否有全身性感染如导管相关性脓毒血症,通过拍摄 X 线片可检查中心静脉插管后有无并发症。

(3) 监测患者神志的变化,体温、血压、脉搏、呼吸等生命体征是否平稳,注意有无脱水、发热及胃肠道反应,有无感染等并发症,有无胆汁淤积性肝病引起的黄疸。准确记录每日的出入液量,观察有无水肿和脱水。

(4) 监测人体测量指标,监测体重、上臂围的变化。

(5) 实验室监测:血浆蛋白(白蛋白、前白蛋白、转铁蛋白和视黄醇结合蛋白)、氮平衡、血糖、血脂、血钙、血镁、血磷、尿糖、尿钠、尿钾、尿 3-甲基组氨酸、24 h 尿中的尿素氮等。

(肖本熙)

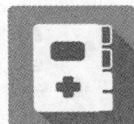

Note

本章小结

　　本章介绍了住院患者营养风险筛查与评估、医院膳食种类、肠内营养与肠外营养。实施营养治疗，应遵循营养筛查—营养评估—营养干预—营养监测的步骤，对住院患者开展营养风险筛查，及时评估营养状况，对于提高临床疗效、促进患者康复具有非常重要的意义。NRS-2002是住院患者进行营养风险筛查的首选工具。医院膳食分为基本膳食、治疗膳食和诊断试验膳食，根据不同的病情和诊断实验科学选择不同的膳食类型，达到营养治疗的目的。肠内营养是指经消化道给予代谢需要的营养底物及其他各种营养素的营养支持，肠外营养采用经静脉的途径提供营养素作为手术前后及危重患者的营养支持。灵活把握本章提出的肠内营养与肠外营养的适应证、禁忌证，营养制剂种类及并发症等，有利于患者恢复健康。

能力检测

一、选择题

1. 目前为止，国际上唯一具有循证医学证据，并被中华医学会肠外肠内营养学分会推荐为住院患者使用的营养风险筛查工具是以下哪一个？（　　）

A. NRS-2002　　　　B. SGA　　　　C. MNA　　　　D. MST

2. 以下哪个是65岁以上老年患者的营养状况筛查的主要工具？（　　）

A. NRS-2002　　　　B. SGA　　　　C. MNA-SF　　　　D. MST

3. 以下哪项是对患者进行全面营养状况评价的内容？（　　）

A. 病史采集、膳食调查、临床检查

B. 膳食调查、人体测量、临床检查及生化检测

C. 膳食调查、生化检测

D. 人体测量、生化检测

4. 中国人的正常的BMI范围是多少？（　　）

A. 18.5～22.9　　　　B. 18.5～23.9　　　　C. 18.5～25.0　　　　D. 18.5～28.0

5. 以下哪个是判断中心性肥胖的重要指标？（　　）

A. 皮褶厚度　　　　B. 腰围　　　　C. 臀围　　　　D. 腰臀比

6. 以下哪个指标最能准确地反映摄入的蛋白质是否足够？（　　）

A. 血清白蛋白　　　　B. 血清前白蛋白　　　　C. 氮平衡　　　　D. 淋巴细胞计数

7. 需要采用低蛋白膳食的是（　　）。

A. 慢性胃炎患者　　　　　　　　B. 贫血患者

C. 慢性肾功能不全患者　　　　　　D. 冠心病患者

8. 确诊糖尿病采用以下哪种膳食？（　　）

A. 口服葡萄糖耐量试验膳　　　　　B. 免色素试验膳

C. 钙、磷代谢试验膳　　　　　　　D. 潜血试验膳

9. 肠内营养的途径不包括（　　）。

A. 鼻-胃管　　　　B. 经口　　　　C. 中心静脉　　　　D. 肠造瘘管

10. 肠外营养的推荐输注方式为（　　）。

A. 单独输注葡萄糖　　　　　　　B. 单独输注氨基酸

C. 单独输注脂肪乳和维生素　　　　D. 所有肠外营养成分混合后输注

第十章
选择题答案

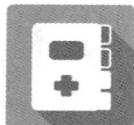

Note

二、问答题

1. 患者,女性,82 岁,因"反复牙疼 3 个月,加重伴口腔溃疡 1 周"入院。诊断为下颌骨癌、口腔溃疡。患者近一周来的进食量仅为正常时的 1/3,以粥类为主。查体:身高 157 cm,体重 42 kg,双下肢无水肿。

(1)患者 NRS-2002 筛查评分为多少?

(2)患者应采用何种住院膳食?

2. 患者,男性,89 岁,因"双下肢乏力伴步行困难 7 年余,吞咽困难 1 个月"入院。患者 7 年前,无明显诱因出现下肢乏力、行走困难,伴头晕、呕吐,无意识丧失,无四肢抽搐,行头颅 MR 检查示"双侧多发腔隙性脑梗死",约 1 个月前开始出现进食减少,进食食物不吞,无明显呛咳。近一个月体重减轻约 10 kg。诊断为"脑梗死后遗症(运动、吞咽功能障碍)"。

(1)患者应采用何种营养支持途径?

(2)患者宜使用何种营养制剂?

(3)在营养治疗过程中,需要注意监测哪些指标?

参考文献

[1] 顾景范,杜寿玢,郭长江.现代临床营养学[M].2 版.北京:科学出版社,2009.

[2] 中华医学会.临床诊疗指南——肠外肠内营养学分册[M].北京:人民卫生出版社,2009.

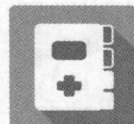

Note

第十一章　常见营养相关性疾病的营养治疗

第一节　代谢性疾病的营养治疗

案例导入

患者，女性，40岁，会计，身高154 cm，体重72 kg，体检发现血糖升高，空腹血糖6.5 mmol/L，餐后2 h血糖13.8 mmol/L，血清甘油三酯2.4 mmol/L，血清胆固醇5.1 mmol/L，血尿酸478 μmol/L。体成分测定显示：体脂肪重量41 kg（参考范围12~23 kg），体脂肪率42.8%（参考范围21%~35%）。近3个月来常觉口渴，饮水及小便量均较前明显增加，自诉体重减轻1 kg。诊断：2型糖尿病，高甘油三酯血症，高尿酸血症，肥胖症。请问：

1. 此患者存在哪些营养相关问题？

2. 如何对患者进行饮食指导？

一、糖尿病

糖尿病（diabetes mellitus，DM）是有遗传倾向的、常见的内分泌疾病，中医称为消渴症。糖尿病是因胰岛素绝对或相对分泌不足，导致糖类、脂肪及蛋白质等代谢紊乱。截至2015年，中国人群的糖尿病患病率已高达9.7%，患病人口数超过1亿。

（一）病因

1. 遗传因素　糖尿病与遗传有关，有明显家族聚集性。

2. 环境因素　膳食因素：包括能量摄入多消耗少，脂肪摄入过多，食物纤维、维生素、矿物质摄入过少。生理、病理因素：包括年龄增大、妊娠。疾病因素：包括感染、高脂血症、原发性高血压病、肥胖症等。社会环境因素：包括生活富裕，节奏加快，应激增加，体力活动减少等。

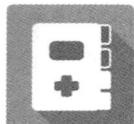

3. 自身免疫 目前已基本明确 1 型糖尿病是由于免疫介导的胰岛 β 细胞选择性破坏所致。

4. 胰岛素抵抗 胰岛素抵抗是 2 型糖尿病发病的重要原因。

（二）代谢改变

1. 糖代谢 糖尿病患者体内胰岛素分泌绝对或相对不足是造成代谢紊乱的根本原因，高血糖是糖代谢紊乱的结果，其发生机制一是葡萄糖的利用减少，二是肝糖原输出增多。

2. 脂肪代谢 表现为脂肪合成减少，脂肪分解增速，酮体生成增加，胆固醇合成增加。

3. 蛋白质代谢 胰岛素的一个重要作用是促进蛋白质合成，抑制蛋白质分解。糖尿病时，胰岛素的上述作用减弱，其结果是蛋白质的合成减少而分解增加。

4. 酸碱平衡 糖尿病患者病情控制不佳时，可发生代谢性酸中毒，包括酮症酸中毒昏迷、乳酸性酸中毒等。

（三）营养治疗

糖尿病需要采取综合治疗措施，包括饮食治疗、运动治疗、糖尿病教育与心理治疗、药物治疗和病情监测，其中饮食治疗是控制糖尿病最为重要的治疗方法。糖尿病饮食治疗既要有利于患者病情控制，又要能维持其正常生理及活动需要。对于儿童、青少年和孕妇、乳母等，还需考虑生长发育及胎儿生长的需要。

1. 营养治疗目标

（1）接近或达到血糖正常水平。

（2）保护胰岛 β 细胞，提高胰岛素敏感性。

（3）维持或达到理想体重。

（4）接近或达到血脂控制目标。

（5）预防和治疗急、慢性并发症：如血糖过低、血糖过高、高脂血症、心血管疾病、眼部并发症、神经系统并发症、糖尿病肾病等。

（6）全面提高机体营养水平，增强抵抗力，保持身心健康，提高生活质量。

2. 营养治疗原则

（1）合理控制能量：合理控制能量是糖尿病营养治疗的首要原则。能量供给根据病情、血糖水平、年龄、性别、身高、体重、劳动强度、活动量大小及有无并发症确定。儿童、孕妇、乳母、营养不良者，较标准体重少 10% 以上的消瘦者及有消耗性疾病的人，应酌情增加；肥胖者酌减。总能量确定以维持或略低于理想体重为宜，建议每周称 1 次体重，并根据体重动态调整食物摄入量和运动量。理想体重简易计算公式为

理想体重(kg)＝身高(cm)－105　或　理想体重(kg)＝[身高(cm)－100]×0.9

糖尿病患者每天摄入能量的具体计算方法参见表 11-1。年龄超过 50 岁者，每增加 10 岁，能量比规定值减少 10% 左右。

表 11-1　糖尿病患者能量供给量(kcal/kg. bw)

体型	卧床	轻体力	中等体力活动	重体力活动
消瘦	20～25	35	40	45～50
正常	15～20	30	35	40
肥胖	15	20～25	30	35

（2）选用复合糖类：糖类占总能量的 60% 左右，选择复合的碳水化合物。推荐选用吸收较慢的全谷物，如糙米、荞麦、黑米、燕麦、莜麦、藜麦等；适量选用米、面等谷类；食用含淀粉较多的根茎类、鲜豆等蔬菜（如土豆、藕等）时要减少部分主食摄入。限制小分子糖，即限制单、双糖的摄入，如葡萄糖、蔗糖等。需要注意碳水化合物的摄入量不能过低，如果低于 100 g/d 可能导致酮

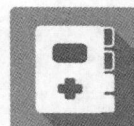

症酸中毒。

含等量碳水化合物的食物,其碳水化合物种类不同,对人体血糖水平影响也不同,这可以用血糖指数(glycemic index,GI)来反映。GI是指含50 g碳水化合物的食物与相当量的葡萄糖在一定时间内(一般为2 h)体内血糖反应水平的百分比值,是一个比较而言的数值,反映了食物与葡萄糖相比升高血糖的速度和能力。通常把葡萄糖的血糖生成指数定为100,一般按GI>70,GI 55~70以及GI<55,将食物分为高、中、低三个不同级别。高GI食物进入胃肠道后消化快、吸收完全,葡萄糖迅速进入血液,血糖上升快、高;低GI食物在胃肠停留时间长,释放缓慢,葡萄糖缓慢进入血液,血糖上升相对慢、低。表11-2列出了部分食物的血糖指数。通常豆类、乳类总是低或较低血糖指数的食物,而谷类、薯类、水果常因品种和加工方式不同而引起血糖指数的变化。在总量限制的情况下,糖尿病患者应多选用低GI食品,同时还要注意食物的烹调方式。

部分食物的血糖指数如下。

①糖类:葡萄糖100.0,绵白糖83.8,蔗糖、方糖65.0,麦芽糖105.0,蜂蜜73.0,胶质软糖80.0,巧克力49.0。

②谷类及制品:面条(小麦粉,湿)81.6,面条(全麦粉,细)37.0,面条(小麦粉,干,扁粗)46.0,面条(强化蛋白质,细,煮)27.0,馒头(富强粉)88.1,烙饼79.6,油条74.9,大米粥(普通)69.4,大米饭83.2,糙米饭70.0,黑米饭55.0,糯米饭87.0,大米糯米粥65.3,黑米粥42.3,玉米(甜,煮)55.0,玉米面粥(粗粉)50.9,玉米片(市售)78.5,小米(煮饭)71.0,小米粥61.5,荞麦面条59.3,荞麦面馒头66.7。

③薯类、淀粉及制品:马铃薯62.0,马铃薯(煮)66.4,马铃薯(烤)60.0,马铃薯(蒸)65.0,马铃薯泥73.0,马铃薯片(油炸)60.3,马铃薯粉条13.6,甘薯(红,煮)76.7,炸薯条60.0,藕粉32.6。

④豆类及制品:黄豆(浸泡,煮)18.0,豆腐(炖)31.9,豆腐(冻)22.3,豆腐干23.7,绿豆27.2,蚕豆(五香)16.9,扁豆38.0,青刀豆39.0,黑豆42.0,四季豆27.0,利马豆(棉豆)31.0,鹰嘴豆33.0。

⑤蔬菜类:甜菜64.0,胡萝卜71.0,南瓜75.0,山药75.0,雪魔芋17.0,芋头(蒸)47.7,芦笋、绿菜花、菜花、芹菜、黄瓜、茄子、鲜青豆、莴笋、生菜、青椒、西红柿、菠菜均<15.0。

⑥水果类及制品:苹果、梨36.0,桃28.0,杏干31.0,李子24.0,樱桃22.0,葡萄43.0,葡萄(淡黄色,小,无核)56.0,葡萄干64.0,猕猴桃52.0,柑43.0,柚25.0,菠萝66.0,芒果55.0,香蕉52.0,香蕉(生)30.0,芭蕉53.0,西瓜72.0。

⑦乳及乳制品:牛奶27.6,全脂牛奶27.0,脱脂牛奶32.0,低脂奶粉11.9,老年奶粉40.8,酸奶(加糖)48.0,豆奶19.0,酸乳酪(普通)36.0。

⑧方便食品:白面包87.9,面包(全麦粉)69.0,面包(70%~80%大麦粒)34.0,面包(45%~50%燕麦麸)47.0,面包(混合谷物)45.0,棍子面包90.0,苏打饼干72.0,酥皮糕点59.0,爆玉米花55.0。

⑨混合膳食:馒头+芹菜炒鸡蛋48.6,饺子(三鲜)28.0,包子(芹菜猪肉)39.1,牛肉面88.6,米饭+鱼37.0,米饭+红烧猪肉73.3,猪肉炖粉条16.7,二合面窝头64.9。

(3)增加可溶性食物纤维摄入:建议每1000 kcal能量补充12~28 g食物纤维,或每天食物纤维供给量约为40 g。含食物纤维丰富的食物有魔芋、整粒豆、燕麦麸、香蕉、杏等,玉米、大麦等杂粮的可溶性食物纤维含量高于稻米。

(4)控制脂肪和胆固醇摄入:脂肪摄入量占总能量20%~30%,或按每天0.7~1.0 g/kg供给。限制动物脂肪和饱和脂肪酸摄入,增加多不饱和脂肪酸摄入。植物油除椰子油外,大豆油、花生油、芝麻油、菜籽油等含多不饱和脂肪酸,可限量选用。另外,油脂类坚果也应限量,约15粒花生米或30粒瓜子或2个核桃脂肪含量相当于10 g油脂。

(5)选用优质蛋白质:蛋白质提供的能量占总能量的10%~20%,或成人按每天1.0~

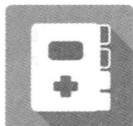

1.5 g/kg供给,孕妇、哺乳期女性如果肝肾功能正常,可按每天 1.5～2.0 g/kg 供给。儿童糖尿病患者,则按每天 2.0～3.0 g/kg 供给。多选用大豆、兔、鱼、禽、瘦肉等食品,优质蛋白质至少占 1/3 以上。合并肾功能不全时,根据肾功能情况调整蛋白质摄入。

(6) 提供丰富维生素和矿物质:补充 B 族维生素,包括维生素 B_1、维生素 PP、维生素 B_{12} 等可改善神经症状,而充足的维生素 C 可改善微血管循环。钠盐摄入不宜过多。注意补充钾、镁、铬、锌、钙等矿物质。

(7) 食物多样:糖尿病患者常用食物有谷薯类、豆类、蔬菜、水果、大豆、奶类、瘦肉鱼虾类、蛋类及油脂类等。糖尿病患者每天的膳食都应包含这 9 类食品,每类食品选用 1～3 种。每餐都要有提供能量、优质蛋白质和具有保护性营养素的食物。

(8) 合理安排餐次:在活动量稳定的情况下,定时、定量进餐。餐次及其能量分配比例可根据膳食、血糖及活动情况决定。

(9) 其他:酒精可导致低血糖和血糖波动,使用胰岛素或磺脲类药物治疗者应禁酒。重症糖尿病患者的膳食摄入应在医师或营养师严密监测下进行。

3. 食物选择

(1) 宜用:混合全谷物的主食,如全麦面包、全麦馒头、荞麦、藜麦、糙米、红米、薏米等;体积大、能量低的食品,如青菜、白菜、黄瓜、冬瓜、番茄等;低脂肪的肉类,如精瘦肉、去皮鸡肉、鱼肉、兔肉等;鸡蛋及鸡蛋清;大豆及其制品;低脂奶类及其制品;含糖 10% 以下的水果和干果;糖醇类甜味剂或甜叶菊酯调味;矿泉水、苏打水、茶。

(2) 少用或不用:含糖类过高的甜食,如葡萄糖、蔗糖、麦芽糖、蜂蜜、甜点心、红糖、冰糖、冰激凌、甜食料、糖果、甜糕点、蜜饯、杏仁茶等含纯糖食品;含淀粉高的食品,如红薯、白薯、土豆、山芋、芋艿、茨菇、藕粉、粉丝等,原则上不用,如需食用,应减去部分主食。限制含脂肪或胆固醇高的食品,如蛋黄、动物内脏、肥肉、猪、牛、羊油等。少吃含糖高的水果,如红枣、香蕉、柿子等。少吃油炸食品,不喝含糖饮料和烈性酒。

4. 糖尿病食谱的编制　食谱编制有 3 种方法,即食品交换份法、营养素计算法和软件计算法。食品交换份法应用较为普遍。

(四) 运动

运动和锻炼也是糖尿病治疗的常用方法,对于控制血糖、血脂,防治或延缓并发症的发生及提高身体体质具有重要作用。糖尿病患者运动时需要注意以下问题。

(1) 不要在进食后立即进行运动,应在进食后 1～2 h 进行。

(2) 如运动时间较长,宜在运动前和(或)运动中途适当进食,以防止发生低血糖;早晨锻炼时,不宜空腹。

(3) 根据运动强度和运动持续时间,在运动结束后 24 h 内可增加进食量。

(4) 如果体重在理想体重范围内,而不需要控制体重,那么运动消耗的能量应该从膳食中补偿,原则是消耗多少补充多少以维持理想体重。

(五) 并发症的处理

1. 酮症酸中毒昏迷　在采取急救措施的同时,可通过输液或鼻饲给予营养性液体,每次输液或进食后,应记录营养液或食品名称及数量,计算营养素摄入量,以便根据记录拟订治疗方案。

2. 妊娠期糖尿病　营养治疗主要是膳食控制,前 3 个月营养素供给量与正常人相似,孕中期起较前增加能量 300 kcal/d、蛋白质 15 g/d;孕晚期较正常时增加能量 450 kcal/d、蛋白质 30 g/d。乳母每天需增加能量 500 kcal、蛋白质 25 g。能量摄入不宜太低,通常 1800～2000 kcal/d,每天主食 350～400 g,蛋白质按 1.5～2 g/kg 或 75～100 g/d 供给,脂肪 50 g/d,适量补充维生素及铁、钙。控制空腹血糖 3.8～5.3 mmol/L,餐后 2 h 血糖在 6.7 mmol/L 以下为理想,可不必给胰

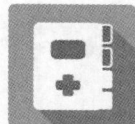

岛素。孕妇经膳食控制不佳时,需要加用胰岛素控制使血糖达标。

3. 儿童糖尿病 儿童糖尿病多为 1 型糖尿病。营养治疗同时需保证患儿的正常发育并能维持较强的体力活动,饮食不能过于严格,血糖控制主要依靠胰岛素。

4. 糖尿病肾病 肾病是糖尿病主要并发症。膳食治疗原则依病情而定,保证能量,蛋白质根据尿量、尿蛋白丢失情况及氮质血症严重程度供给,每天按 $0.6\sim1.0$ g/kg 供给。限制钠盐摄入量,食盐 2 g/d 左右,根据病情补钾。

5. 低血糖 血糖低于 3.3 mmol/L 称为低血糖,多发生在注射胰岛素后膳食供给不及时,或其他原因未能及时进食者。低血糖的主要症状有心慌、出汗、头晕、烦躁、焦虑、饥饿感强烈及全身乏力等;严重时可致昏迷,甚至死亡。症状较轻者,神志清楚,可用葡萄糖或蔗糖 $20\sim50$g,温开水冲服,几分钟后症状消失。如症状稍重,除饮糖水外,应进食少许馒头、饼干或水果等,十几分钟后症状可消失。病情严重神志不清者,应静脉输注葡萄糖,立即送医院抢救。

二、甲状腺功能亢进症的营养治疗

甲状腺功能亢进症(hyperthyroidism)简称甲亢,临床上多呈高代谢症候群、甲状腺肿大、伴有不同程度的突眼症。其中弥漫性甲状腺肿伴甲状腺功能亢进,亦称 Graves 病,是甲亢中最常见的一种。

(一)临床表现

1. 代谢增加及交感神经高度兴奋表现 大多数患者基础代谢率升高,和病情呈平行关系。易饿、多食而消瘦、无力;怕热、多汗、皮肤潮湿,并可伴低热;心率增快;收缩压升高,舒张压正常或偏低,脉压增大;肠蠕动增快,常有腹泻;易激动、多语、好动、兴奋、失眠、舌及手伸出有细微颤抖。

2. 肌病表现 多数患者诉无力、易疲劳,有肌萎缩。

3. 甲状腺肿大 Graves 病的甲状腺肿大呈弥漫性,质地软有弹性。

4. 眼病 大部分患者有突眼症。

(二)相关营养因素

1. 碘 碘是参与甲状腺素合成的元素。膳食中摄入的碘都是以三碘甲状腺原氨酸(T_3)和四碘甲腺原氨酸(T_4)储存于体内的。

2. 能量 甲亢时产热与散热明显增多,基础代谢率异常增高,所以每天需要增加能量,才能满足患者能量的消耗。

3. 三大营养物质代谢 蛋白质分解加速,导致负氮平衡。促进脂肪动员,加速脂肪氧化和分解,促使体内胆固醇的合成,但胆固醇的降解及胆汁排出速度超过胆固醇的合成,使血胆固醇偏低。促进肠道对糖的吸收,促进葡萄糖的氧化和利用,促进肝糖原分解。

4. 水盐代谢 甲状腺激素有利尿作用,还会加速钾、钙等矿物质的排泄。

5. 维生素代谢 甲状腺激素是多种维生素代谢的必需激素。甲亢时 B 族维生素、维生素 C 及维生素 A 在组织中的含量减少。

(三)营养治疗原则

甲状腺功能亢进的饮食治疗原则为高能量、高蛋白质、高维生素饮食,限制碘的摄入。营养治疗的目的是纠正因代谢亢进而引起的消耗,改善全身营养状况,防止营养不良的发生。

1. 增加能量供给 每天能量供给可达到 $3000\sim3500$ kcal,比正常人增加 $50\%\sim70\%$,以满足过量的甲状腺素分泌引起的代谢率增加。

2. 保证蛋白质供给 每日每千克体重蛋白质在 1.5 g 以上,并保证优质蛋白质的摄入。

3. 充足的维生素 应供给丰富的多种维生素,尤其是 B 族维生素、维生素 D、维生素 A 和维

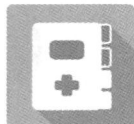

生素 C。

4. 适当的钙、磷 适量增加钙、磷的摄入,尤其是症状长期不能控制的患者和老年甲亢患者。

5. 增加餐次 每天 5～6 餐。

6. 全日碘摄入量小于 50 μg 忌食富含碘的食物和药物,对各种含碘的造影剂也应慎用。

（四）食物选择

1. 宜用食物 可选用各种富含淀粉的食物,如米饭、面条、馒头、粉皮、芋芳、马铃薯、南瓜等;各种动物类食物,如各种禽肉、猪肉、牛肉、羊肉等;各种新鲜的水果及蔬菜;富含钙、磷的食物,如牛奶、果仁、鲜鱼等;如有低钾时,可多选橘子、苹果、香蕉等;烹调使用无碘盐。

2. 禁用各种海产动植物食品 这类食品如海鱼、海虾、海蜇、海带、紫菜、海参等,禁用碘化食品,如碘盐、碘蛋、强力淀粉等。

（五）食谱举例

早餐:大米粥(大米 50 g),面包(富强粉 110 g)。

上午加餐:牛奶 250 mL。

午餐:杂粮米饭(红米 50 g、大米 100 g),豆干芹菜炒鸡片(鸡胸肉 50 g、豆干 50 g、芹菜 100 g),肉丸冬瓜汤(猪肉 40 g、冬瓜 100 g)。

下午加餐:橙子 1 个(200 g)。

晚餐:米饭(大米 150 g),黄豆焖排骨(排骨 140 g、黄豆 25 g),茄子炒豆角(茄子 150 g、豆角 100 g)。

睡前加餐:白糖发糕(白糖 5 g、米粉 50 g)。

全天烹调用油 40 g,无碘盐 6 g。

合计:总能量 2928 kcal,蛋白质 88 g(12%),脂肪 80 g(25%),碳水化合物 464 g(63%)。

三、原发性骨质疏松症的营养治疗

骨质疏松症(osteoporosis)是以骨量减少、骨的微观结构退化为特征的,致使骨的脆性增加,易于发生骨折的一种全身性骨骼疾病。其主要症状是骨痛、易骨折,生长停止或身高下降。骨质疏松症分为原发性和继发性骨质疏松症,原发性骨质疏松症包括绝经后骨质疏松症、老年性骨质疏松症。

（一）相关营养因素

1. 钙 钙是骨的主要成分,成人全身钙总量为 1100～1200 g。正常人的钙需要量为每天 400～1000 mg,可维持正常钙平衡。老年人每天钙的需要量为 1000～1500 mg,儿童为 200 mg,孕妇为 1500 mg。

2. 磷 成人全身磷总量为 500～800 g,在骨组织中磷占 85%～95%。每天磷的最低需要量为 880 mg,通常每天摄入 1.5 g 即可。血浆磷的浓度不稳定,受年龄、饮食、代谢等影响,但是血浆钙、磷之间常处于相对恒定的状态。

3. 维生素 D 维生素 D 的主要来源是通过紫外线照射,使皮肤内 7-脱氢胆固醇转变为维生素 D_3。维生素 D 主要作用于肠、肾、骨,能够刺激上皮细胞产生钙结合蛋白,增加肠钙吸收。

4. 蛋白质 保证适量优质蛋白质的摄入。蛋白质摄入过高或过低,都有导致骨折的危险。

5. 钠 高钠摄入可导致尿中钠、钙增加,血钙减少。

6. 维生素 K 维生素 K 缺乏能够导致血骨钙结合蛋白减少,引发骨质疏松。

7. 维生素 C 维生素 C 与微量元素锌、铜、锰、氟都参与骨有机基质的合成。

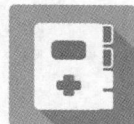

（二）营养治疗原则

营养治疗的目的是通过饮食补充钙、磷和维生素 D，有效防治骨质疏松症。应采用富含钙、低盐和适量蛋白质的均衡膳食。

1. 保证充足钙的摄入 每天通过膳食钙的供给量为 800 mg，更年期后的妇女和老年人保证每天摄入 1000 mg 以上。人体中 99% 的钙存在于骨骼和牙齿中，1% 的钙以游离的形式参与体内各种重要的生理活动，当钙摄入量不足时会动用骨骼中的钙来参与人体代谢。因此，保证充足的钙摄入量能够有效地抑制骨钙的释放。含草酸、植酸高的蔬菜需要在沸水中焯一下，以增加钙的吸收利用率。

膳食的推荐摄入量如表 11-2 所示。

表 11-2　膳食钙的推荐摄入量

年龄段	膳食钙推荐摄入量/(mg/d)	年龄段	膳食钙推荐摄入量/(mg/d)
<6 个月	200	14～17 岁	1000
7～12 个月	250	18～49 岁	800
1～3 岁	600	>50 岁	1000
4～6 岁	800	孕早期	800
7～10 岁	1000	孕中晚期	1000
11～13 岁	1200	哺乳期	1000

（数据来源：中国居民膳食营养素参考摄入量速查手册，中国标准出版社，2014）

2. 适宜的钙磷比值 保证每天摄入磷 1000～1500 mg，但不宜过高，当钙磷比值低于 2:1 时，钙从骨骼中的溶解增加，合理的钙磷比值应为 2:1、1:1 或 1:1.5。增加膳食磷摄入可降低钙在肠内吸收，目前认为与血清磷在肾合成 1,25-$(OH)_2D_3$ 调解上起重要作用。

3. 足够和适量的蛋白质摄入 蛋白质是组成骨基质的原料，充足的蛋白质可增加钙的吸收与储存，对防止和延缓骨质疏松有利。但过高的蛋白质摄入，可能导致钙流失的增加，因此蛋白质的摄入应注意适量。推荐每日蛋白质摄入量为 0.8～1.0 g/kg。牛奶中的乳清蛋白、蛋类中的白蛋白以及骨头里的骨白蛋白都含有丰富的胶原蛋白和弹性蛋白，是连接纤维和组织的物质，建议每天摄入牛奶 300 mL 或相当量的奶制品。

4. 丰富的维生素 维生素 D 促进小肠黏膜细胞内钙结合蛋白的形成，作为钙的载体促进钙的吸收，每日维生素 D 的推荐供给量为 10 μg。含维生素 D 丰富的食物有沙丁鱼、鲑鱼、青鱼、牛奶、鸡蛋等，也可添加鱼肝油等含维生素 D 的制剂。维生素 A 参与骨有机质胶原和黏多糖的合成，对骨骼钙化有利，每日推荐的视黄醇当量为 800 μg。维生素 C 促进胶原合成，绿叶蔬菜和水果中富含丰富的维生素 C。维生素 K 含量较多的食物有深绿色蔬菜和动物肝脏。

5. 充足微量元素 补钙同时，补微量元素锌和铜比单纯补钙效果好。含锌高的食品有红肉类食品、动物内脏、海产品（如海鱼、牡蛎等）、蛋类、大豆、面筋及某些坚果（如核桃、花生、松子、瓜子仁等）食品。含铜高的食品有虾、蟹，贝类（包括牡蛎、螺等），动物肝、肾、脑，蘑菇，硬果，干黄豆，巧克力和可可粉等。

6. 增加运动 运动可延缓机体骨骼的老化，增加活动可促进骨骼对钙的吸收而减少钙从骨中的释放。维生素 D 除了食物供给外，日光暴露对维生素 D 的水平也有较大影响，所以应提倡适当的户外活动。建议上午 11:00 到下午 3:00 间，尽可能多地将皮肤暴露于阳光下，晒 15～30 min（取决于日照时间、纬度、季节等因素），每周两次，以促进体内维生素 D 的合成，尽量不涂抹防晒霜，以免影响日照效果。但需注意避免强烈阳光照射，以防灼伤皮肤。

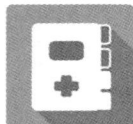

（三）食物选择

1. 宜用食物　含钙丰富的食物，如奶及奶制品，奶酪、酸奶等，各种鱼类、虾、蟹以及新鲜蔬菜、水果等。多选用含维生素 D 丰富的食品，如沙丁鱼、鲑鱼、青鱼、牛奶、鸡蛋等，也可补充添加维生素 D 的制剂。

2. 少用或禁用食物　咖啡中含有的咖啡因能够减少钙吸收，因此，应防止咖啡的过多摄入。忌用高磷酸盐添加剂，如碳酸饮料，动物内脏等。

（四）食谱举例

早餐：鲜牛奶 250 mL，煮鸡蛋 1 个，燕麦馒头（燕麦粉 20 g、面粉 30 g），麻将拌茼蒿（芝麻酱 5 g、茼蒿 100 g）。

午餐：蒸荞麦米饭（荞麦 50 g、大米 50 g），清蒸黄花鱼（黄花鱼 60 g），芹菜炒豆干（豆干 30 g、芹菜 200 g），烹调油 10 g。

下午加餐：酸奶 150 mL。

晚餐：蒸米饭（大米 100 g），黄豆焖排骨（猪小排 50 g、黄豆 10 g），虾皮炒大白菜（虾皮 5 g、大白菜 150 g），烹调油 15 g。

晚加餐：橙子 1 个（约 150 g）。

合计：总能量 1960 kcal，蛋白质 78 g（16％），脂肪 68 g（31％），碳水化合物 259 g（53％），钙 1143 mg。

部分食物的含钙量如表 11-3 所示。部分动物性食物中维生素 D 的含量如表 11-4 所示。

表 11-3　部分食物的含钙量（mg/100 g）

食物	含量	食物	含量	食物	含量
牛奶	104	羊奶	82	人奶	30
全脂奶粉	676	酸奶	118	奶酪	799
黄豆	191	黑豆	224	红小豆	74
豆腐	164	豆浆	10	豆奶	23
腐竹	284	枝竹	490	千张	313
扁豆	137	眉豆	60	豌豆	97
虾皮	991	虾米	555	虾酱	667
芝麻酱	1170	雪里蕻	230	荠菜	294

（数据来源：中国食物成分表（2002），北京大学医学出版社，2002）

表 11-4　部分动物性食物中维生素 D 的含量（IU/100 g）

食物	含量	食物	含量
黄油	35	沙丁鱼	1500
干酪	12	小虾	150
鳕鱼	85	牛奶	0.3～4
奶油	50	人奶	0～40
蛋黄（每个）	25	牛肝（生）	9～40
大比目鱼	44	小牛肝（生）	0～15
鲱鱼（罐头）	330	猪肝（生）	40

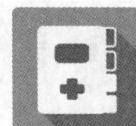

续表

食物	含量	食物	含量
鲭鱼	120	鸡肝(生)	50~65
鲑鱼(罐头)	220~440	羊肝(生)	20

（数据来源：中国食物成分表（2002），北京大学医学出版社，2002）

四、痛风的营养治疗

痛风是与遗传有关的嘌呤代谢紊乱所致的疾病，高尿酸血症是痛风的重要特征。高尿酸血症是指嘌呤代谢异常致使血液中尿酸增多的一种疾病，正常嘌呤饮食状态下非同日两次空腹血尿酸水平男性＞420μmol/L，女性＞360 μmol/L 即可诊断。

尿酸主要由肾脏（66％）和肠道（34％）排出体外。人体内的尿酸，约80％来自体内核苷酸或核蛋白的分解，约 20％来自膳食中富含嘌呤的食物。痛风可因酗酒、饮食过多、疲劳、感染、局部受伤等诱发。

（一）分类及病因

1. 原发性高尿酸血症　高尿酸血症中的大多数属于原发性高尿酸血症，其发病率受年龄、性别、生活水平、遗传等多种因素影响。95％患者为 40 岁以上男性，青少年患者不到 1％，女性患者绝大多数均为绝经期后的妇女。肥胖与超重患者患病概率明显大于正常体重或消瘦者。部分患者仅表现为高尿酸血症而无临床症状。

2. 继发性痛风及高尿酸血症

（1）遗传性疾病伴痛风：多为先天性酶缺乏所致的痛风。

（2）核酸分解代谢增加：骨骼增生性疾病如各型白血病、多发性骨髓瘤、淋巴瘤、真性红细胞增多症、溶血性贫血、癌症及化疗、放疗、长期饥饿等原因。

（3）肾清除尿酸减少：各种肾病变所致的肾功能减退，药物、乳酸中毒，酒精中毒，慢性铍中毒及铅中毒等。

（二）营养治疗

营养治疗原则为"四低一高"，即低嘌呤或无嘌呤膳食，以减少血尿酸生成；低能量摄入，以改善超重或肥胖；低脂低盐膳食；摄入较多水量，以达到每天尿量在 2000 mL 以上为宜。

（1）能量：保持或达到理想体重，正常体重者按 25~30 kcal/kg，视体力活动水平适当增减。超重或者肥胖者每天膳食中的热量比原来日常水平要减少约 1/3，或比原来习惯摄入的能量低300~500 kcal。减重应循序渐进，切忌减重过快，引起痛风急性发作。

（2）蛋白质：按 0.8~1 g/kg 提供，或蛋白质供能占总能量的 10％~20％。以植物蛋白为主。动物蛋白选择低脂肪或脱脂奶制品、鸡蛋白、动物血类作为蛋白质的主要来源。限量进食瘦肉、鱼和家禽（去皮）、豆制品、瘦肉、禽肉等需经煮沸弃汤后食用。

（3）脂肪：脂肪可减少尿酸正常排泄，应适当限制，控制在 50 g/d 左右，或脂肪供能占全天总能量的 20％~30％。合并肥胖或代谢综合征者应严格限制每日脂肪摄入总量，占全天总能量不超过 25％，且饱和脂肪酸占全天总能量不超过 10％。选择脂肪低的动物性食品，脂肪含量：脱脂牛奶、鸡蛋白＜鱼肉＜去皮鸡肉＜牛肉＜瘦肉。控制烹调用油，植物油每天摄入量为 20~30 g。花生、核桃、瓜子等坚果含脂肪多，每周摄入量小于 50 g。

（4）碳水化合物：碳水化合物可以防止脂肪分解产生酮体，而且有利于促进尿酸的排出，碳水化合物提供的能量占总能量的 50％~60％。患者可食用富含碳水化合物的米饭、馒头、面食等作为热量的主要来源，鼓励全谷物食物占全日主食量的 30％以上。全天膳食纤维摄入量达到

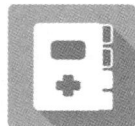

Note

25～30 g。但需注意限制蜂蜜、糕点、甜饮料等单、双糖含量高的食物。

（5）水：每天饮水量至少为 2000 mL，保持每天尿量不少于 2000 mL，促进尿酸排泄。肾功能不全时需根据尿量调整液体摄入量。建议选择白开水、淡茶水、矿泉水，少喝或不喝浓肉汤、肉汁。

（6）维生素：尿酸在碱性环境中容易溶解排出，蔬菜和水果为碱性食物，可多食用除了中等嘌呤外的蔬菜和低糖水果（如青梅、青瓜、西瓜、椰子水、葡萄、草莓、樱桃、菠萝、桃子、李子、橄榄等），榴莲、椰子、荔枝、木瓜和芒果等含果糖较多的水果要少吃。注意补充 B 类维生素和维生素 C。

（7）嘌呤：禁食嘌呤高的食物，并根据痛风发作缓急限制膳食中嘌呤的含量。

（8）禁酒。

（三）食物选择

（1）食物嘌呤含量：根据食物嘌呤含量将食物分为四类。

1 类：含嘌呤最多的食物（嘌呤含量在 150～1000 mg/100 g），如肝、脑、肾、牛羊肚、沙丁鱼、凤尾鱼、胰脏、浓肉汤、肉精、浓肉汁。

2 类：含嘌呤较多的食物（嘌呤含量 75～150 mg/100 g），如扁豆、干豆类、干豌豆、鲤鱼、大比目鱼、鲈鱼、贝壳类水产、熏火腿、猪肉、牛肉、牛舌、小牛肉、野鸡、鸽子、鸭、野鸭、鹌鹑、鹅、绵羊肉、兔、鹿肉、火鸡、鳗鱼、鳝鱼、淡鸡汤、淡肉汤、淡肝汤。

3 类：含嘌呤较少的食物（嘌呤含量＜75 mg/100 g），如芦笋、菜花、龙须菜、四季豆、青豆、鲜豌豆、菜豆、菠菜、蘑菇、麦片、青鱼、鲑鱼、金枪鱼、白鱼、龙虾、鳝鱼、鸡肉、火腿、羊肉、淡牛肉汤、花生、麦麸面包。

4 类：含嘌呤很少的食物（嘌呤含量＜30 mg/100 g），如奶类、蛋类、水果类、可可、咖啡、茶、海参、精制谷类（如富强粉、精磨稻米、玉米）、大多数蔬菜类（如紫菜头、卷心菜、胡萝卜、芹菜、黄瓜、茄子、冬瓜、土豆、山芋、莴笋、西红柿、葱头、白菜、南瓜）、果酱。

果汁饮料、豆浆、糖果、蜂蜜等虽属于含嘌呤很少的食物，但因其含有较高的果糖，而果糖能增加尿酸生成，故也不宜多食用。

（2）急性痛风发作期：痛风急性发作期，嘌呤应限制在每日 150 mg 左右。蛋白质每日 50～70 g，以牛奶（每日 250 mL）、鸡蛋（特别是蛋白）、谷类为蛋白质的主要来源。禁食一切肉类及含嘌呤丰富的食物（禁用 1、2、3 类食物，任选 4 类食物）。采用严格低嘌呤半流质膳食、软饭或普通饭。液体入量不少于 3000 mL，可临床使用别嘌呤醇等药物治疗使尿液碱性化。

（3）痛风缓解期：由于蛋白质摄入过多会加速痛风患者生物合成尿酸，故蛋白质摄入量每日不超过 80 g 为宜。禁用 1 类食物，限量选用 2、3 类食物，可自由选用 4 类食物。烹饪时采用水煮肉类，弃其汤食其肉可减少嘌呤摄入。缓解期的患者在全天蛋白质摄入量范围内，牛奶、鸡蛋清可不限量。全鸡蛋每日限用 1 个。

（4）禁用辣椒、胡椒、花椒、芥末、生姜等可诱使痛风急性发作的刺激性调味品。

（四）食谱举例

1. 痛风急性发作期食谱举例

早餐：牛奶 250 g，花卷（面粉 50 g），水煮生菜 100 g。

午餐：蒸米饭（大米 100 g），黄瓜炒鸡蛋白（鸡蛋清 2 个、黄瓜 100 g），芥菜汤（芥菜 100 g），烹调油 10 g。

下午加餐：脱脂牛奶 250 g。

晚餐：西红柿鸡蛋面（西红柿 200 g、鸡蛋 1 个、干挂面 100 g），烹调油 10 g。

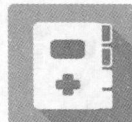

晚加餐：雪莲果 1 个(150 g)。

合计：总能量 1400 kcal，蛋白质 50 g，脂肪 33 g，碳水化合物 226 g，嘌呤＜100 mg。

2. 慢性痛风缓解期食谱举例

早餐：小米粥(小米 25 g)，花卷(面粉 50 g)，蒸蛋白羹(鸡蛋清 2 个)，凉拌青瓜 100 g，烹调油 2 g。

上午加餐：低脂牛奶 250 mL。

午餐：蒸软红米饭(红米 50 g、大米 50 g)，清蒸鱼(草鱼 50 g)，炒三丝(甜椒丝 30 g、胡萝卜丝 50 g、西芹 100 g)，丝瓜鸡蛋汤(丝瓜 150 g、鸡蛋 1 个)，烹调油 10 g。

下午加餐：火龙果半个(100 g)。

晚餐：蒸红薯米饭(红薯 80 g、大米 50 g)，冬瓜煮肉丸(冬瓜 100 g、猪瘦肉 30 g)，盐水生菜(生菜 150 g)，烹调油 8 g。

晚加餐：樱桃 100 g。

每日喝白开水或淡茶 2000 mL 以上。

合计：总能量 1500 kcal，蛋白质 65 g，脂肪 40 g，碳水化合物 220 g，嘌呤＜200 mg。

五、肥胖的营养治疗

肥胖是身体内脂肪过度蓄积的一种全身代谢性疾病。肥胖的形成与遗传、膳食以及缺乏运动密切相关。根据 2015 年中国居民营养与健康的有关状况监测数据，全国 18 岁及以上成人超重率为 30.1％、肥胖率为 11.9％，6～17 岁儿童青少年超重率为 9.6％、肥胖率为 6.4％。

(一) 肥胖相关的营养素

1. 脂肪　大量的流行病研究提示膳食脂肪与肥胖关系密切。高脂肪膳食还有良好的色、香、味以及能量密度高的特点，这些因素往往又导致人们过多地进食高脂肪膳食。

2. 碳水化合物　高碳水化合物尤其是高精制糖膳食进食过多，导致能量过剩，引起肥胖。长期高精制糖膳食还可能引起高胰岛素血症，高胰岛素血症可导致体内脂肪累积和血浆甘油三酯水平增高。

(二) 肥胖症的治疗

肥胖症是一种严重危害人体健康的慢性病，需要长期采用多种手段进行综合治疗，包括合理营养、科学锻炼、适当的药物治疗。仅为超重或轻度肥胖者，应当以节食治疗辅助运动锻炼，将体重维持在理想范围内。中重度以上的肥胖者除节食和运动外，可辅助一定的减肥药物或外科手术治疗。

(三) 肥胖的营养治疗

营养治疗是肥胖治疗的最基本的方法之一，无论采取哪种治疗方法，都必须辅助以营养治疗。

传统的肥胖治疗膳食有以下三种。

(1) 限能量平衡膳食，每天摄入的能量为 1000～1500 kcal，或在目标能量基础上减少 500 kcal/d。

(2) 低能量膳食，每天摄入的能量为正常自由进食的 50％～70％，通常需要医生监督，控制和减少脂肪和碳水化合物的量。

(3) 极低能量膳食，每天摄入的能量在 400～800 kcal，主要由蛋白质供能，脂肪和碳水化合物摄入受到严格限制，治疗期间需要住院，在医生的密切观察下进行。另外，也可根据患者情况，选择高蛋白膳食、轻断食膳食等膳食模式来控制肥胖。

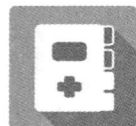

1. 确定合适的能量摄入量　一般建议男性每天能量的摄入量最少为 1500 kcal，年轻女性为 1200 kcal。

2. 适当的营养素分配比例　限能量平衡膳食的蛋白质占总能量的 15%～20%（或按 1.2～1.5 g/kg 提供），脂肪占 30% 以下，碳水化合物占 40%～55%。在蛋白质的选择中，大豆类及动物性蛋白质可占总蛋白质的 50% 左右。提倡食用富含膳食纤维的食物，保证每天的膳食纤维摄入量在 30 g 左右。

3. 限制脂肪摄入　脂肪供能比占总能量的 30% 以下。除严格限制烹调油，以及动物脂肪（肥肉）和动物外皮（如鸡皮、鸭皮）等典型的脂肪外，肉类、蛋类、奶制品、动物内脏、豆制品，以及油脂坚果类，如花生、瓜子、核桃、杏仁、松子等，也含有多量的脂肪。

4. 充足维生素和矿物质　受总食物量的限制，易发生维生素缺乏，主要有维生素 B_1、维生素 B_2、烟酸、维生素 D 等，容易缺乏的无机盐有钙、锌、铁等。在进行营养治疗的过程中，要注意选择新鲜蔬菜、水果、豆类、动物内脏（如肝脏）以及牛奶等。也可以适当服用多种维生素和无机盐制剂。

5. 纠正不良膳食习惯　肥胖者常见的不良膳食习惯有不吃早餐，晚餐进食过量；爱吃零食、甜食；进餐速度过快等。应针对肥胖患者的这些不良习惯，提出相应的纠正方法。

6. 多吃含热量低、饱腹感强的食品　选择蔬菜、粗粮、不含溶质的水等热量很低的食品。

7. 贵在坚持　适宜能量的饮食和运动并不是权宜之计，在体重达到理想范围后，仍应继续坚持，形成长期习惯，才能防止体重反弹。

8. 食谱举例

早餐：番茄鸡蛋煮荞麦面条（番茄 100 g、荞麦面条 50 g、鸡蛋 1 个）。

午餐：红米饭（红米 30 g、大米 20 g）、冬菇蒸鲩鱼（冬菇 5 g、鲩鱼 125 g）、生菜汤（生菜 250 g）。

加餐：脱脂牛奶 250 mL。

晚餐：小麦米饭（小麦 30 g、大米 20 g）、木耳蒸肉片（瘦肉 75 g、木耳 10 g）、盐水菜心（菜心 250 g）。

夜餐：草莓 10 个（150 g）。

全天用油：植物油 15 g。

合计：总热量 1245 kcal，蛋白质 64 g（21%），脂肪 37 g（26%），碳水化合物 164 g（53%）。

（四）预防肥胖

面对肥胖病的巨大危害，预防肥胖具有更加重要的意义。

1. 预防肥胖的原则

（1）学习健康知识，充分认识肥胖对人体的危害，彻底改变"胖是福气，胖能长寿"的错误观念，了解婴幼儿时期、青春期、妊娠前后、更年期、老年期各年龄阶段容易发胖的知识及预防方法。

（2）饮食平衡合理，按照《中国居民膳食指南（2016）》科学安排每日饮食，尽量做到食不过量，定时、定量进餐。

（3）加强运动锻炼，经常参加慢跑、爬山、打球等户外活动，维持理想体重。

（4）生活规律，养成良好的生活习惯。

（5）保持心情舒畅，良好的情绪能使体内各系统的生理功能保持正常运行，对预防肥胖有一定作用。反之，沉默寡言、情绪抑郁、运动量少易造成脂肪堆积，发生肥胖。

2. 选择预防肥胖的最佳时机　肥胖的预防应该在人生的任何时期，甚至从婴幼儿时期就开始预防。最理想的肥胖预防方案应该从妊娠末期开始，或者从出生时就开始注意，尤其是出生时为巨大儿者（出生体重大于 4 kg 者）更应当注意。

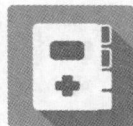

第二节　心脑血管疾病的营养治疗

案 例 导 入

患者,男性,42 岁,身高 165 cm,体重 58 kg,健康体检时血脂检查显示:甘油三酯 7.8 mmol/L,胆固醇 5.2 mmol/L,低密度脂蛋白 9.4 mmol/L,高密度脂蛋白 1.5 mmol/L。经常参与身体锻炼,平时爱好吃肥肉,重口味,父母亲均肥胖,并有高脂血症。请问:

1. 此患者存在哪些营养相关问题?
2. 如何对患者进行饮食指导?

流行病学资料表明,生活方式是心脑血管疾病发病率和病死率的决定因素,而膳食习惯又是其中的重要环节。进行合理膳食宣传教育和个体化指导,是心脑血管疾病一级预防的重要措施。应降低能量摄入,控制体重,减少脂肪总量及饱和脂肪酸和胆固醇摄入,摄入多不饱和脂肪酸、单不饱和脂肪酸和饱和脂肪酸比例为 1:1:1;增加多不饱和脂肪酸,限制单糖和双糖摄入,供给适量矿物质及维生素,减少和限制钠盐。适当增加运动量,使体重保持正常。

一、血脂异常

血清中的脂类主要有甘油三酯、胆固醇、胆固醇酯、磷脂、脂肪酸等,但脂类以游离的形式存在很少,而是与蛋白质结合为复合体,以脂蛋白的形式进行运转,参与体内的脂类代谢。血脂异常通常指血浆中胆固醇(TC)和(或)甘油三酯(TG)升高,俗称高脂血症。实际上高脂血症也泛指包括低高密度脂蛋白血症(HDL)在内的各种血脂异常。从实用角度出发,通常采用血脂异常的简易临床分型法如表 11-5 所示。本部分仅讨论高脂血症的营养治疗。

表 11-5　血脂异常的临床分型

分型	TC	TG	HDL-C	相当于 WHO 表型
高胆固醇血症	增高			Ⅱa
高甘油三酯血症		增高		Ⅰ、Ⅳ
混合型高脂血症	增高	增高		Ⅱb、Ⅲ、Ⅳ、Ⅴ
低高密度脂蛋白血症			降低	

(一) 病因

1. 继发性高脂血症　继发性高脂血症指由全身系统性疾病所引起的血脂异常,如糖尿病、肾病综合征、甲状腺功能减退症、肾衰竭、肝脏疾病、系统性红斑狼疮、多囊卵巢综合征等。此外,某些药物如利尿剂、β受体阻滞剂、糖皮质激素等也可能引起继发性血脂升高。

2. 原发性高脂血症　在排除了继发性高脂血症后,即可诊断为原发性高脂血症。

(二) 营养治疗

在营养治疗时,高脂血症的分型不同,营养治疗的原则也有所不同。表 11-6 列出了不同类

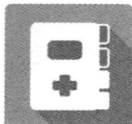

型的血脂异常产热营养素的供能比。

表 11-6　不同类型的血脂异常产热营养素供能比

血脂异常分型	糖类/(%)	蛋白质/(%)	脂肪/(%)
高甘油三酯血症	50～55	15～20	25～30
高胆固醇血症	60	16	18
混合型高脂血症	50	20	30
预防型	62	14	24

营养治疗总原则如下。

(1) 限制总热量,达到并维持理想体重或适宜体重。

(2) 限制膳食胆固醇摄入,每日小于 300 mg。

(3) 限制每日脂肪摄入量占总能量的 20%～25%,对膳食甘油三酯极为敏感的患者应极严格限制每日脂肪摄入。

(4) 饱和脂肪酸与不饱和脂肪酸比例保持在 1∶1。

(5) 禁烟、禁酒。

(6) 适量运动。

1. 高甘油三酯血症和低密度脂蛋白血症

(1) 限制总能量,患者常为超重者或肥胖者,故应先减轻体重,甘油三酯可随体重减轻而降低。

(2) 碳水化合物:占总能量的 50% 左右,不宜吃单糖含量高的食物,如蔗糖、果糖、水果糖、蜂蜜及含糖点心、罐头等。烹调菜肴时及在牛奶、豆浆中均不加糖。

(3) 脂肪:限制胆固醇<300 mg/d。如不需控制体重,在总能量一定的情况下,脂肪可不必严格限制。

(4) 蛋白质:适当补充蛋白质,尤其是豆类及其制品、瘦肉、去皮鸡鸭等。适量进食鱼类。

(5) 维生素及矿物质:新鲜蔬菜可增加食物纤维及饱腹感,又可供给足够的矿物质及维生素。

2. 高胆固醇血症

(1) 脂肪:限制胆固醇摄入量;轻度增高者胆固醇<300 mg/d,中度和重度增高者低于 200 mg/d。限制动物脂肪,适当增加植物油,P/S 值以 1.5～2.0 为佳。

(2) 除合并超重和肥胖者外,能量及糖类无须严格限制,蛋白质也不限制。多食新鲜蔬菜及瓜果类,增加膳食纤维,以利胆固醇的排出。

(3) 多食洋葱、大蒜、香菇、木耳、苜蓿、大豆及其制品等可能具有降低胆固醇作用的食物。

3. 混合型高脂血症

(1) 能量:控制能量,使体重降低并维持在标准体重范围内。

(2) 脂肪:限制胆固醇<200 mg/d,禁食高胆固醇食品。脂肪摄入量占总能量的 30% 以内,用多不饱和脂肪酸替代饱和脂肪酸。

(3) 碳水化合物:控制碳水化合物的摄入,占总能量的 55%～60%,忌食蔗糖、果糖、甜点心及蜂蜜等单糖食品。

(3) 蛋白质:适当增加蛋白质供给量,占总能量的 15%～20%,尤其是豆类及其制品。

(4) 维生素及矿物质:多吃新鲜蔬菜、瓜果增加食物纤维及多种维生素和矿物质。

高胆固醇血症营养治疗目标如表 11-7 所示。

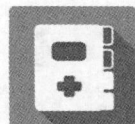

Note

表 11-7　高胆固醇血症营养治疗目标

营养素	建议
总脂肪	≤30％
饱和脂肪酸	≤7％
多不饱和脂肪酸	8％～10％
单不饱和脂肪酸	12％～14％
糖类	≥55％
蛋白质	15％ 左右
胆固醇	<200 mg/d
总能量	保持理想体重

（三）可用食物

（1）富含维生素 C 的食物：新鲜蔬菜和水果等。

（2）富含膳食纤维的食物：蔬菜、豆类、全谷物等。

（3）富含优质蛋白质的食物：鸡蛋清、瘦肉、脱脂奶等。

（4）富含 n-3 不饱和脂肪酸的食物：三文鱼、沙丁鱼、金枪鱼等海水鱼类。

（5）可能有降脂作用的食物：洋葱、大蒜、香菇、木耳、海带、紫菜、山楂、魔芋等。

（四）禁用或少用食物

（1）动物内脏。

（2）肥肉。

（3）各类高胆固醇食物（部分食物胆固醇含量见表 11-8）。

（4）甜食和纯糖、纯淀粉类食物。

表 11-8　常见食物的胆固醇含量（mg/100 g）

食物	食部	胆固醇	食物	食部	胆固醇
豆奶	100	5	鸡肝	100	356
叉烧肉	100	68	北京填鸭	71	96
广东香肠	100	94	鸭肫	82	153
盐水鸭（熟）	81	81	红肠	100	72
炸鸡	70	198	火腿肠	100	57
黄油	100	296	炼乳	100	36
金华火腿	100	98	奶酪	100	11
狗肉	80	62	奶油	100	168
腊肉	100	135	牛乳（鲜）	100	15
酱牛肉	100	76	牛乳（酸）	100	12
牛肉（瘦）	100	58	全脂奶粉	100	71
牛肉（肥）	100	133	脱脂奶粉	100	28
牛肉（肥瘦）	100	84	羊乳	100	75

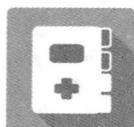

Note

续表

食物	食部	胆固醇	食物	食部	胆固醇
牛肉干	100	120	豆奶粉	100	90
兔肉	84	59	鹌鹑蛋	87	515
咸肉	100	72	鹅蛋	87	704
羊脑	100	2004	鹅蛋黄	100	1696
羊肉（瘦）	92	60	鸡蛋	89	585
羊肉（肥）	96	148	鸡蛋黄	100	1510
羊肉（肥瘦）	88	92	松花蛋（鸭）	88	608
猪肥肠	98	137	鸭蛋	88	565
猪大排	71	165	咸鸭蛋	57	647
猪肚	98	165	草鱼	60	86
猪肝	100	288	大黄鱼	67	86
猪脑	100	2571	带鱼	74	76
猪肉（肥）	100	109	鳜鱼	55	124
猪肉（肥瘦）	100	80	黄鳝	67	126
猪肉（瘦）	100	81	鲫鱼	58	130
猪肉松	100	111	鲤鱼	60	84
猪蹄（熟）	43	86	淡菜	100	493
猪肘棒（熟）	72	108	鲜贝	67	116
鹌鹑	58	157	海参	96	62
鸡	62	106	海蜇	100	8
鹅	59	74	墨鱼	66	226
鸽	42	99	鱿鱼	98	871
饼干	100	81	对虾	59	193
蛋糕	100	91	海虾	52	117
面包	100	40	河虾	49	240
蛇肉	22	80	虾皮	100	428
海蟹	55	125	甲鱼	74	101
河蟹	52	267	田鸡	37	40
牛油	100	135	猪油	100	93

（数据来源：杨月欣，王光亚，潘兴昌. 中国食物成分表 2002［M］. 北京：北京大学医学出版社，2002.）

（五）膳食举例

早餐：低脂牛奶 250 mL，煮鸡蛋 1 个，燕麦馒头（燕麦粉 20 g、面粉 30 g），黑木耳拌黄瓜（黑木耳 10 g、黄瓜 100 g、香醋适量、香油 2 g）。

午餐：蒸糙米饭（糙米 40 g、大米 40 g），萝卜丝蒸牛肉丸（牛肉 50 g、白萝卜 100 g、烹调油 3 g），韭菜拌豆干（豆干 20 g、韭菜 100 g、烹调油 3 g）。

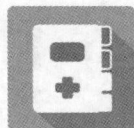

下午加餐:草莓 10 个(约 100 g)。

晚餐:蒸荞麦米饭(荞麦 30 g、大米 50 g),莴笋焖兔丁(兔肉 70 g、莴笋 100 g、烹调油 8 g),盐水芥菜 150 g。

晚加餐:橙子 1 个(约 150 g)。

合计:总能量 1516 kcal,蛋白质 71 g(18.8%),脂肪 40 g(23.7%),碳水化合物 218 g(57.5%)。

二、高血压

2012 年,我国 18 岁及以上成人的高血压患病率已高达 25.2%。高血压是以体循环动脉压增高为主要表现的临床综合征,分为原发性和继发性两类。其中,95% 以上的高血压患者的病因不明,被称为原发性高血压,又称为高血压病,是最常见的心血管疾病,也是心血管疾病死亡的主要原因之一。正常人收缩压随年龄增加而升高,故高血压病发病率随年龄增长逐渐上升。50 岁以上较多见。高血压病可并发心肌、脑、肾等主要脏器血管的损害,病死率和病残率都很高。长期处于精神紧张状态、体力活动过少、嗜烟等,对高血压病发生和发展有促进作用。家族中有高血压患者,其后代高血压病发病率明显增高。

(一)与高血压相关的营养因素

1. 钠　食盐的摄入量与高血压病显著相关。食盐摄入量高的地区,高血压发病率也高,限制食盐摄入可改善血压情况。肾性高血压可因钠的影响而恶化,减少钠摄入可改善症状。

2. 能量　肥胖者高血压发病率比正常体重者显著增高,临床上多数高血压病患者合并有超重或肥胖。而限制能量摄取,使体重减轻后,血压就会有一定程度的降低。

3. 蛋白质　不同来源蛋白质对血压的影响不同。植物蛋白可使高血压病和脑卒中的发病率降低。大豆蛋白虽无降压功能,但也有预防脑卒中发生的作用。

4. 脂肪和胆固醇　脂肪摄入过多,可致肥胖症和高血压病。高脂肪高胆固醇膳食容易致动脉粥样硬化,故摄入过多的动物脂肪和胆固醇对高血压病防治不利。

5. 其他营养素　维生素 C 和 B 族维生素,具有改善脂质代谢以及保护血管结构与功能的作用。茶叶中的茶碱和黄嘌呤等,有利尿降压的作用。

(二)营养治疗

适量控制能量及食盐量,降低脂肪和胆固醇的摄入水平,控制体重,防止或纠正肥胖,利尿排钠,调节血容量,保护心、脑、肾血管系统功能。采用低脂、低胆固醇、低钠、高维生素、适量蛋白质和能量膳食。

1. 能量　限制总能量,控制体重在理想体重范围内。体重每增加 12.5 kg,收缩压可上升 1.3 kPa(10 mmHg),舒张压升高 0.9 kPa(7 mmHg)。因此肥胖者应减重。

2. 蛋白质　适量供给蛋白质,肾功能正常者一般按 1 g/kg 供给。建议选高生物价优质蛋白,其中植物蛋白,如大豆类蛋白,可占 50%,动物蛋白可选用鱼肉、鸡肉、牛肉、鸡蛋白、牛奶、猪瘦肉等。

3. 脂肪　减少脂肪,脂肪供给量为 40~50 g/d,限制胆固醇;除椰子油外,植物油均含维生素 E 和较多亚油酸,对预防血管破裂有一定作用。对同时患高脂血症及冠心病者,更需要限制动物脂肪摄入,建议膳食胆固醇摄入量不要超过 300 mg/d。

4. 碳水化合物　选用复合糖类、含膳食纤维高的食物,如淀粉、糙米、标准粉、玉米、小米等均可促进肠蠕动,加速胆固醇排出,对防治高血压有益。葡萄糖、果糖及蔗糖等,均可升高血脂,故应少用。

5. 矿物质和维生素

(1)钠:限制钠摄入,食盐摄入量以 2~4 g/d 为宜。采取低钠膳食时,全天钠的摄入量为

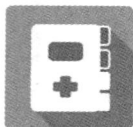

500 mg。

（2）钾：限钠时应注意补钾，钾钠比例至少为 1.5：1。有些利尿药可使大量钾从尿中排出，故应供给含钾丰富的食品或者钾制剂。含钾高的食品有龙须菜、豌豆苗、莴笋、芹菜、丝瓜、茄子等。

（3）钙：钙对高血压病治疗有一定作用，每天应供给 1000 mg 为宜。含钙丰富的食品有牛奶及其制品、大豆及其制品等。

（4）维生素：大剂量维生素 C 可使胆固醇氧化为胆酸排出体外，改善心功能和血液循环。橘子、大枣、番茄、芹菜叶、油菜、小白菜、莴笋叶等食品中，均含有丰富的维生素 C。其他水溶性维生素，如维生素 B_6、维生素 B_1、维生素 B_2 和维生素 B_{12}，均应及时补充，以预防缺乏症。

6. 培养良好的膳食习惯　定时定量进食，不过饥过饱，不暴饮暴食，不挑食、偏食。喝茶戒烟，最好不饮酒。

（三）食物选择

1. 可用食物

（1）富含钾的食物，包括蔬菜、水果、土豆、蘑菇等。

（2）富含钙、维生素和微量元素的食物，包括新鲜蔬菜、水果、瘦肉等。

（3）富含优质蛋白、低脂肪、低胆固醇的食物，包括无脂奶粉、鱼类、豆制品等。

2. 禁用或少用食物

（1）高钠食物，包括腌制的蔬菜、肉类、蛋类等腌制食品，加碱或发酵粉、小苏打制备的面食和糕点等。

（2）高脂肪、高胆固醇食物，包括动物内脏、肥肉、鸡蛋黄、松花蛋等。

（3）辛辣有刺激性的调味品以及浓的咖啡、茶和肉汤等。

（四）膳食举例

早餐：菜心肉丝煮米粉（米粉 100 g、瘦肉 50 g、菜心 100 g），盐 0.5 g。

午餐：米饭（米 100 g）、番茄炒蛋（番茄 150 g、鸡蛋 50 g），水煮芥菜（芥菜 100 g），盐 1 g。

晚餐：米饭（米 100 g）、糖醋鱼（鲩鱼肉 100 g、白砂糖 20 g）、芹菜炒豆干（芹菜 150 g、豆干 30 g），盐 1.5 g。

全日用植物油 30 g。

合计：总能量 1792 kcal，蛋白质 68 g（15%），脂肪 44 g（22%），碳水化合物 280 g（63%），钠 1300 mg。

三、冠状动脉粥样硬化性心脏病

冠状动脉粥样硬化性心脏病（简称冠心病），目前普遍认为与高脂血症、高血压、糖尿病、吸烟、肥胖和缺少体力活动等有关，通常男性患病比例高于女性。绝大多数冠心病是由冠状动脉粥样硬化所致。高脂蛋白血症可继发于动脉粥样硬化，而高脂蛋白血症又可促进动脉粥样硬化的发生和发展。两者互为因果，并有密切关系。临床将冠心病分为隐匿型、心绞痛型、心肌梗死型、心肌硬化型和猝死型等。

（一）与冠心病相关的营养因素

1. 脂类　脂肪数量与质量、脂肪酸比例、胆固醇及磷脂。

2. 糖类　糖类过多可致高脂血症，故将高脂血症分为脂肪性高脂血症和糖类性高脂血症。肝能利用游离脂肪酸和糖类合成极低密度脂蛋白。糖类摄入过多，同样可使血三酰甘油增高。果糖更易合成脂肪，其次为葡萄糖，淀粉更次之。

3. 蛋白质　供给动物蛋白越多，动脉粥样硬化形成所需要的时间越短，且病变越严重。动

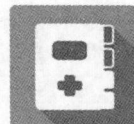

物蛋白升高血胆固醇的作用比植物蛋白明显得多。

4. 能量 能量过剩导致超重和肥胖,是冠心病确定的危险因素之一。

5. 维生素 维生素 C 可降低血胆固醇;维生素 E 具有抗氧化作用,能防止多不饱和脂肪酸和磷脂的氧化,有助于维持细胞膜的完整性;维生素 B_1 缺乏可导致心肌代谢障碍,严重者可导致心力衰竭,出现脚气病性心脏病临床症状;维生素 PP 是强降脂药物。

6. 矿物质 钙、镁、铜、铁、铬、钾、碘、氟对心血管疾病有抑制作用,缺乏时可使心脏功能和心肌代谢异常。

7. 其他 膳食纤维、葱蒜等植物的挥发油有预防冠心病的作用。另外,大量饮酒可导致三酰甘油增高。

（二）营养治疗

降低能量,控制体重,减少脂肪总量及饱和脂肪酸和胆固醇的摄入,摄入多不饱和脂肪酸、单不饱和脂肪酸和饱和脂肪酸比例为 1:1:1;增加多不饱和脂肪酸,限制单糖和双糖摄入,供给适量矿物质及维生素。

1. 能量 以维持理想体重为宜,鉴于许多冠心病患者常合并有肥胖或超重,故应通过限制能量摄入,或增加消耗使体重控制在理想体重范围。通常为 8.37~12.54 MJ（2000~3000 kcal）,合并有高脂血症者应限制在 8.37 MJ（2000 kcal）左右。

2. 脂肪 控制脂肪数量和质量都很重要。通常每天摄入量应占总能量的 20%,不应超过25%。适当增加多不饱和脂肪酸供给,减少饱和脂肪酸摄入。

3. 胆固醇 有高危因素的冠心病患者,膳食胆固醇限制在每天 300 mg 以下。但未合并高脂血症患者不需限制过严。

4. 碳水化合物 碳水化合物应适量,以占总能量的 50%~60% 为宜。碳水化合物以复合糖类为主,单糖和双糖高的食物需要限制,尤其是合并肥胖或高脂血症者更应注意。

5. 蛋白质 蛋白质需要与健康人相同,占总能量的 10%~14%。其中植物蛋白占总蛋白的 50%。

6. 维生素和矿物质 提供足量的维生素和矿物质,限制钠盐,对合并高血压或有家族性高血压史的患者尤应注意。

（三）食物选择

1. 可用食物

（1）大豆及其制品。

（2）新鲜蔬菜、水果。

（3）低脂或脱脂奶类。

（4）鱼类。

（5）鸡蛋白。

（6）富含膳食纤维的食物,如粗粮、魔芋、蔬菜、水果等。

（7）含有不饱和脂肪酸比例较高的植物油,如茶油、大豆油、菜籽油等。

2. 禁用或少用食物

（1）动物脂肪,如猪油、牛油、鸡油、奶油等。

（2）动物内脏,如动物脑、肝脏、肾脏等。

（3）富含胆固醇的食物,如肥肉、鸡蛋黄、松花蛋等。

（4）奶油蛋糕、甜点、甜饮料等。

（5）辛辣有刺激性的调味品。

（6）浓的咖啡、茶和肉汤等。

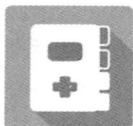

四、脑卒中

脑卒中也称为脑血管意外,是急性脑血管疾病的统称。脑卒中可分为出血性和缺血性脑血管疾病。前者包括脑出血、蛛网膜下腔出血;后者有脑梗死及脑血栓形成、脑栓塞、短暂脑缺血发作等。高血压、动脉瘤、脑血管畸形常引起出血性脑卒中。脑动脉硬化常引起缺血性脑卒中。高血压、动脉粥样硬化都是老年人脑血管疾病的最危险因素。在脑血管病中,以脑出血、脑血栓形成和短暂性脑缺血最为常见。脑卒中好发于中老年人,常见病因为高血压动脉硬化。因脑血管破裂,血液流入蛛网膜下腔为蛛网膜下腔出血。血液流入脑实质内,则为脑出血。因脑血管狭窄、闭塞而致相应供血部位的脑组织缺血、梗阻,症状持续不超过 24 h 者,称为短暂脑缺血性发作。症状重、持续 24 h 以上者称为脑梗死,包括脑血栓形成和脑栓塞。

(一)脑卒中的主要危险因素

1. 血压升高　无论是出血性脑卒中还是缺血性脑卒中,血压升高都是最主要的独立危险因素。

2. 心脏疾病　风湿性心脏病、冠心病等,尤其合并心房纤颤,引起的栓子脱落,易造成脑血栓。

3. 糖尿病　糖尿病是缺血性脑卒中的危险因素。其原因可能是糖尿病主要并发症之一的血管损害。

4. 血脂异常　极低密度脂蛋白以及低密度脂蛋白过高,是引起动脉粥样硬化的危险因素。血清总胆固醇超过 200 mg/dL 将增加缺血性脑卒中的发病率,但是血浆总胆固醇水平过低,又可能增加出血性脑卒中的发病率。

5. 肥胖　肥胖是缺血性脑卒中的危险因素,体重指数每增加 1,缺血性脑卒中的发病危险增加 6%。

6. 吸烟与饮酒　吸烟可影响血液成分,进而影响血液黏稠度,促进血栓形成,从而增加缺血性脑卒中的发病风险;吸烟也可以引起血压上升,增加出血性脑卒中的发病风险。长期重度饮酒会增加各种脑卒中的发病风险。

(二)脑卒中的营养相关因素

高血压病、动脉粥样硬化、糖尿病等是脑卒中的重要原因,故与其有关的膳食营养因素与脑卒中也有密切关系。

1. 糖类　脑的能量主要来源是葡萄糖和氧,而脑又不能储存任何能量。因此糖类对脑血管病患者十分重要,应供给充足,以维持脑组织的新陈代谢。

2. 脂肪　神经系统在正常情况下,利用葡萄糖作为能量来源。但在禁食条件下,大脑可以利用脂肪酸形成的酮体作为能量来源。血中胆固醇超过 5.9 mmol/L(230 mg/dL)易导致动脉粥样硬化,是引起脑卒中的危险因素。美国心脏病学会建议胆固醇摄入量限制在每日 300 mg。

3. 蛋白质　蛋白质中优质蛋白,即含硫氨基酸成分高的动物蛋白,如鱼类、家禽、瘦肉等和大豆蛋白低于总蛋白的 50%,则易发生高血压、脑卒中。若为高钠、低钙、低钾膳食,也易发生高血压和脑卒中。

4. 能量　脑部消耗的能量占人体基础代谢率的 1/5。能量过高会引起体内脂肪组织增加,形成单纯性肥胖,而肥胖是高血压和动脉粥样硬化的危险因素,因此控制体重预防肥胖,避免能量过剩,是防治脑血管病的一个重要因素。

5. 维生素　B 族维生素缺乏可引起多种神经系统疾病。尤以维生素 B_1 在机体代谢中更为重要。烟酸能降低低密度脂蛋白和极低密度脂蛋白,防止血栓形成,减少脑梗死的发生。烟酸还能降低三酰甘油,对预防动脉粥样硬化和缺血性脑血管疾病有一定作用。

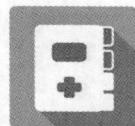

（三）营养治疗

营养治疗的目的是保护脑功能,促进神经细胞的修复和功能的恢复。营养治疗个体化,根据患者的病情轻重、有无并发症、能否正常膳食、消化吸收功能及体重、血脂、血糖、电解质等因素,制订不同的膳食营养治疗方案。

1. 重症患者的膳食治疗 重症或昏迷患者在起病之初,如果有呕吐或消化系统出血应禁食,从静脉补充营养。待具备肠内营养条件后,开始肠内营养。对昏迷、吞咽障碍且伴有并发症者,应及早留置鼻胃管,开始的几天内以米汤、糖水为主,每次 200~250 mL,每天 4~5 次。在耐受情况良好的情况下,再逐渐增加鼻饲内容和体积。保证每天供给的蛋白质达 90~110 g,脂肪为 100 g,糖类为 300 g,总能量为 10.46 MJ(2500 kcal),总液体量为 2500 mL,每次 300~400 mL,每天 6~7 次。也可使用商品化的肠内营养制剂,每日提供能量 6.27~8.36 MJ(1500~2000 kcal)。

2. 一般患者膳食治疗

(1) 能量与活动量相适应,以达到或维持理想体重为宜。体重正常者可按 25~30 kcal/kg 供给,体重超重者适当减少。

(2) 蛋白质按 1.5~2.0 g/kg,其中动物蛋白不低于 20 g,包括含脂肪少而含蛋白质高的鱼类、家禽、瘦肉等,豆类每天不少于 30 g。

(3) 脂肪不超过总能量的 30%,胆固醇应低于 300 mg/d。应尽量少吃含饱和脂肪酸高的肥肉、动物油脂及动物的内脏等。超重者脂肪应占总能量的 20% 以下,胆固醇限制在 200 mg 以内。

(4) 糖类以谷类为主,摄入量在总能量的占比不低于 55%,粗细搭配,鼓励增加全谷物以增加 B 族维生素的供给。急性期患者可能存在应激性高血糖,此时应注意限制单双糖的摄入量。

(5) 限制钠盐的摄入,每天在 6 g 以内,如使用脱水剂或利尿剂可根据化验结果适当调整。

(6) 每日进食新鲜蔬菜 400 g 以上,以保证能获得足够的维生素。

(7) 进餐制度应定时定量,少量多餐,每日可进 4~5 餐。

(8) 戒烟,禁酒。

第三节　消化系统疾病的营养治疗

案例导入

患者,男性,40 岁,反复进食后腹胀不适、反酸、嗳气两年,加重伴上腹部疼痛 3 天就诊。胃镜检查示:十二指肠溃疡不伴出血,慢性浅表性胃炎。请问:

1. 该患者的营养治疗原则有哪些?

2. 该如何对患者进行平时饮食指导?

一、急性胃炎

（一）临床特点

(1) 起病较急,症状亦较为严重,但病程一般较短。

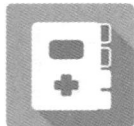

（2）病变大多仅局限于黏膜层。

（3）致病原因：细菌或病毒感染、大量饮酒、过量服用水杨酸等药物、食物过敏等。

（4）主要临床表现：上腹部不适或疼痛、肠绞痛、食欲减退、恶心和呕吐等，甚至出现中毒症状，如发热、畏寒、头痛、脱水、酸中毒、肌肉痉挛和休克等。

（二）营养治疗

急性胃炎营养治疗的基本目的是消除病因，停用或减少对胃黏膜有化学性及物理性刺激的食物。同时，根据不同的病程和症状，提供适宜的能量和营养素，维持合理的营养状况，促使病体的康复。

1. 急性期的营养治疗

（1）腹痛明显或持续性呕吐者，应禁食，卧床休息，由静脉输液补充水分和电解质。

（2）杜绝任何致病因素对胃黏膜的刺激，注意防止脱水和酸中毒。

（3）病情较轻者，可采用清流或流食，持续时间为 1～3 天。

（4）食物选择：米汤、藕粉、果汁、清汤、蛋汤。

（5）餐次：每日 5～7 餐，每餐量 200～250 mL，每日流食总量 1200～1800 mL，以避免增加胃的负荷和对胃黏膜的刺激。

2. 缓解期的营养治疗

（1）在度过急性期后，可选择清淡少渣半流食，并逐步过渡到软食和普食。

（2）伴肠炎腹泻者，不宜采用易引起胀气的产品，如蔗糖、牛奶、豆奶及相关产品。

（3）采用少量多餐的原则，减轻每餐后胃的负担。

（4）禁用酒精饮品、咖啡、浓茶、各类产气饮料。

（5）禁用各类有刺激性的调味品，包括芥末、胡椒、辣椒、咖喱粉等。

（6）禁用油炸、油煎等烹调方法，多采用蒸、煮、炖、汆、烩等方法。

二、慢性胃炎

（一）临床特点

（1）病程迁延，反复发作，病程较长。

（2）临床上通常分为浅表性胃炎、萎缩性胃炎和肥厚性胃炎三类。

（3）主要病因：物理因素，如长期食用强刺激性食物、过于粗糙的食物等导致胃黏膜的物理性损伤；化学因素，如长期吸烟、长期大量服用阿司匹林药物造成对胃黏膜的化学性损害；生物因素，如幽门螺杆菌感染等，导致胃黏膜损害；遗传因素；其他疾病的作用，如心力衰竭、肝硬化合并门脉高压、营养不良等均可导致慢性胃炎。

（4）主要临床表现：浅表性胃炎常出现上腹部不适、饱胀或疼痛，食欲减退、恶心和呕吐等。萎缩性胃炎除出现上述症状外，还可导致体重减轻、贫血、腹泻、蛋白质-热量营养不良等。但亦有慢性胃炎患者无任何临床表现。症状轻重与疾病严重程度似无联系。

（二）营养治疗

慢性胃炎营养治疗的基本目的与急性胃炎相同，即消除致病因素，停用或减少对胃黏膜有化学性及物理性刺激的食物，并根据不同的病程和症状，提供适宜的能量和营养素，维持合理的营养状况，促使病体的康复。

（1）能量及蛋白质摄入应充足。

（2）对出现贫血或蛋白质热量营养不良者，可适当补充优质蛋白质、铁、维生素 C 和 B 族维生素。

（3）食物选择：应选择清淡、少油食物及无或极少刺激性、易消化食物。

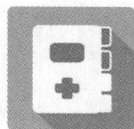

Note

（4）禁用或慎用的食物或调味品：肥肉、奶油、油炸/煎食物、辣椒、洋葱、咖喱、胡椒粉、芥末、浓茶、浓咖啡。胃酸分泌过多者，禁用浓肉汤。

（5）禁烟、禁酒。

（6）少量多餐。

三、消化性溃疡

（一）临床特点

（1）主要部位在胃和十二指肠，酸性胃液对黏膜的消化作用是消化性溃疡形成的基本因素。

（2）任何年龄均可发病，以 20～50 岁为多见。男女比例为（2～4）∶1。

（3）致病原因：幽门螺杆菌感染、胃酸及胃蛋白酶的影响等。

（4）发病机制尚未完全阐明，目前认为，胃酸分泌过多、幽门螺杆菌感染及胃黏膜保护作用减弱等因素的单独或综合作用是导致消化性溃疡的主要致病因素。此外，药物因素、胃动力障碍（排空延迟）、胆汁反流、遗传因素、环境因素和精神因素等均与消化性溃疡的发病有关。

（5）主要临床表现：慢性上腹部疼痛，典型者有规律性、周期性、季节性等特点。十二指肠溃疡的疼痛好发于两餐之间，持续不减直至下餐进食后或服用制酸药物后缓解；胃溃疡疼痛的发生较不规则，往往在餐后 1 h 内发生，经 1～2 h 后逐渐缓解，直至下餐进食后再重复上述过程。

（二）营养治疗

营养治疗的目的为减少饮食对胃酸分泌的刺激，使胃和十二指肠得到充分的休息，促进溃疡面愈合，缓解疼痛等症状，避免或减少各类并发症，纠正贫血和蛋白质能量营养不良，并注意降低复发率。

不同阶段的营养供给如下。

（1）急性发作出血期：禁食；采用肠外营养补充适宜的能量（25～30 kcal/kg）和营养素。

（2）活动性出血已停止：冷流食，每 2～3 h 给予 100～150 mL；可选择的食物有冷豆浆、冷蛋羹、冷酸奶、冷藕粉等。

（3）病情稳定期：①流食：每日 6 餐，每次 200 mL；或根据具体情况加用整蛋白型或短肽型肠内营养制剂口服或管饲。②少渣半流食：每日 5 餐。③少渣软饭：每日 3～4 餐。少量进食牛奶及其制品可中和胃酸，缓解疼痛。

（三）禁用食物

（1）粗粮糙米、高粱米、玉米、荞麦等。

（2）杂豆类。

（3）多纤维或易产气的蔬菜类，如芹菜、韭菜、生萝卜、芥蓝、竹笋、洋葱等。

（4）水果：菠萝、草莓、山楂等。

（5）各类油炸食品。

（6）有刺激性的调味品，如辣椒、芥末、花椒、咖喱粉、大蒜等。

（7）浓的肉汤、咖啡、浓茶、饮料。

（8）各种含酒精的食品。

四、胆道疾病的营养治疗

最常见的胆道疾病是胆石症和胆囊炎。

（一）胆石症病因

胆石症病因包括胆汁酸的肝肠循环障碍（梗阻）或肝脏胆固醇代谢异常，长期进食高热量高

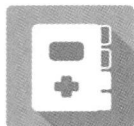

Note

脂肪的饮食,膳食纤维摄入过少,感染等均可引起。

(二) 营养治疗

胆道疾病急性发作期出现发热、呕吐、剧烈疼痛时,应采取禁食、静脉补充营养、抗炎等治疗;胆道疾病缓解期或无症状时,应采取低脂肪、高蛋白质、高维生素的饮食治疗。

1. 能量　供应既要满足生理需要,又要防止摄入过多。一般为每日 1800～2000 kcal。要根据患者的具体情况区别对待,肥胖者须限制热能摄入以减轻体重,而消瘦患者应酌量增加能量供应,以利康复。

2. 脂类　限制脂肪,避免刺激胆囊收缩以缓解疼痛。手术前后饮食中的脂肪应限制在每日 20～30 g。随病情好转,患者对油脂的耐受可增至每日 40～50 g,注意均匀分布于三餐中,避免一次性食用过多的脂肪。控制含胆固醇高的食品以减轻胆固醇代谢障碍,防止结石形成,每日摄入量应少于 300 mg,重度高胆固醇血症应控制在 200 mg 以内。动物内脏、蛋黄、咸鸭蛋、松花蛋、蟹黄等含胆固醇高的食品应该少用或限量食用。

3. 蛋白质　给予充足的蛋白质。每日蛋白质供给量为 80～100 g。

4. 碳水化合物　每日碳水化合物供给量为 300～350 g,应供给含多糖的复合碳水化合物为主的食物,适量限制单糖,如砂糖和葡萄糖的摄入,对肥胖患者应适当限制主食、甜食和糖类。

5. 维生素和矿物质　选择富含维生素、钙、铁、钾等绿叶蔬菜、水果及粗粮,并补充维生素制剂和相应缺乏的矿物质。

6. 膳食纤维　高膳食纤维饮食可减少胆石的形成,鲜嫩蔬菜和瓜果切碎煮软,使膳食纤维软化。

(三) 营养治疗注意事项

(1) 少量多餐、定时定量、多饮水。

(2) 避免使用辛辣食物和刺激性强的调味品。

(3) 忌用油腻、煎、炸以及含脂肪多的食品,如肥猪肉、羊肉、填鸭、肥鹅、黄油、奶油、油酥点心、奶油蛋糕等。

(4) 戒酒。

五、胰腺疾病的营养治疗

胰腺是重要的内、外分泌器官。每日分泌的 1～2 L 胰液中包含了多种消化酶,如蛋白解酶(如胰蛋白酶、糜蛋白酶等)、脂肪酶和淀粉酶。消化脂肪的胰脂肪酶为胰腺所特有,一旦胰腺发生病变,首先是脂肪消化发生障碍。如胰岛受到损害,所分泌胰岛素会减少,发生糖代谢紊乱。

(一) 急性胰腺炎

急性胰腺炎表现为突然出现的持续性中上腹剧痛,并可牵涉左腰、左背、左肩部;若病情继续恶化,胰腺出血坏死,可产生腹胀、腹壁紧张、全腹压痛和反跳痛等腹膜刺激症状,甚至出现腹水、高热和休克等危重表现。急性出血坏死性胰腺炎病情凶险,预后差,死亡率高;急性胰腺炎反复发作可转变为慢性。

1. 病因

(1) 胆道疾病,如胆道结石、炎症和胆道蛔虫等。

(2) 高甘油三酯血症。

(3) 酒精。

(4) 胰管梗阻,如胰腺肿瘤、胆管结石、胆石嵌顿在壶腹部、十二指肠壶腹肿瘤等。

(5) 其他因素:经内镜逆行性胰胆管造影(ERCP)术后、外伤以及应用某些药物,如肾上腺皮

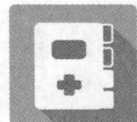

质激素、噻嗪类利尿剂等。

2. 营养治疗

营养治疗目的是抑制胰液的分泌,减轻胰腺的负担,避免胰腺的损害加重,促进胰腺恢复。

(1)急性水肿型胰腺炎:急性胰腺炎发作初期,因腹痛明显,可予以禁食、禁水以减轻患者症状。3~5天后,患者腹痛明显减轻、肠鸣音恢复、血淀粉酶降至正常时,可开始少量进食无脂高碳水化合物饮食,如果汁、果冻、藕粉、米汤、菜汁、绿豆汤等食物。禁食浓鸡汤、鱼汤、牛奶、豆浆、蛋黄等食物。由于膳食成分不平衡,热量和各种营养素含量低,不宜长期食用。病情稳定后,可逐渐过渡为低脂半流质饮食。蛋白质摄入不宜过多,供给充足的糖类。禁食含脂肪多的和有刺激性的食品,如辣椒、咖啡、浓茶等。绝对禁酒。

(2)急性出血坏死性胰腺炎:目前主张采用序贯性营养支持,即肠外营养,肠外营养+肠内营养,最后过渡至全肠内营养。无论是静脉营养,还是肠内营养,注意提供足够能量,热量根据患者的年龄、身高和体重计算。氨基酸、碳水化合物和脂肪比例根据病情进行调整。

(3)肠外营养:在急性胰腺炎禁食期间,若5~7天内无法达到每日需要量的60%,需加用静脉营养。因为部分患者有胰岛素拮抗现象,应监测血糖水平,随时调整胰岛素的用量。血清甘油三酯不高于3.4mmol/L时,可用脂肪乳来补充热量。血清甘油三酯水平过高时,应慎用或不用脂肪乳。蛋白质按1.0~1.5 g/kg的量予以补充,占总能量的15%~20%。

(4)肠内营养:要素饮食的吸收不需要胰蛋白酶原的参加,能抑制胰腺的外分泌,从而减轻胰腺的负担,有利于胰腺本身病变的修复和组织功能的恢复。一般选用短肽或氨基酸型低脂肪的要素饮食。

(5)少量多餐:每天5~6餐,每餐给予1~2种食品。注意选用软而易消化的食品。切忌暴饮暴食。

(6)烹调方法:宜采用烧、煮、烩、卤、汆等方法,禁用油煎、炸、烙、烤等方法。烹调时不用或少用植物油。全天脂肪总量为20~30 g。

(二)慢性胰腺炎

慢性胰腺炎是各种原因造成胰腺局部的、节段性或弥漫性的慢性炎症,导致外分泌和内分泌胰腺组织逐渐被纤维瘢痕替代引起的疾病。慢性胰腺炎主要表现为间歇性发作,可有腹痛、消化不良、脂肪泻等症状,使各种营养素吸收不良,容易发生多种营养素缺乏症,日久可出现胰腺功能降低。

1. 病因

(1)胆道系统疾病。

(2)慢性酒精中毒。

(3)急性胰腺炎和外伤:特别是急性出血坏死性胰腺炎、严重创伤后使胰腺不可逆造成胰腺囊肿及胰腺慢性炎症,影响胰腺分泌功能。

(4)重度营养不良。

(5)其他原因:胰腺分裂症、遗传性胰腺炎、高钙血症造成胰管结石,激活胰酶而引起胰腺炎。

2. 营养治疗

慢性胰腺炎的营养治疗基本上与急性胰腺炎相同,在急性发作期禁食;待病情缓解后,可给予高糖类、低脂少渣半流质膳食。

(1)脂肪:限制脂肪量,病情好转可递增至每日40~50 g。必要时可补充中链三酰甘油,代替某些膳食脂肪。

(2)蛋白质:每天供给蛋白质50~70 g。注意选用含脂肪少、高生物价蛋白食品,如鸡蛋清、

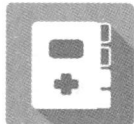

鸡肉、虾、鱼、豆腐、牛瘦肉等食品。

（3）糖类：因所需能量由糖类补充为主，每天可供给 300 g 以上。可选用谷类、蔗糖、红糖、蜂蜜等食品。

（4）胆固醇：慢性胰腺炎多伴有胆管病或胰腺动脉硬化，以胆固醇每日供给量＜300 mg 为宜。

（5）维生素：应供给充足，多选用富含 B 族维生素、维生素 A、维生素 C 的食品。特别是维生素 C 每天应摄入 300 mg 以上，必要时给予片剂口服。

（6）少食多餐：每天以 4～5 餐为宜。菜肴应清淡、细碎、柔软，不用烹调油，可采取蒸、煮、烩、熬、烧、炖等方法。应多换花式品种以促进患者食欲。富含脂肪的肉类、干果、油料果仁、黄豆、油炸食品及油酥点心等均在禁食之列。忌一切酒类和辛辣等刺激性食品及调料。

3. 食物选择

选食原则是富于营养、易于消化、少刺激性。宜用高蛋白高糖类低脂膳食，如豆浆、豆制品、脱脂奶、鱼类、猪肝、鸡肉、猪瘦肉、牛瘦肉、蛋清等食品。蔬菜类可选用土豆、菠菜、胡萝卜、豇豆、莴苣、茼蒿、苦菜等；橘汁及其他果汁也宜饮用。

禁用含脂肪多的食品，如油炸食品。严禁饮酒。

第四节 其他疾病的营养治疗

案例导入

患者，男性，69 岁，因"发热 2 天，反复咳嗽、咳痰伴气促一月余"就诊，有慢性阻塞性肺疾病史十余年，肺心病 4 年。吸烟史 40 余年，3 年前已戒烟。无高血压、冠心病、糖尿病、肺结核、慢性肝炎等。近一周进食量较前减少一半以上，体重变化情况不详。查体：体温 38.9 ℃，身高 175 cm，体重 52 kg，桶状胸，三凹征（＋），腹软，双下肢无水肿。请问：

1. 如何对患者进行营养评估？

2. 如何对患者进行饮食指导？

一、慢性阻塞性肺疾病

慢性阻塞性肺疾病（chronic obstructive pulmonary disease，COPD），简称慢阻肺，是一种以持续气流受限为特征的疾病。随着人口老龄化、吸烟人数的增加以及大气污染，COPD 的发病率也逐年增加，2012 年的调查数据显示我国 40 岁以上人群的发病率为 9.9%。慢阻肺主要累及肺脏，但也可引起全身（或称肺外）的不良效应。慢阻肺可存在多种合并症。急性加重和合并症影响患者整体的严重程度。

COPD 作为一种全身性疾病，在最新的 COPD 定义中，强调了 COPD 的肺外表现（或称为"全身效应"），其中营养不良、体重下降、骨骼肌功能障碍被认为是 COPD 最重要的"全身效应"，居核心地位的是营养不良。营养不良往往伴有体重下降，而体重下降又是营养不良最常见和重要的临床表现。研究表明，COPD 合并营养不良的发生率很高，处于稳定期的 COPD 患者约有

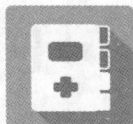

Note

20％存在营养不良，而急性发作期的营养不良患者则可高达50％。

（一）慢性阻塞性肺病的营养代谢变化

1. 基础代谢增高 COPD患者的基础代谢率较正常人增加15％～20％。但患者肺过度通气状态下膈肌受压下移，压迫胃而引起早饱、腹胀、纳差，摄入食量下降，能量及营养负平衡。

2. 蛋白质 感染、炎症因子以及药物治疗（激素类）等，使患者体内蛋白分解加速，导致蛋白质-能量营养不良，并且呈持续发展。

3. 糖、脂代谢紊乱 COPD患者多存在胰岛素抵抗以及糖代谢的受损。重度患者，尤其是慢性呼吸衰竭患者常由于脂肪分解水平下降以及血糖升高作用导致血脂代谢紊乱以及代谢综合征的相关症候（腹型肥胖，高血清甘油三酯水平，高脂血症）。

（二）慢性阻塞性肺疾病的营养治疗

COPD患者应给予高蛋白、高脂肪、低碳水化合物、足够能量的饮食。对于急性期患者，营养治疗的目的是尽量维持良好的营养状态，提高机体免疫力，以利度过急性呼吸道感染期；在急性发作后期则是使体力尽早得到恢复；对于缓解期患者营养治疗的目的是维持理想体重，增强机体免疫力，预防和减少急性发作频率以及减轻发作程度。

1. 能量 目前尚无公认的对COPD患者营养支持的总能量摄入值建议。有条件的医院，最好采用间接测热法（如使用代谢车）测定患者的实际静息能量消耗的情况，并根据实际能量消耗情况决定患者的每日能量摄入量。

COPD患者每日能量需要量＝基础能量消耗（BEE）×活动系数×体温系数×应激系数×校正系数。在没有代谢车测定BEE的情况下，BEE多采用Harris-Benedict公式进行计算。活动系数：卧床1.2，下床轻度活动1.25，正常活动1.3。体温系数：38℃取1.1，39℃取1.2，40℃取1.3，41℃取1.4。应激系数：体温正常1.0，发热1.3。校正系数：男性1.16，女性1.19。如果患者为营养不足（低体重），应在此能量需要基础上增加10％的每日供给量，以便纠正或避免进一步的体重丢失。而对于肥胖的COPD患者（实际体重＞120％理想体重），由于肥胖本身可增加患者的呼吸系统负担，损害呼吸功能，因此，对此类患者应适当限制能量的摄入，一般推荐按照1.0～1.1倍Harris-Benedict公式估算能量。

2. 供能营养素比例

（1）稳定期：碳水化合物50％～55％，脂肪30％～35％，蛋白质15％～20％（或按1.0～1.5 g/kg供给）。

（2）急性加重期：碳水化合物40％，脂肪40％～45％，蛋白质15％～20％。

3. 充足的维生素 应增加维生素C、维生素A、维生素E等抗氧化维生素的摄入，提高机体的免疫功能。

4. 适量矿物质 注意钙、铁、镁、磷和钾等矿物质的摄取，以改善呼吸肌功能；同时补充具有抗氧化功能的微量元素硒。

5. 少量多餐 每日4～6餐。因疲乏、呼吸困难及胃肠功能障碍（恶心、饱胀、便秘）等因素影响食欲及食物的消化吸收。COPD患者有明显缺氧的，可在餐前或餐后进行吸氧治疗。

6. 根据患者病情调整营养支持的途径 缓解期和轻度-中度的COPD患者采用经口进食高蛋白、高脂肪、低碳水化合物的治疗饮食和（或）口服营养补充以及肠内管饲在内的肠内营养支持。COPD急性加重期或使用面罩或人工气道辅助机械通气者，建议使用鼻-胃-空肠管行管饲肠内营养支持。必要时可结合部分胃肠外营养。注意保证能量摄入，避免出现体重降低。

（三）食物选择

1. 宜用食物 易消化的流质饮食，如米粥、面条、面片、牛乳、豆浆、果汁、菜汁、肉泥等；含抗氧化物质多的食物，如各种新鲜水果和蔬菜；含n-3脂肪酸多的鱼类，如鲑鱼（三文鱼）、沙丁鱼；

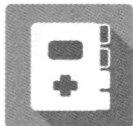

痰多、咳嗽者可食用陈皮、白梨等。为提高能量摄入，可用中链三酰甘油（MCT）替代部分长链脂肪。

2. 少用或忌用食物　过热、过冷以及易导致胃肠胀气的食物；含糖量高的点心、甜品等；腌熏、蜜饯制品；葱、姜、蒜、芥末等辛辣调味料；茶叶、咖啡、巧克力等。合并心肺功能不全时还应限制水的摄入。

（四）食谱举例

1. 急性加重期

早餐：小米大米粥（小米 20 g、大米 20 g），牛奶蒸鸡蛋羹（牛奶 200 mL、鸡蛋 50 g），小花卷（特一粉 30 g）。

加餐：肠内营养液（呼吸疾病专用型）200 mL。

午餐：嫩菜心豆腐皮煮面条（面条 70 g、嫩菜心 100 g、豆腐皮 10 g、芝麻油 8 g），淮山炖猪小排（鲜淮山 70 g、猪小排 80 g），炒西葫芦丝 100 g。

加餐：百合炖雪梨（鲜百合 30 g、雪梨 250 g）。

晚餐：土豆焖软饭（土豆 100 g、大米 40 g），娃娃菜余肉丸汤（瘦猪肉 50 g、娃娃菜 100 g），豆腐拌菠菜（豆腐 50 g、菠菜 150 g、芝麻油 5 g）。

加餐：肠内营养液（呼吸疾病专用型）200 mL。

全天烹调用花生油 12 g，芝麻油 13 g，食盐 4～6 g。

合计：总能量 2251 kcal，蛋白质 88.6 g（15.7%），脂肪 99.5 g（39.8%），碳水化合物 250.4 g（44.5%）。

2. 稳定期

早餐：薏米燕麦赤小豆粥（薏米 10 g、燕麦片 15 g、赤小豆 10 g），肉包（面粉 50 g、瘦猪肉 30 g），拌四季豆（四季豆 150 g）。

加餐：肠内营养液（呼吸疾病专用型）200 mL。

午餐：蒸米饭（大米 100 g），芦笋炒牛肉（鲜芦笋 80 g、牛里脊肉 50 g），虾皮焖冬瓜（虾皮 2 g、冬瓜 100 g），小白菜肉片汤（小白菜 150 g、瘦猪肉 20 g）。

加餐：酸奶 200 g。

晚餐：蒸软米饭（大米 80 g），清蒸三文鱼（三文鱼 100 g），炒油菜薹（油菜薹 150 g），山药木耳炖鸡汤（鲜山药 100 g、干木耳 5 g、鸡块 100 g）。

加餐：枇杷（枇杷 150 g）。

全天烹调用油茶籽油 30 g，食盐 6 g。

合计：总能量 2236 kcal，蛋白质 105.9 g（18.9%），脂肪 73.6 g（29.6%），碳水化合物 289.6 g（51.5%）。

二、恶性肿瘤的营养治疗

近十年来，我国肿瘤发病率一直呈上升趋势，已经成为我国常见疾病。2015 年中国肿瘤登记年报显示，全国共有新发肿瘤病例 429 万，死亡肿瘤病例 281 万。恶性肿瘤患者营养不良发生率较高，而且贯穿于整个病程，调查数据显示，40%～80% 的肿瘤患者存在营养不良，约 20% 的恶性肿瘤患者直接死于营养不良，营养不良严重影响患者的治疗反应、生存时间及生活质量。因此，有学者认为，营养支持应成为独立于手术治疗、化学治疗、放射治疗、生物治疗、姑息治疗等手段以外的一项专门治疗手段，应成为肿瘤多学科综合治疗的核心部分和肿瘤患者最基本、最必需的治疗措施。

（一）肿瘤患者的代谢改变

肿瘤患者的代谢改变主要表现为能量消耗增加，糖异生、糖酵解增强，脂肪动员和氧化加速，

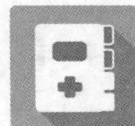

蛋白质合成减少、分解增多,分解代谢与合成代谢失衡,严重时发生恶病质。肿瘤细胞产生的代谢因子如脂肪动员因子(lipid mobilizing factor,LMF)、蛋白水解诱导因子(proteolysis-inducing factor,PIF),以及肿瘤诱导宿主免疫细胞产生的细胞因子如肿瘤坏死因子(tumor necrosis factor,TNF)、白细胞介素-6(interleukins-6,IL-6)、白细胞介素-1(interleukins-1,IL-1)等,均是介导代谢异常、引发恶液质的主要因素。

(二)肿瘤患者的营养问题及原因

(1)厌食导致食物摄入不足,进行性体重减轻:神经精神因素可导致患者对食物厌恶;气味、味道改变,肿瘤患者多有苦味阈值降低、甜味阈值增加,对咸、酸、辣味的趋向等,表现出对食物味道偏好的改变;循环系统中厌食因子增多,如肿瘤坏死因子-α、白细胞介素-6等;肿瘤部位的影响,头颈部肿瘤导致的张口困难,消化道肿瘤引起的吞咽困难、梗阻、营养素吸收困难。

(2)治疗方案对进食的影响:采用外科手术治疗的患者,手术本身所需的禁食、术后合并感染、吻合口漏、伤口愈合不良、器官切除后导致的消化吸收能力降低等;化疗药物导致的胃肠道反应,如恶心、呕吐、肠炎等;放射治疗对正常组织的放射损伤,如口腔干燥、口腔溃疡、张口受限、恶心、呕吐、腹泻、瘘、纤维化、肠道狭窄、肠梗阻、肠穿孔等。这些治疗措施都可能导致患者营养摄入不足,引起或加重营养不良。

表 11-14　放疗可能导致的营养相关副作用

放疗部位	治疗期间	远期(治疗后 90 天以上)
脑、脊柱	头痛、恶心、呕吐	头痛、疲倦
头、颈、舌、喉、扁桃体、唾液腺、鼻腔、咽部	口腔溃疡、吞咽困难或吞咽疼痛、味觉变化或味觉丢失、咽喉溃疡、口干、唾液浓稠	口干、下颌骨受损、牙关紧闭症、味觉和嗅觉改变
胸部、肺、食管、纵隔	吞咽困难、胃灼热、食欲不振、疲倦	食管狭窄、活动时胸部疼痛、心包积液、心包膜炎症反应、肺纤维化或有炎症反应
腹部、大肠或小肠、前列腺、宫颈、子宫、直肠	食欲不振、恶心、呕吐、腹泻、排气、胀气、乳制品耐受困难、排尿变化、疲倦	腹泻、血尿或膀胱刺激症状

(3)肿瘤组织对营养物质的消耗以及慢性失血和骨髓抑制导致的贫血。

(4)肿瘤导致的内环境紊乱:高钙血症、骨质疏松、低血糖、高血糖等以及蛋白质、脂肪及碳水化合物代谢的改变。

(5)其他因素:疼痛、紧张、焦虑情绪也会影响患者食欲及消化功能。

(三)营养治疗

1. 营养治疗的阶梯疗法　对肿瘤患者开始进行营养治疗前,必须对患者进行准确的营养状态评估。根据不同的营养评估结果,采用相应的营养治疗措施。

(1)营养教育:对可以正常进食、胃肠道功能正常的肿瘤患者,应首先选择对其开展营养教育,这也是所有营养不良治疗的基础。营养教育包括营养咨询、饮食指导及饮食调整,为患者提供有针对性的、个体化的营养宣教、饮食指导及饮食调整建议,如调整饮食结构,增加饮食频次,优化食物加工制作,改善就餐环境等。

(2)口服营养补充:对胃肠道功能正常但经口进食量不足的肿瘤患者,选择口服营养补充(oral nutritional supplements,ONS),即除了摄入正常食物以外,补充性经口摄入特殊医学用途

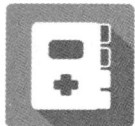

（配方）食品（food for special medical purposes，FSMP）以达到每日能量及营养素的需要。

（3）全肠内营养（total enteral nutrition，TEN）：指完全不进食日常食物的情况下，所有的能量及营养素全部由肠内营养制剂（特殊医用食品）提供。如食管癌完全梗阻、吞咽障碍、严重胃瘫等。多数患者需要通过管饲途径来实现，常用的管饲喂养途径有鼻胃管、鼻肠管、胃造瘘、空肠造瘘。

（4）肠内联合肠外营养：肿瘤患者经全肠内方式，营养仍无法达到每日需要量时，应选择肠内联合肠外营养的方式开展营养治疗，即部分肠内营养加部分肠外营养，或者在肠内营养的基础上补充性增加肠外营养。肠内营养与肠外营养二者提供的能量比例没有固定值，主要取决于肠内营养的耐受情况，肠内营养耐受越好，需要肠外提供的能量就越少，反之则越多。

（5）全肠外营养：对完全无法耐受肠内营养或胃肠道功能异常的肿瘤患者，肠外营养成为唯一的营养来源，即全肠外营养（total parenteral nutrition，TPN）。全肠外营养的适应证：消化道功能丧失；消化道不能使用，如完全肠梗阻、腹膜炎、顽固性呕吐、严重腹泻、高流量肠瘘、短肠综合征、严重吸收不良、急性胰腺炎等。

根据目前国际及国内的肿瘤营养治疗相关指南，当一阶梯的营养支持方式不能达到患者目标能量的60%，时间持续3～5天时，就应该选择上一阶梯的方案。

营养不良患者营养干预五阶梯模式如图11-1所示。

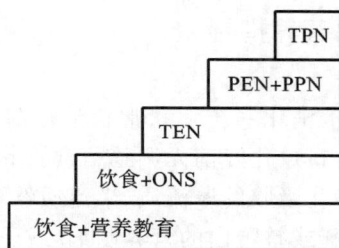

图 11-1　营养不良患者营养干预五阶梯模式

注：ONS为口服营养补充；TEN为全肠内营养；PPN为部分肠外营养；TPN为全肠外营养。

（摘自：石汉平等.营养不良的五阶梯治疗.肿瘤代谢与营养电子杂志，2015.）

2. 能量　一般恶性肿瘤患者的每日能量需求按 20～25 kcal/kg（卧床患者）或 25～30 kcal/kg（有活动能力患者）提供。肿瘤患者的目标需要量根据患者的年龄、活动、营养不良严重程度、应激状况等调整为个体化能量需求。如果有条件，用代谢仪间接测热法检测患者的实际能量消耗可能更准确。

3. 蛋白质　提高蛋白质摄入量，尤其是提高优质蛋白摄入比例。蛋白质供给量建议 1～1.5 g/(kg・d)，严重消耗者每日 1.5～2.0 g/(kg・d)。

4. 脂肪　肿瘤患者膳食脂肪应适当调高，脂肪供能比 30%～50%，增加单不饱和脂肪酸和 n-3 多不饱和脂肪酸摄入。适当的高脂饮食有利于维持患者体重。

5. 维生素和矿物质　保证维生素和矿物质的摄入量，可参考每日膳食推荐量提供。肿瘤患者常见维生素 C、维生素 D、维生素 B_{12}、锌等低于正常值，可适当增加供给量。肿瘤患者容易合并高钙血症，因此应注意钙供给不宜过高。

6. 水　每日适当饮水 1500～1700 mL，口干患者可使用雾化或加湿器。但心肾功能不全患者需控制水和钠的摄入。

7. 烹调方法　多用蒸、煮、炖、焖等，调味以清淡为宜，不要加用过多的刺激性调味料，如咸、麻、辣、酸、碱等。

8. 避免辛辣刺激、坚硬食物　限制浓茶及咖啡因饮料、限制油炸食物。限制食用腌制类、熏类、油炸类、烧烤类及泡菜类食物。

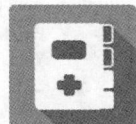

9. 禁烟酒　肿瘤患者应禁烟酒。

10. 其他　注意食物卫生,保持口腔清洁,经常漱口。

(四) 食物选择

饮食应均衡,不能偏食,食物形式可多样,根据患者病情,可以半流质饮食为主。

(1) 主食:建议每日 200 g 以上,品种应多样,推荐全谷物,如小米、全麦、燕麦、玉米、紫米等,以及薯类。减少食用过度加工的食物,避免或少吃精制糖(摄入量不足时可适当放宽限制)。

(2) 植物种子和鱼类为补充:以深海鱼为主,比如三文鱼、沙丁鱼、金枪鱼等。如有条件,可以补充鱼油胶囊。

(3) 新鲜蔬菜,每日 500 g 以上,多摄入十字花科蔬菜。白菜类:小白菜、菜心、大白菜、紫菜薯、红菜薯等;甘蓝类:椰菜、椰菜花、芥蓝、青花菜、球茎甘蓝、西兰花等;芥菜类:叶芥菜、茎芥菜(菜头)、根芥菜(大头菜)、榨菜等;萝卜类:尤其是胡萝卜;菌类:蘑菇、香菇等。

(4) 新鲜水果,每日 300 g 以上,包括苹果、梨、猕猴桃、橙子、浆果类(草莓、黑莓、蓝莓)等。

(5) 增加餐次,选择鸡蛋羹、杏仁粉、牛奶、芝麻糊、牛奶冲鸡蛋、山药粉＋糖、面包＋黄油果酱、冰糖银耳、栗子羹、枣泥糕或土豆泥等高能量高蛋白的加餐食物。

(6) 口腔干燥明显的患者,可选用一些有生津止渴作用的食疗汤水,如雪耳百合水、橄榄(青果)水、丝瓜汤、甘蔗汁、梨汁、枇杷汁等。

(五) 放化疗及不同肿瘤的营养指导

1. 放化疗患者的营养

肿瘤患者进行化疗或放疗时,上消化系统症状常较治疗前明显加重,常有厌油、恶心、呕吐、食欲降低、进食量减少等,故宜在进行放化疗前先调整膳食营养,增加营养贮备,使营养达到较好的状态。应给予清淡、少油、容易消化吸收的厚流质、半流质饮食以维持营养,必要时适当补充特殊医学用途(配方)食品(包括要素膳或整蛋白的营养制剂)或予以肠外营养支持。

根据患者具体情况,选用合理平衡膳食,制订合理的能量供给量,既满足需要,又避免过量。蛋白质、脂肪和糖类应分别占总能量的 12％～14％、25％～30％ 和 50％ 左右;其中动物和豆类蛋白占蛋白总量的 30％～50％。维生素应供给充足,每天须进食新鲜的蔬菜和水果;矿物质和微量元素的摄入量应能满足机体的需要,并注意锌铜比值和钙磷比值。多食有抗肿瘤作用的食物,如新鲜蔬菜、水果、奶类、大豆制品及蘑菇、银耳、黑木耳等。多饮茶,戒烟限酒。

2. 胃及食管肿瘤

因患者易呕吐及有早饱感,建议少量多餐。手术后初进食选用全流质营养物质,可经口进食或管饲给予,食管肿瘤建议胃造瘘留置管道喂养。胃部肿瘤术后应注意选用细软、清淡、容易消化吸收的食物,如鸡蛋羹、面糊汤、藕粉、豆腐脑等。胃大切或全切后注意避免倾倒综合征,具体做法如下:少量多餐,细嚼慢咽;餐次分配及量要视患者耐受情况安排;尽量不给予单、双糖类食物,而应以淀粉类为主,提供高蛋白和适当脂肪的食物;食物温度适宜,避免刺激肠道;餐后卧床半小时,以减慢食物通过小肠的速度;餐后 30～60 min 再给予水或液体,每次半杯(约 100 mL);必要时给予管饲全营养素。

3. 肠道肿瘤

肠道肿瘤患者在进行直肠和肛门手术前 4～5 天开始采用少渣或无渣膳食,可用米、面、瘦肉、鱼虾、鸡肉、鸡蛋、豆腐等,以减少粪便中的残渣,利于伤口愈合。术后营养治疗应给予高能量、高蛋白、高糖类、低脂少渣膳食。术后第 2 天起给予无渣流质饮食,可用米汤、藕粉、豆腐脑、蒸蛋羹等。术后 4～5 天可给予少渣半流质饮食或软饭,并多饮水,以保持粪便软而通畅,防止粪便干燥引起伤口疼痛或出血。膳食配制应注意平衡供给,防止营养素缺乏。维生素应供给充足,每天须进食适量的新鲜蔬菜和水果;矿物质和微量元素的摄入量应能满足机体的需要,并注意锌

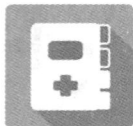

铜比值和钙磷比值。进食不足或腹泻严重者建议补充特殊医学用途（配方）食品。

4. 肝胆胰肿瘤

肝肿瘤患者的膳食应以高蛋白、高维生素、高能量为主。但肝功能障碍、肝功能失代偿的患者应注意水、盐及蛋白质等摄入量。戒烟酒，不予油煎油炸、辛辣刺激性食物。多食用富含维生素、矿物质及微量元素和食物纤维的食物，如新鲜的蔬菜、水果、冬菇及海产品等。

胆囊切除后应限制脂肪的摄入，选用低脂肪膳食，少量多餐，每天脂肪摄入量控制在 40 g以下。

胰腺肿瘤术后可有脂肪消化吸收障碍和血糖增高，应选用低脂肪高膳食纤维饮食。多吃绿叶蔬菜和新鲜水果，忌刺激性食物及强烈调味品；忌烟戒酒，多饮水，多喝茶。

5. 骨髓移植后

食物形式以少渣细软的高能量高蛋白高维生素半流质饮食为宜。避免机械性和化学性刺激的食物，少量多餐，膳食要逐渐加量，进食温度不宜过高。避免选用可能对移植患者使用的药物有干扰的食物，如葡萄柚、西柚（汁）等。鼓励患者多选用新鲜蔬菜和水果。骨髓移植前后患者白细胞数目明显减少、吞噬能力下降、抗体减少、免疫功能降低，极易发生感染，所以食物需经消毒处理后食用。为确保食物卫生无菌，移植后患者不能吃生的蔬菜，水果则需用 1∶100000 的高锰酸钾粉或 1∶2000 的"洗必泰"浸泡 15 min，并用蒸馏水充分洗涤后再食用；或将水果清洁后制成鲜榨果汁，用微波炉消毒后再食用。

（肖本熙）

恶性肿瘤患者膳食指导

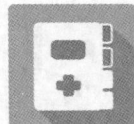

本章小结

营养治疗是疾病综合治疗的重要组成部分，本章介绍了常见的代谢性疾病、心脑血管疾病、消化系统疾病及其他如慢性阻塞性肺疾病等各种疾病的发生、发展和营养与膳食的密切关系及营养治疗和膳食原则。合理营养、充分利用食物的营养、保健和药用价值在疾病预防和治疗中有十分重要的意义。

能力检测

一、选择题

1. 一般而言，以下哪种食物血糖生成指数较低？（　　）
   A. 全麦面包　　　　B. 精白米、面　　　　C. 奶类和大豆类　　　　D. 无糖饼干

2. 甲状腺功能亢进患者的饮食原则是（　　）。
   A. 低能量、低蛋白质、高维生素饮食，限制碘摄入
   B. 高能量、高蛋白质、高维生素饮食，限制碘摄入
   C. 高能量、高蛋白质、高维生素饮食，增加碘摄入
   D. 低能量、低蛋白质、高维生素饮食，增加碘摄入

3. 痛风急性发作时，可以选择的食物有（　　）。
   A. 啤酒　　　　　　B. 肉汤　　　　　　C. 果汁饮料　　　　D. 低脂牛奶

4. 高血压患者饮食需要限制以下哪种矿物质的摄入量？（　　）
   A. 钙　　　　　　　B. 钾　　　　　　　C. 钠　　　　　　　D. 镁

5. 慢性肾功能不全时，需采用优质低蛋白饮食，以下描述错误的是（　　）。
   A. 优先选择牛奶、鸡蛋、新鲜瘦肉、鱼类等蛋白，减少谷类、蔬菜等植物蛋白摄入

Note

B.优先选择谷类、蔬菜等植物蛋白,不吃牛奶、鸡蛋、瘦肉、鱼类等

C.薯类食物含蛋白质少,可以作为主食的一部分

D.合并贫血时,摄入适量的动物血、牛肉等有助于改善

6. 胆石症缓解期患者宜采用(　　　)。

A.低脂肪、高蛋白质、高维生素、适量热能饮食

B.低脂肪、低蛋白质、低维生素、低热能饮食

C.低脂肪、高蛋白质、高维生素、高热能饮食

D.不需要特殊饮食

7. 急性胰腺炎的营养治疗不包括(　　　)。

A.限制膳食脂肪摄入　　　　　　　　　　B.肠外营养

C.提供高蛋白饮食　　　　　　　　　　　D.避免刺激性食物

8. 慢性阻塞性肺疾病患者的饮食原则是(　　　)。

A.高蛋白、低脂肪、高碳水化合物、足够能量

B.高蛋白、高脂肪、低碳水化合物、足够能量

C.低蛋白、低脂肪、高碳水化合物、适宜能量

D.低蛋白、高脂肪、低碳水化合物、适宜能量

9. 关于肿瘤患者的营养状况,以下说法错误的是(　　　)。

A.肿瘤患者可因厌食导致食物摄入不足,出现进行性体重减轻

B.肿瘤细胞对营养物质的消耗以及慢性失血可导致肿瘤患者贫血

C.手术、放疗、化疗等治疗本身也可能是导致肿瘤患者出现营养不良的原因

D.所有肿瘤患者都有营养不良

10. 关于冠心病患者的营养治疗,以下哪项说法正确?(　　　)

A.饮食提供的能量应有助于维持理想体重

B.肉类摄入量不受限制

C.不能吃鸡蛋

D.需限制脂肪摄入,但主食和蔬菜不需要限制

二、问答题

1. 患者,女性,56岁,退休,身高156 cm,体重63 kg,因多饮、多尿3个月就诊,查体:空腹血糖7.5 mmol/L,餐后2 h血糖15.4 mmol/L。诊断为2型糖尿病。

(1)患者应采用何种治疗饮食?

(2)对该患者进行营养治疗应遵循什么样的饮食原则?

(3)应教育患者注意避免哪些食物?

2. 患者,男性,67岁,因进食后呕吐3天入院。患者诊断为胃恶性肿瘤于10天前行全胃切除术,3天前出院后,出现进食后呕吐,呕吐物为胃内容物,非喷射性。体重较术前减轻约5 kg。

(1)患者出现此种情况最可能的原因是什么?

(2)对患者应采取哪一阶梯的营养治疗措施?

(3)如何对患者进行饮食指导?

参考文献

[1] 中华医学会消化病学分会炎症性肠病学组.炎症性肠病营养支持治疗专家共识(2013·深圳)[J].中华内科杂志,2013,52(12):1082-1087.

[2] 中华医学会.临床诊疗指南——肠外肠内营养学分册[M].北京:人民卫生出版

第十一章
选择题答案

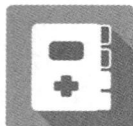

Note

社，2008.

　　[3] 中国抗癌协会肿瘤营养与支持治疗专业委员会.中国肿瘤营养治疗指南(2015)[M].北京：人民卫生出版社，2015.

　　[4] 中华医学会骨质疏松和骨矿盐疾病分会.原发性骨质疏松症诊疗指南(2017)[J].中华骨质疏松和骨矿盐疾病杂志,2017,10(5):413-443.

　　[5] 顾景范,杜寿玢,郭长江.现代临床营养学[M].2版.北京:科学出版社,2009.

　　[6] 中国超重/肥胖医学营养治疗专家共识编写委员会.中国超重/肥胖医学营养治疗专家共识(2016版)[J].中华糖尿病杂志,2016,8(9):525-540.

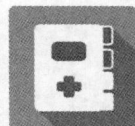

Note

·第五篇·

实训指导

实训一　膳食调查和评价

【目的】

（1）掌握 24 h 回顾法技术要点和具体实施程序。

（2）掌握膳食调查结果评价内容、方法，能够根据结果提出改进建议或意见。

（3）熟悉食物成分表的应用，膳食中各种营养素摄入量的计算方法。

（4）能够用 24 h 回顾法开展膳食调查。

【知识准备】

（1）24 h 回顾法：通过询问被调查者过去 24 h 实际的膳食摄入状况，对其食物摄入进行计算的一种方法。

（2）食物成分表。

（3）可食用部分。

（4）餐次比：每餐摄入的主食食物重量占全天摄入主食总重量或总能量的百分比；人日数。

【课时】

2 学时。

一、膳食调查与评价的目的

膳食调查是运用科学、合理的方法，对调查个体或群体每人每日主食、副食、调味品及零食等摄入量进行评估，评定其营养需要的满足程度。膳食调查是营养调查中的基本组成部分，通过调查可及时发现膳食中存在的问题，以此为依据开展营养咨询，提出营养干预措施，保证调查人群的营养健康。

二、膳食调查与评价的方法与步骤

本实习以 24 h 回顾法为调查方法，介绍膳食调查与评价的基本步骤。

（一）调查对象的确定与告知

调查人员首先选定调查对象，与其做好沟通和预约工作，向调查对象介绍调查内容，明确告知回顾调查的开展时间、周期和调查地点。

（二）明确调查内容

调查内容包括调查对象的基本信息、进餐时间、摄入食物原料名称、重量等信息，并对调查结果进行评价。

（三）询问、记录调查对象 24 h 内的食物摄入情况

每位实习学生用 24 h 回顾法，记录过去 24 h 摄入的所有食物的种类、数量，可利用量器等工具对摄入食物的量进行询问、记录和计算。

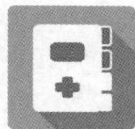

（四）膳食计算

以某 18 岁男大学生为例，24 h 摄入食物见实训表 1-1，进行膳食计算。

实训表 1-1　某 18 岁男大学生 24 h 膳食摄入情况

餐次	食物名称	原料名称	原料重量/g	进餐地点
早餐	面包	面粉	200	家
	牛奶	鲜牛奶	250	
	鸡蛋	鸡蛋	50	
午餐	青椒肉片	青椒	100	家
		瘦肉	50	
	豆腐干芹菜	豆腐干	50	
		芹菜	100	
	馒头	面粉	100	
晚餐	菠菜豆腐汤	菠菜	100	家
		豆腐	50	
	米饭	大米	100	
	水果	苹果	100	

注：烹调用油为花生油，全天 20 g。

（1）根据食物成分表，计算全日营养素和能量的摄入量，结果记录在实训表 1-2。

实训表 1-2　膳食营养素摄入表

食物原料名称	原料重量/g	能量/kcal	碳水化合物/g	蛋白质/g	脂肪/g	钙/mg	维生素 C/mg
面粉	300	1032	214.5	33.6	4.5	93	0
大米	100	343	76.8	7.7	0.6	11	0
瘦肉	100	143	1.5	20.3	6.2	6	0
鲜牛奶	250	135	8.5	7.5	8	260	0
鸡蛋	50	138	1.5	12.7	9	48	0
豆腐	50	40.5	1.9	4.05	1.85	82	0
豆腐干	50	70	5.35	8.1	1.8	154	0
青椒	100	18.04	3.28	0.82	0.16	11.48	59.04
芹菜	100	9.24	1.65	0.53	0.07	31.68	7.92
菠菜	100	21.36	2.49	2.31	0.27	58.74	28.48
苹果	100	39.52	9.35	0.15	0.15	3.04	3.04
花生油	20	179.8	0	0	19.98	2.4	0

（2）参照 DRIs，将结算结果与之比较，结果计入实训表 1-3 至实训表 1-8。

实训表 1-3　膳食评价表

能量和营养素	能量/kcal	蛋白质/g	钙/mg	维生素 C/mg
RNI	2600	65	800	100
全日摄入量	2169.46	97.76	761.34	98.48
全日摄入量比/（%）	83.44	150.4	95.17	98.48

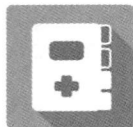

Note

实训表 1-4　食物能量来源分配

	摄入量/kcal	占总摄入量的百分比/(%)
植物性食物	1642.96	75.7
豆类	110.5	5.1
动物性食物	416	19.2

实训表 1-5　蛋白质来源分配

	摄入量/g	占总摄入量的百分比/(%)
植物性食物	45.11	46.1
豆类	12.15	12.4
动物性食物	40.5	41.4

实训表 1-6　脂肪来源分配

	摄入量/g	占总摄入量的百分比/(%)
植物性食物	25.73	48.9
豆类	3.65	6.9
动物性食物	23.2	44.2

实训表 1-7　三餐能量分配

	摄入能量/kcal	占总摄入量的百分比/(%)
早餐	961	44.3
中餐	674.18	31.1
晚餐	534.28	24.6

实训表 1-8　三大产能营养素供能比

	实际值/(%)	参考值/(%)
蛋白质	18.02	10～15
脂肪	21.81	20～30
碳水化合物	60.26	55～65

（五）膳食调查结果分析与评价

（1）对于 18 岁处于中体力活动的男大学生而言，能量摄入量偏低。三餐供能比为早餐 44.3%、午餐 31.1%、晚餐 24.6%，应适当增加能量摄入量，可适当降低早餐供能比，增加中、晚餐供能比。

（2）谷薯类、肉类、豆类、蔬菜水果摄入充足，膳食结构基本合理。但是与中国居民膳食宝塔比较，鱼虾摄入不足，应适当减少畜肉，增加鱼虾摄入，改善钙摄入量偏低的问题。

（3）钙摄入量偏低，维生素 C 摄入量接近正常，蛋白质摄入偏多，优质蛋白摄入占比为 58.8%。

（4）动物性食物脂肪占总摄入量的 44.2%，植物性食物脂肪占总摄入量的 48.9%，油脂为 20 g，可以适当减少动物性食物脂肪的摄入，增加植物性食物脂肪的比例。

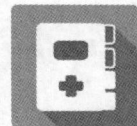

Note

（5）三大营养素供能比：碳水化合物占 60.26％,蛋白质占 18.02％,脂肪占 21.81％,蛋白质供能比稍偏高,应适当减少蛋白质摄入量。

三、练习

每位同学采用 24 h 膳食回顾法收集记录资料,进行个人膳食调查与评价,并给出改善建议。

（王笑丹）

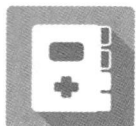

实训二　营养咨询和教育实践

项目背景

2017 年 5 月 22 日至 28 日是"健康中国行"广东省主题宣传周,主题是"合理膳食"。5 月 23 日,广东省卫生计生委联合广东省疾控中心发布了 2002—2012 年的全省居民膳食营养和健康状况调查结果。与 1992 年开展的第四次调查相比,这十年里,广东人不良生活方式和行为有增无减,如体力活动下降,静坐时间增加,吸烟和被动吸烟率居高不下,饮酒率明显上升;膳食模式发生明显变化,膳食结构不合理,脂肪供能比明显超过推荐水平,维生素和矿物质摄入水平偏低;营养与行为生活方式相关的慢性病(超重/肥胖、高血压、糖尿病、血脂异常)增长迅速,城乡差别明显缩小,防控效果不理想。

一、膳食结构变化

越来越多人不爱"主食"。调查显示,十年里,广东居民的膳食结构发生了明显变化。其中谷薯类食物的摄入量大幅度下降;动物性食物(如肉类)明显增加,并超出膳食推荐的上限量,从而导致居民脂肪供能比达到 32.7%;尽管水果蔬菜和奶类、大豆的摄入量都有所提升,但都未能达到膳食推荐的下限,尤其是水果摄入量不到膳食推荐下限(200~350 g/标准人日)的三分之一。

二、生活方式变化

(1) 出行更爱坐车了。十年里广东居民的出行方式发生了明显改变,越来越多的人出门就打车。调查显示,2012 年,出行以乘机动车、步行、骑自行车为主的分别占 49.1%、39.8%、11.1%。与 2002 年相比,以步行和骑自行车为主的比例明显下降,而以乘机动车为主的比例明显上升。

(2) 睡眠时间减少了。广东居民睡眠时间明显减少,平均减少了 1 个小时,学生的睡眠时间减少得特别明显。

(3) 久坐不动时间长了。不少人喜欢宅在家,在调查中也体现出来了。调查显示,2012 年,广东居民静坐活动时间为 3.3 h,家务时间为 0.9 h。与 2002 年相比,静坐活动时间增加了 0.7 h,城乡均有所增加;家务时间城乡均有所减少。

(4) 抽烟喝酒比例高了。随着经济水平的逐渐提高,对健康影响较大的抽烟和喝酒发生率都在上升。调查显示,2012 年,全省居民吸烟率为 24.4%,被动吸烟率为 36.7%,农村均高于城市。与 2002 年相比,吸烟率无论城乡均呈上升趋势;被动吸烟率呈下降趋势,其中城市下降、农村上升。饮酒方面,2012 年全省居民饮酒率为 33.9%,与 2002 年相比,饮酒率上升了 1 倍多。饮酒者中危险饮酒率为 3.1%。

(5) 更爱外出就餐了。十年里,广东居民在外就餐的比例大大提高,从 2002 年的 27.2%上升至 48.0%,农村增幅高于城市。专家表示,这一生活习惯的改变会导致慢性病发生率升高,因

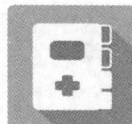

为在外面就餐点肉菜比较多，油盐含量都较高，易进食过饱，摄入的碳水化合物、脂肪和蛋白质都会过量。

三、健康状况变化

（1）居民肥胖率明显上升。膳食结构不合理和不良生活方式都会导致相关疾病发病的明显增加。在调查报告中，最引人注意的是，十年来广东居民慢性病患病率显著提高。尽管营养不良性疾病的发病率明显下降，但其他慢性病的发病率却明显上升。2002—2012 年广东 18 岁以上居民超重率从 20.2％升至 26.2％，尤其是农村上升得非常快，从 11.6％升至 25.15％；肥胖率从 4.8％升至 8.9％，其中，农村从 2.3％升至 6.6％；和心脑血管疾病密切相关的中心肥胖（男性腰围超 85 cm，女性腰围超 80 cm）率从 18.3％上升至 43.8％，农村从 13.1％升至 42.9％。

（2）"三高"发病率都明显上升。①2002—2012 年，全省 18 岁以上居民高血压患病率为从 11.6％升至 21.4％，知晓率从 19.5％升至 44.0％，治疗率从 14.0％升至 33.0％，值得一提的是，高血压控制率尽管从 4.5％升至 8.8％，但效果依然不理想，相当于 100 名高血压患者中只有 8～9 人的血压控制在正常水平。②十年里，广东居民糖尿病患病率上升非常迅猛，总患病率从 2002 年的 1.5％升至 2012 年的 10.1％。其中农村从 1.0％升至 10.2％，知晓率从 38.6％升至 53.7％。③十年里，广东居民血脂异常发生率上升明显，总患病率从 23.9％升至 39.7％，知晓率从 7.4％升至 20.3％，治疗率从 5.4％升至 14.9％，尽管控制率从 3.4％升至 5.2％，效果依然很不理想。

专家建议：要坚持食物多样性；戒烟戒酒，吃动平衡。

问题：

（1）作为该地区的营养工作者，你认为采取什么措施干预比较好？

（2）如何开展营养教育项目？

营养教育项目参考过程如下。

（1）项目设计。

①确定教育对象及特征；

②确定教育计划的目的；

③确定项目目标；

④确定教育内容；

⑤确定项目评价标准。

（2）选择教育途径和资料。

①教育途径的选择；

②教育材料的选择。

（3）准备教育材料及预实验。

①准备教育材料；

②进行预实验。

（4）营养教育计划的实施。

（5）营养教育项目评价。

（6）撰写项目研究报告。

（崔淑莲）

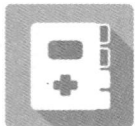

实训三　健康信息管理

【目的】

了解目前健康管理的现状。

【内容】

国内三甲医院手机 App 应用体验。

（一）案例

1. 体验对象　可选择以下 2～3 所医院的 App 进行安装使用。

（1）掌上浙一（浙江大学医学院附属第一医院）。

（2）掌上上海（海军军医大学附属长海医院）。

（3）瑞金医院移动助医系统（上海交通大学医学院附属瑞金医院）。

（4）温医一院（温州医科大学附属第一医院）。

（5）掌上湘雅（中南大学湘雅医院）。

（6）健康西南（陆军军医大学附属西南医院）。

2. 移动 App 的功能　主要通过以下 12 个方面进行体验比较。

（1）手机挂号：包括专家预约、普通挂号、叫号查询三个模块内容，最大限度地缩短了患者排队挂号的时间，方便就医。

（2）智能分诊：找对医生挂对号。手机应用的智能分诊模块能模拟临床医生问诊流程，让患者可以对病情进行自我评估，并为患者推荐合适的科室就诊，做到"找对医生挂对号"。

（3）取报告单：远程报告单查询，患者无须在医院等待，大大提高了就诊效率。同时，手机报告单查询会提供医学参考值范围，供患者初步判断病情是否严重。

（4）结算支付：患者还可以选择手机网银支付，或选择"先诊疗后付费"模式。在该模式下，患者可先行诊疗，包括挂号、检查、配药等，当全过程结束后，再一次性付清费用。患者无须在接受每项诊疗服务时往返于各楼层之间单独缴费。

（5）专家咨询：通过实名认证的医患互动平台，临床一线医生在线问诊，患者可对医生发起图文、语音等多途径咨询，获得最及时、专业的解答。

（6）手术动态：让患者家属能够实时查询患者手术实况，缓解家属紧张情绪，增进医患沟通。

（7）医院简介：包含医院的基本情况，医院路线导航，院内的各楼层导航及医院周边酒店、银行、加油站等商户信息，为外地患者就医提供温馨周到的服务。

（8）医生介绍：按就诊科室分类介绍不同科室、不同职称的医生详情信息与出诊信息，方便患者就医时根据需要选择医生。

（9）健康档案：医生将患者信息上传至计算机网络的同时，同步到手机客户端，让患者了解自己的健康信息，也方便以后的会诊，提供全面、连续的健康服务。

（10）健康资讯：提供健康教育信息，加强疾病的三级预防，帮助人们树立正确的健康意识，

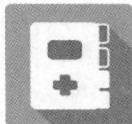

改变不良的生活习惯,减少健康危险因素,达到人人健康的目的。

（11）健康百科:对各种疾病、药物、急救知识与检查单进行简单的了解,并提供健康自测小工具,增强患者的自我管理能力。

（12）服务评价:患者通过 App 将自己对就诊服务的意见与需求信息反馈给医院,医院可以根据建议做出相应的改变以提高服务质量,这里的服务评价是指患者对医疗服务的评价,而不是对 App 的评价。

（二）请根据实训材料回答以下问题

（1）请写出两个你觉得比较重要的三甲医院 App。

①App 名称:　　　　　　　健康信息服务热点领域:

②App 名称:　　　　　　　健康信息服务热点领域:

（2）综合分析:通过对上述 App 的了解,请归纳出它们当前的健康信息服务热点领域。

（三）实训书面报告

撰写调查报告,要求如下。

（1）以小组为单位完成。

（2）提交书面案例分析报告,字数要求为 1500～2000 字。

①阐述调查对象的确定;

②论述采用的调查方法及依据;

③调查信息整理与核查;

④统计分析方法的选择及相关依据;

⑤对调查结果进行分析并得出明确的结论。

（王嘉宁）

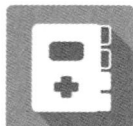

实训四 住院患者营养风险筛查与评估

【目的】

(1) 熟悉住院患者营养风险筛查的应用条件。
(2) 掌握住院患者营养风险筛查的方法。

【课时】

2学时。

病 例

患者,男性,78岁,主诉"腹痛、腹胀、停止排便4天",急诊以"乙状结肠扭转"收入院。患者既往有类似发作史。发病以来,患者进食较前明显减少,约为正常饮食时的1/4~1/3量,仅进食少量粥类,每次100~200 mL不等,每日3~4餐,饮水少量,有恶心,无呕吐。患者疼痛难忍不能站立,无法称重量高,自诉体重有所减轻,具体不详。

查体:身高175 cm,既往体重60 kg,BMI为19.6 kg/m²,表情痛苦,口唇干燥,腹部膨隆,左下腹可见肠型,未触及肿块,双下肢无水肿。非利手三头肌皮褶厚度6.8mm,小腿围30 cm。

实验室检查:全血常规检查示白细胞计数15.86×10⁹/L,红细胞计数3.75×10¹²/L,血红蛋白浓度106 g/L,血小板计数223×10⁹/L,淋巴细胞计数0.29×10⁹/L,血糖3.92 mmol/L,血尿素氮2.39 mmol/L,血肌酐76 μmol/L,总蛋白63.5 g/L,白蛋白31.0 g/L,钠130.5 mmol/L,钾3.34 mmol/L,氯101.2 mmol/L,前白蛋白34.40 mg/L,转铁蛋白0.57 g/L,C-反应蛋白413 mg/L。

请用营养风险筛查-2002(NRS-2002)对患者进行营养风险筛查。

1. 对该住院患者进行营养风险筛查

第一步:工具选择与条件判断。

选择中华医学会肠外肠内营养学分会推荐的营养风险筛查-2002(NRS-2002)对患者进行营养风险筛查。

需满足应用条件:18~90岁患者,神志清醒,住院1天以上且次日8:00前不需要手术。

第二步:NRS-2002首次筛查(初筛)(实训表4-1)。

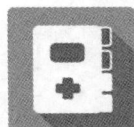

实训表 4-1　NRS-2002 首次筛查

首次筛查项目	是	否
1. 是否 BMI<18.5?		√
2. 近 3 个月是否有体重下降?	√	
3. 过去一周是否摄食减少?	√	
4. 是否有严重疾病(如需 ICU 治疗)?		√

如果有任何一个问题回答"是",就进入最终筛查;如果全部答"否",则每周重复筛查一次。

第三步:NRS-2002 最终筛查(实训表 4-2)。

实训表 4-2　NRS-2002 最终筛查表

1. 疾病严重程度评分

评 1 分:营养需要量轻度增加

　□一般恶性肿瘤　□髋部骨折　□长期血液透析　□糖尿病　□慢性病(如肝硬化、COPD)

评 2 分:营养需要量中度增加

　□血液恶性肿瘤　□重度肺炎　□腹部大手术　□脑卒中

评 3 分:营养需要量明显增加

　□颅脑损伤　□骨髓移植　□重症监护患者(APACHE>10)

若不符合上述明确诊断者,按以下标准进行疾病严重程度评分

评 1 分:■ 慢性病患者因出现并发症而住院治疗。患者虚弱但不需卧床。蛋白质需要量略有增加,但可以通过口服和补充来弥补

评 2 分:□卧床患者,如大手术后。蛋白质需要量相应增加,但大多数仍可以通过人工营养得到恢复

评 3 分:□患者在加强病房中靠机械通气支持。蛋白质需要量增加而且人工营养支持不足以弥补,但是通过适当的人工营养可以使蛋白质分解和氮丢失明显减少

2. 营养受损状况评分

评 1 分:□近 3 个月体重下降>5%;或近 1 周内进食量减少 1/4～1/2

评 2 分:■近 2 个月体重下降>5%;或近 1 周内进食量减少 1/2～3/4

评 3 分:□近 1 个月体重下降>5%;或近 1 周内进食量减少 3/4 以上,或 BMI<18.5 kg/m^2

如因严重胸腹水、水肿得不到准确 BMI 值时,用白蛋白替代_____ g/L(<30 g/L,3 分)

3. 年龄评分

评 0 分:□年龄<70 岁　　　　　评 1 分:■ 年龄≥70 岁

营养风险筛查总评分=疾病严重程度评分(1)+营养受损状况评分(2)+年龄评分(1)=(4)分

筛查结果:　□ <3 分　　　　■ ≥3 分

注:总评分≥3 分有营养风险,即予以营养支持治疗;总评分<3 分,每周进行一次营养风险筛查。

筛查结论:该患者有营养风险,需要营养支持。

2. 对该住院患者进行营养状况评估

第一步:膳食调查。

可采用 24 h 膳食回顾法或膳食史法评估患者膳食状况。患者起病以来,进食较前减少一半以上,摄入量明显不足。

第二步:人体测量。

可用理想体重法、BMI 等指标进行评价,患者体重情况属于正常体重范围。

三头肌皮褶厚度实测值为正常值的 90%之内(正常值成年男性 8.3 cm),属体脂轻度减少。

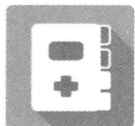

小腿围小于 31 cm,属于肌肉轻度减少。

第三步:临床检查。

未见有明显营养意义的症状、体征。

第四步:临床生化检查。

患者有贫血(轻度)、低淋巴细胞计数、低白蛋白(轻度)、低前白蛋白(重度)、低钠血症、低钾血症。

综合评价:患者营养不足,蛋白质-热能营养不良(中度-重度),轻度贫血,电解质紊乱。

(肖本熙)

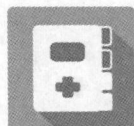

附录 A 中国居民膳食能量与营养素摄入量表

表 A-1 中国居民膳食能量需要量（EER）

人群	能量/(MJ/d)						能量/(kcal/d)					
	身体活动水平(轻)		身体活动水平(中)		身体活动水平(重)		身体活动水平(轻)		身体活动水平(中)		身体活动水平(重)	
	男	女	男	女	男	女	男	女	男	女	男	女
0 岁~	—ᵃ	—	0.38 MJ/(kg·d)	0.38 MJ/(kg·d)	—	—			90 kcal/(kg·d)	90 kcal/(kg·d)		
0.5 岁~	—	—	0.33 MJ/(kg·d)	0.33 MJ/(kg·d)					80 kcal/(kg·d)	80 kcal/(kg·d)		
1 岁~	—	—	3.77	3.35	—	—	—	—	900	800	—	—
2 岁~	—	—	4.60	4.18	—	—	—	—	1100	1000	—	—
3 岁~	—	—	5.23	5.02	—	—	—	—	1250	1200	—	—
4 岁~	—	—	5.44	5.23	—	—	—	—	1300	1250	—	—
5 岁~			5.86	5.44					1400	1300		
6 岁~	5.86	5.23	6.69	6.07	7.53	6.90	1400	1250	1600	1450	1800	1650
7 岁~	6.28	5.65	7.11	6.49	7.95	7.32	1500	1350	1700	1550	1900	1750
8 岁~	6.90	6.07	7.74	7.11	8.79	7.95	1650	1450	1850	1700	2100	1900
9 岁~	7.32	6.49	8.37	7.53	9.41	8.37	1750	1550	2000	1800	2250	2000
10 岁~	7.53	6.90	8.58	7.95	9.62	9.00	1800	1650	2050	1900	2300	2150
11 岁~	8.58	7.53	9.83	8.58	10.88	9.62	2050	1800	2350	2050	2600	2300
14 岁~	10.46	8.37	11.92	9.62	13.39	10.67	2500	2000	2850	2300	3200	2550
18 岁~	9.41	7.53	10.88	8.79	12.55	10.04	2250	1800	2600	2100	3000	2400
50 岁~	8.79	7.32	10.25	8.58	11.72	9.83	2100	1750	2450	2050	2800	2350
65 岁~	8.58	7.11	9.83	8.16	—	—	2050	1700	2350	1950	—	—
80 岁~	7.95	6.28	9.20	7.32	—	—	1900	1500	2200	1750	—	—
孕妇(早)	—	+0	—	+0ᵇ	—	+0	—	+0	—	+0	—	+0
孕妇(中)	—	+1.26	—	+1.26	—	+1.26	—	+300	—	+300	—	+300
孕妇(晚)	—	+1.88	—	+1.88	—	+1.88	—	+450	—	+450	—	+450
乳母	—	+2.09	—	+2.09	—	+2.09	—	+500	—	+500	—	+500

ᵃ 未制定参考值者用"—"表示。

ᵇ "＋"表示在同龄人群参考值基础上额外增加量。

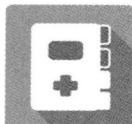

表 A-2 中国居民膳食蛋白质参考摄入量(DRIs)

人群	EAR/(g/d)		RNI/(g/d)	
	男	女	男	女
0 岁～	—ᵃ	—	9(AI)	9(AI)
0.5 岁～	15	15	20	20
1 岁～	20	20	25	25
2 岁～	20	20	25	25
3 岁～	25	25	30	30
4 岁～	25	25	30	30
5 岁～	25	25	30	30
6 岁～	25	25	35	35
7 岁～	30	30	40	40
8 岁～	30	30	40	40
9 岁～	40	40	45	45
10 岁～	40	40	50	50
11 岁～	50	45	60	55
14 岁～	60	50	75	60
18 岁～	60	50	65	55
50 岁～	60	50	65	55
65 岁～	60	50	65	55
80 岁～	60	50	65	55
孕妇(早)	—	+0ᵇ	—	+0
孕妇(中)	—	+10	—	+15
孕妇(晚)	—	+25	—	+30
乳母	—	+20	—	+25

ᵃ 未制定参考值者用"—"表示。

ᵇ "+"表示在同龄人群参考值基础上额外增加量。

表 A-3 中国居民膳食碳水化合物、脂肪酸参考摄入量(DRIs)

人群	总碳水化合物/(g/d)	亚油酸/(%Eᵇ)	α-亚麻酸/(%E)	EPA+DHA/(g/d)
	EAR	AI	AI	AI
0 岁～	65(AI)	7.3(0.15gᶜ)	0.87	0.10ᵈ
0.5 岁～	80(AI)	6.0	0.66	0.10ᵈ
1 岁～	120	4.0	0.60	0.10ᵈ
4 岁～	120	4.0	0.60	—
7 岁～	120	4.0	0.60	—
11 岁～	150	4.0	0.60	—
14 岁～	150	4.0	0.60	—
18 岁～	120	4.0	0.60	—

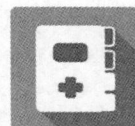

Note

续表

人群	总碳水化合物/(g/d)	亚油酸/(%E[b])	α-亚麻酸/(%E)	EPA+DHA/(g/d)
	EAR	AI	AI	AI
50 岁～	120	4.0	0.60	—
65 岁～	—[a]	4.0	0.60	—
80 岁～	—	4.0	0.60	—
孕妇（早）	130	4.0	0.60	0.25(0.20[d])
孕妇（中）	130	4.0	0.60	0.25(0.20[d])
孕妇（晚）	130	4.0	0.60	0.25(0.20[d])
乳母	160	4.0	0.60	0.25(0.20[d])

[a] 未制定参考值者用"—"表示。

[b] %E 为占能量的百分比。

[c] 为花生四烯酸。

[d] DHA。

注：我国 2 岁以上儿童及成人膳食中来源于食品工业加工产生的反工脂肪酸的 UL 为＜1%E。

表 A-4　中国居民膳食常量元素参考摄入量（DRIs）

人群	钙/(mg/d)			磷/(mg/d)			钾/(mg/d)		钠/(mg/d)		镁/(mg/d)		氯/(mg/d)
	EAR	RNI	UL	EAR	RNI	UL[c]	AI	PI	AI	PI	EAR	RNI	AI
0 岁～	—[a]	200(AI)	1000	—	100(AI)	—	350	—	170	—	20(AI)		260
0.5 岁～	—	250(AI)	1500	—	180(AI)	—	550	—	350	—	65(AI)		550
1 岁～	500	600	1500	250	300	—	900	—	700	—	110	140	1100
4 岁～	650	800	2000	290	350	—	1200	2100	900	1200	130	160	1400
7 岁～	800	1000	2000	400	470	—	1500	2800	1200	1500	180	220	1900
11 岁～	1000	1200	2000	540	640	—	1900	3400	1400	1900	250	300	2200
14 岁～	800	1000	2000	590	710	—	2200	3900	1600	2200	270	320	2500
18 岁～	650	800	2000	600	720	3500	2000	3600	1500	2000	280	330	2300
50 岁～	800	1000	2000	600	720	3500	2000	3600	1400	1900	280	330	2200
65 岁～	800	1000	2000	590	700	3000	2000	3600	1400	1800	270	320	2200
80 岁～	800	1000	2000	560	670	3000	2000	3600	1300	1700	260	310	2000
孕妇（早）	+0[b]	+0	2000	+0	+0	3500	+0	3600	+0	2000	+30	+40	+0
孕妇（中）	+160	+200	2000	+0	+0	3500	+0	3600	+0	2000	+30	+40	+0
孕妇（晚）	+160	+200	2000	+0	+0	3500	+0	3600	+0	2000	+30	+40	+0
乳母	+160	+200	2000	+0	+0	3500	+400	3600	+0	2000	+0	+0	+0

[a] 未制定参考值者用"—"表示。

[b] "＋"表示在同龄人群参考值基础上额外增加量。

[c] 有些营养素未制定可耐受最高摄入量，主要是因为研究资料不充分，并不表示过量摄入没有健康风险。

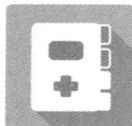

表 A-5　中国居民膳食微量元素参考摄入量（DRIs）

人群	铁/(mg/d) EAR 男	铁 EAR 女	铁 RNI 男	铁 RNI 女	铁 ULᶜ	碘/(μg/d) EAR	碘 RNI	碘 UL	锌/(mg/d) EAR 男	锌 EAR 女	锌 RNI 男	锌 RNI 女	锌 UL	硒/(μg/d) EAR	硒 RNI	硒 UL	铜/(mg/d) EAR	铜 RNI	铜 UL	氟/(mg/d) AI	氟 UL	铬/(μg/d) AI	锰/(mg/d) AI	锰 UL	锰 EAR	钼/(μg/d) RNI	钼 UL
0 岁~	—ᵃ	—	0.3(AI)		—	—	85(AI)	—	—		2.0(AI)		—	—	15(AI)	55	—	0.3(AI)	—	0.01	—	0.2	0.01	—	—	2(AI)	—
0.5 岁~	7	7	10	10	—	—	115(AI)	—	2.8		3.5		—	—	20(AI)	80	—	0.3(AI)	—	0.23	—	4.0	0.7	—	—	15(AI)	—
1 岁~	6	6	9	9	25	65	90	—	3.2		4.0		8	20	25	100	0.25	0.3	2	0.6	0.8	15	1.5	3.5	35	40	200
4 岁~	7	7	10	10	30	65	90	200	4.6		5.5		12	25	30	150	0.30	0.4	3	0.7	1.1	20	2.0	5.0	40	50	300
7 岁~	10	10	13	13	35	65	90	300	5.9		7.0		19	35	40	200	0.40	0.5	4	1.0	1.7	25	3.0	8.0	55	65	450
11 岁~	11	14	15	18	40	75	110	400	8.2	7.6	10.0	9.0	28	45	55	300	0.55	0.7	6	1.3	2.5	30	4.0	10	75	90	650
14 岁~	12	14	16	18	40	85	120	500	9.7	6.9	11.5	8.5	35	50	60	350	0.60	0.8	7	1.5	3.1	35	4.5	11	85	100	800
18 岁~	9	15	12	20	42	85	120	600	10.4	6.1	12.5	7.5	40	50	60	400	0.60	0.8	8	1.5	3.5	30	4.5	11	85	100	900
50 岁~	9	9	12	12	42	85	120	600	10.4	6.1	12.5	7.5	40	50	60	400	0.60	0.8	8	1.5	3.5	30	4.5	11	85	100	900
65 岁~	9	9	12	12	42	85	120	600	10.4	6.1	12.5	7.5	40	50	60	400	0.60	0.8	8	1.5	3.5	30	4.5	11	85	100	900
80 岁~	9	9	12	12	42	85	120	600	10.4	6.1	12.5	7.5	40	50	60	400	0.60	0.8	8	1.5	3.5	30	4.5	11	85	100	900
孕妇（早）	—	+0ᵇ	—	+0	42	+75	+110	600	—	+1.7	—	+2.0	40	+4	+5	400	+0.10	+0.1	8	+0	3.5	+1.0	+0.4	11	+7	+10	900
孕妇（中）	—	+4	—	+4	42	+75	+110	600	—	+1.7	—	+2.0	40	+4	+5	400	+0.10	+0.1	8	+0	3.5	+4.0	+0.4	11	+7	+10	900
孕妇（晚）	—	+7	—	+9	42	+75	+110	600	—	+1.7	—	+2.0	40	+4	+5	400	+0.10	+0.1	8	+0	3.5	+6.0	+0.4	11	+7	+10	900
乳母	—	+3	—	+4	42	+85	+120	600	—	+3.8	—	+4.5	40	+15	+18	400	+0.50	+0.6	8	+0	3.5	+7.0	+0.3	11	+3	+3	900

ᵃ 未制定参考值者用"—"表示。

ᵇ "+"表示在同龄人群参考值基础上额外增加量。

ᶜ 有些营养素未制定可耐受最高摄入量，主要是因为研究资料不充分，并不表示过量摄入没有健康风险。

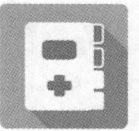

Note

表 A-6　中国居民膳食微量营养素平均需要量（EAR）

人群	钙/(mg/d)	磷/(mg/d)	镁/(mg/d)	铁/(mg/d) 男	铁 女	碘/(μg/d)	锌/(mg/d) 男	锌 女	硒/(μg/d)	铜/(mg/d)	钼/(μg/d)	维生素A/(μgRAE/d)[b] 男	维生素A 女	维生素D/(μg/d)	维生素B₁/(mg/d) 男	维生素B₁ 女	维生素B₂/(mg/d) 男	维生素B₂ 女	维生素B₆/(mg/d)	维生素B₁₂/(μg/d)	叶酸/(μgDFE/d)[c]	烟酸/(mgNE/d)[d] 男	烟酸 女	维生素C/(mg/d)
0 岁~	—[a]	—	—	—	—	—	—	—	—	—	—	—	—	—	—	—	—	—	—	—	—	—	—	—
0.5 岁~	—	—	—	7		—	2.8		—	—	—	—	—	—	—	—	—	—	—	—	—	—	—	—
1 岁~	500	250	110	6		65	3.2		20	0.25	35	220		8	0.5		0.5		0.5	0.8	130	5	5	35
4 岁~	650	290	130	7		65	4.6		25	0.30	40	260		8	0.6		0.6		0.6	1.0	150	7	6	40
7 岁~	800	400	180	10		65	5.9		35	0.40	55	360		8	0.8		0.8		0.8	1.3	210	9	8	55
11 岁~	1 000	540	250	11	14	75	8.2	7.6	45	0.55	75	480	450	8	1.1	1.0	1.1	0.9	1.1	1.8	290	11	10	75
14 岁~	800	590	270	12	14	85	9.7	6.9	50	0.60	85	590	450	8	1.3	1.1	1.3	1.0	1.2	2.0	320	14	11	85
18 岁~	650	600	280	9	15	85	10.4	6.1	50	0.60	85	560	480	8	1.2	1.0	1.2	1.0	1.2	2.0	320	12	10	85
50 岁~	800	600	280	9	9	85	10.4	6.1	50	0.60	85	560	480	8	1.2	1.0	1.2	1.0	1.3	2.0	320	12	10	85
65 岁~	800	590	270	9	9	85	10.4	6.1	50	0.60	85	560	480	8	1.2	1.0	1.2	1.0	1.3	2.0	320	11	9	85
80 岁~	800	560	260	9	9	85	10.4	6.1	50	0.60	85	560	480	8	1.2	1.0	1.2	1.0	1.3	2.0	320	11	8	85
孕妇（早）	+0	+0	+30	—	+0[e]	+75		+1.7	+4	+0.10	+7	—	+0	+0	—	+0	—	+0	+0.7	+0.4	+200	—	+0	+0
孕妇（中）	+160	+0	+30	—	+4	+75		+1.7	+4	+0.10	+7	—	+50	+0	—	+0.1	—	+0.1	+0.7	+0.4	+200	—	+0	+10
孕妇（晚）	+160	+0	+30	—	+7	+75		+1.7	+4	+0.10	+7	—	+50	+0	—	+0.2	—	+0.2	+0.7	+0.4	+200	—	+0	+10
乳母	+160	+0	+0	—	+3	+85		+3.8	+15	+0.50	+3	—	+400	+0	—	+0.2	—	+0.2	+0.2	+0.6	+130	—	+2	+40

a　未制定参考值者用"—"表示。
b　视黄醇活性当量（RAE，μg）=膳食或补充剂来源全反式视黄醇（μg）+1/2 补充剂纯品全反式β-胡萝卜素（μg）+1/12 膳食全反式β-胡萝卜素（μg）+1/24 其他膳食维生素 A 原类胡萝卜素（μg）。
c　叶酸当量（DFE，μg）=天然食物来源叶酸（μg）+1.7×合成叶酸（μg）。
d　烟酸当量（NE，mg）=烟酸（mg）+1/60 色氨酸（mg）。
e　"+"表示在同龄人群参考值基础上额外增加量。

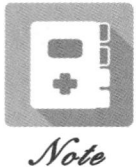

表 A-7　中国居民膳食维生素推荐摄入量适宜摄入量（RNI/AI）

人群	维生素 A/(μg RAE/d)c RNI 男	女	维生素 D/(μg/d) RNI	维生素 E/(mgα-TE/d)d AI	维生素 K/(μg/d) AI	维生素 B₁/(mg/d) RNI 男	女	维生素 B₂/(mg/d) RNI 男	女	维生素 B₆/(mg/d) RNI	维生素 B₁₂/(μg/d) RNI	泛酸/(mg/d) AI	叶酸/(μg DFE/d)e RNI	烟酸/(mg NE/d)f RNI 男	女	胆碱/(mg/d) AI 男	女	生物素/(μg/d) AI	维生素 C/(mg/d) RNI
0 岁~	300(AI)	300(AI)	10(AI)	3	2	0.1(AI)	0.1(AI)	0.4(AI)	0.4(AI)	0.2(AI)	0.3(AI)	1.7	65(AI)	2(AI)	2(AI)		120	5	40(AI)
0.5 岁~	350(AI)	350(AI)	10(AI)	4	10	0.3(AI)	0.3(AI)	0.5(AI)	0.5(AI)	0.4(AI)	0.6(AI)	1.9	100(AI)	3(AI)	3(AI)		150	9	40(AI)
1 岁~	310	310	10	6	30	0.6	0.6	0.6	0.6	0.6	1.0	2.1	160	6	6		200	17	40
4 岁~	360	360	10	7	40	0.8	0.8	0.7	0.7	0.7	1.2	2.5	190	8	8		250	20	50
7 岁~	500	500	10	9	50	1.0	1.0	1.0	1.0	1.0	1.6	3.5	250	11	10		300	25	65
11 岁~	670	630	10	13	70	1.3	1.1	1.3	1.1	1.3	2.1	4.5	350	14	12		400	35	90
14 岁~	820	630	10	14	75	1.6	1.3	1.5	1.2	1.4	2.4	5.0	400	16	13	500	400	40	100
18 岁~	800	700	10	14	80	1.4	1.2	1.4	1.2	1.4	2.4	5.0	400	15	12	500	400	40	100
50 岁~	800	700	10	14	80	1.4	1.2	1.4	1.2	1.6	2.4	5.0	400	14	12	500	400	40	100
65 岁~	800	700	15	14	80	1.4	1.2	1.4	1.2	1.6	2.4	5.0	400	14	11	500	400	40	100
80 岁~	800	700	15	14	80	1.4	1.2	1.4	1.2	1.6	2.4	5.0	400	13	10	500	400	40	100
孕妇（早）	—a	+0b	+0	+0	+0	—	+0	—	+0	+0.8	+0.5	+1.0	+200	—	+0		+20	+0	+0
孕妇（中）	—	+70	+0	+0	+0	—	+0.2	—	+0.2	+0.8	+0.5	+1.0	+200	—	+0		+20	+0	+15
孕妇（晚）	—	+70	+0	+0	+0	—	+0.3	—	+0.3	+0.8	+0.5	+1.0	+200	—	+0		+20	+0	+15
乳母	—	+600	+0	+3	+5	—	+0.3	—	+0.3	+0.3	+0.8	+2.0	+150	—	+3		+120	+10	+50

a　未制定参考值者用"—"表示。

b　"+"表示在同龄人群参考值基础上额外增加量。

c　视黄醇活性当量(RAE,μg)=膳食或补充剂来源全反式视黄醇(μg)+1/2补充剂纯品全反式β-胡萝卜素(μg)+1/12膳食全反式β-胡萝卜素(μg)+1/24其他膳食维生素 A 原类胡萝卜素(μg)。

d　α-生育酚当量(α-TE,mg),膳食中总α-TE当量(mg)=1×α-生育酚(mg)+0.5×β-生育酚(mg)+0.1×γ-生育酚(mg)+0.02×δ-生育酚(mg)+0.3×α-三烯生育酚(mg)。

e　叶酸当量(DFE,μg)=天然食物来源叶酸(μg)+1.7×合成叶酸(μg)。

f　烟酸当量(NE,mg)=烟酸(mg)+1/60色氨酸(mg)。

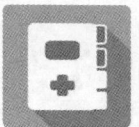

Note

表 A-8　中国居民膳食微量营养素可耐受最高摄入量(UL)

人群	钙/(mg/d)	磷/(mg/d)	铁/(mg/d)	碘/(μg/d)	锌/(mg/d)	硒/(μg/d)	铜/(mg/d)	氟/(mg/d)	锰/(mg/d)	钼/(μg/d)	维生素A/(μg RAE/d)[b]	维生素D/(μg/d)	维生素E/(mgα-TE/d)[c]	维生素B6/(mg/d)	叶酸/(μg/d)	烟酸/(mg NE/d)[d]	烟酰胺/(mg/d)	胆碱/(mg/d)	维生素C/(mg/d)
0 岁~	1000	—[a]	—	—	—	55	—	—	—	—	600	20	—	—	—	—	—	—	—
0.5 岁~	1500	—	—	—	—	80	—	—	—	—	600	20	—	—	—	—	—	—	—
1 岁~	1500	—	25	—	8	100	2	0.8	—	200	700	20	150	20	300	10	100	1000	400
4 岁~	2000	—	30	200	12	150	3	1.1	3.5	300	900	30	200	25	400	15	130	1000	600
7 岁~	2000	—	35	300	19	200	4	1.7	5.0	450	1500	45	350	35	600	20	180	1500	1000
11 岁~	2000	—	40	400	28	300	6	2.5	8.0	650	2100	50	500	45	800	25	240	2000	1400
14 岁~	2000	—	40	500	35	350	7	3.1	10	800	2700	50	600	55	900	30	280	2500	1800
18 岁~	2000	3500	42	600	40	400	8	3.5	11	900	3000	50	700	60	1000	35	310	3000	2000
50 岁~	2000	3500	42	600	40	400	8	3.5	11	900	3000	50	700	60	1000	35	310	3000	2000
65 岁~	2000	3000	42	600	40	400	8	3.5	11	900	3000	50	700	60	1000	35	300	3000	2000
80 岁~	2000	3000	42	600	40	400	8	3.5	11	900	3000	50	700	60	1000	30	280	3000	2000
孕妇(早)	2000	3500	42	600	40	400	8	3.5	11	900	3000	50	700	60	1000	35	310	3000	2000
孕妇(中)	2000	3500	42	600	40	400	8	3.5	11	900	3000	50	700	60	1000	35	310	3000	2000
孕妇(晚)	2000	3500	42	600	40	400	8	3.5	11	900	3000	50	700	60	1000	35	310	3000	2000
乳母	2000	3500	42	600	40	400	8	3.5	11	900	3000	50	700	60	1000	35	310	3000	2000

a　未制定 UL 值者用"—"表示。这些营养素未制定可耐受最高摄入量,主要是因为研究资料不充分,并不表示过量摄入没有健康风险。

b　视黄醇活性当量(RAE,μg)=膳食或补充剂来源全反式视黄醇(μg)+1/2补充剂纯品全反式β-胡萝卜素(μg)+1/12膳食全反式β-胡萝卜素(μg)+1/24其他膳食维生素A原类胡萝卜素(μg)。

c　α-生育酚当量(α-TE)。膳食中总α-TE当量(mg)=1×α-生育酚(mg)+0.5×β-生育酚(mg)+0.1×γ-生育酚(mg)+0.02×δ-生育酚(mg)+0.3×α-三烯生育酚(mg)。

d　烟酸当量(NE,mg)=烟酸(mg)+1/60色氨酸(mg)。

e　指合成叶酸摄入量上限,不包括天然食物来源的叶酸。

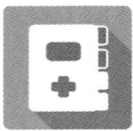

附录 B 常见食物成分表

食物名称	食部/(%)	水分/g	能量/kcal	能量/kJ	蛋白质/g	脂肪/g	糖类/g	维生素A/μgRE	硫胺素/mg	核黄素/mg	维生素C/mg	维生素E/mg	钙/mg	钾/mg	钠/mg	铁/mg	锌/mg	硒/mg
谷类及含制品																		
小麦粉（标准粉）	100	12.7	344	1439	11.2	1.5	73.6	—	0.28	0.08	—	1.80	31	190	3.1	3.5	1.64	5.36
小麦粉（富强粉）	100	12.7	350	1464	10.3	1.1	75.2	—	0.17	0.06	—	0.73	27	128	2.7	2.7	0.97	6.88
挂面（标准粉）	100	12.4	344	1439	10.1	0.7	76.0	—	0.19	0.04	—	1.11	14	1.57	150.0	3.5	1.22	9.90
切面（标准粉）	100	29.7	280	1172	8.5	1.6	59.5	—	0.35	0.10	—	0.47	13	161	3.4	2.6	1.07	0.40
馒头（标准粉）	100	40.5	233	975	7.8	1.0	49.8	—	0.05	0.07	—	0.86	18	129	165.2	1.9	1.01	9.70
馒头（富强粉）	100	47.3	208	870	6.2	1.2	44.2	—	0.02	0.02	—	0.09	58	146	165.0	1.7	0.40	7.20
油条	100	21.8	386	1615	6.9	17.6	51.0	—	0.01	0.07	—	3.19	6	227	585.2	1.0	0.75	8.60
稻米	100	13.3	346	1448	7.4	0.8	77.9	—	0.11	0.05	—	0.46	13	103	3.8	2.3	1.70	2.23
粳米（标一）	100	13.7	343	1435	7.7	0.6	77.4	—	0.16	0.08	—	1.01	11	97	2.4	1.1	1.45	2.50
黑米	100	14.3	333	1393	9.4	2.5	72.2	—	0.33	0.13	—	0.22	12	256	7.1	1.6	3.80	3.20
米饭（蒸）	100	70.9	116	485	2.6	0.3	25.9	—	0.02	0.03	—	—	7	30	2.5	1.3	0.92	0.40
玉米（鲜）	46	71.3	106	444	4.0	1.2	22.8	17	0.16	0.11	16	0.46	—	238	1.1	1.1	0.90	1.63
玉米（黄,干）	100	13.2	335	1402	8.7	3.8	73.0	17	0.21	0.13	—	3.89	14	300	3.3	2.4	1.70	3.52
玉米（黄）	100	12.1	341	1427	8.1	3.3	75.2	7	0.26	0.09	—	3.80	22	249	2.3	3.2	1.42	2.49
小米	100	11.6	358	1498	9.0	3.1	75.1	17	0.33	0.10	—	3.63	41	284	4.3	5.1	1.87	4.74

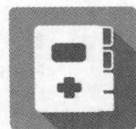

Note

续表

食物名称	食部/(%)	水分/g	能量/kcal	能量/kJ	蛋白质/g	脂肪/g	糖类/g	维生素A/μgRE	硫胺素/mg	核黄素/mg	维生素C/mg	维生素E/mg	钙/mg	钾/mg	钠/mg	铁/mg	锌/mg	硒/mg
薯类、淀粉及制品																		
马铃薯(土豆·洋芋)	94	79.8	76	318	2.0	0.2	17.2	5	0.08	0.04	27	0.34	8	342	2.7	0.8	0.37	0.78
甘薯(红心薯·红薯)	90	73.4	99	414	1.1	0.2	24.7	125	0.04	0.04	26	0.28	23	130	28.5	0.5	0.15	0.48
粉丝	100	15.0	335	1402	0.8	0.2	83.7	—	0.03	0.02	—	—	31	18	9.3	6.4	0.27	3.39
干豆及其制品																		
黄豆	100	10.2	359	1502	35.0	16.0	34.2	37	0.41	0.20	—	18.90	191	1503	2.2	8.2	3.34	6.16
黑豆	100	9.9	381	1594	36.0	15.9	33.6	5	0.20	0.33	—	17.36	224	1377	3.0	7.0	4.18	6.79
豆腐(南)	100	87.9	57	238	6.2	2.5	2.6	—	0.02	0.04	—	3.62	116	154	3.1	1.5	0.59	2.62
豆腐(内酯)	100	89.2	49	205	5.0	1.9	3.3	—	0.06	0.03	—	3.26	17	95	6.4	0.8	0.55	0.81
豆腐脑	100	96.7	15	63	1.9	0.8	0.0	—	0.04	0.02	—	10.46	18	107	2.8	0.9	0.49	—
豆浆	100	96.4	14	59	1.8	0.7	1.1	15	0.02	0.02	—	0.80	10	48	3.0	0.5	0.24	0.14
豆腐丝	100	58.4	201	841	21.5	10.5	6.2	5	0.04	0.12	—	9.76	204	74	20.6	9.1	2.04	1.39
豆腐皮	100	16.5	409	1711	44.6	17.4	18.8	—	0.31	0.11	—	20.63	116	536	9.4	13.9	3.81	2.26
豆腐干	100	71.3	136	569	13.4	7.1	5.0	—	0.01	0.01	—	0.62	179	70	633.6	3.0	1.39	0.50
绿豆	100	12.3	316	1322	21.6	0.8	62.0	22	0.25	0.11	—	10.95	81	787	3.2	6.5	2.18	4.28
蔬菜类及其制品																		
红萝卜	97	93.8	20	84	1.0	0.1	4.6	Tr	0.05	0.02	3	1.20	11	110	62.7	2.8	0.69	…
胡萝卜(红)	96	89.2	37	155	1.0	0.2	8.8	688	0.04	0.03	13	0.41	32	190	71.4	1.0	0.23	0.63
豌豆	42	70.2	105	439	7.4	0.3	21.2	37	0.43	0.09	14	1.21	21	332	1.2	1.7	1.29	1.74
黄豆芽	100	88.8	44	184	4.5	1.6	4.5	5	0.04	0.07	8	0.80	21	160	7.2	0.9	0.54	0.96
茄子(紫皮·长)	96	93.1	19	79	1.0	0.1	5.4	30	0.03	0.03	7	0.20	55	136	6.4	0.4	0.16	0.57
番茄	97	94.4	19	79	0.9	0.2	4.0	92	0.03	0.03	19	0.57	10	163	5.0	0.4	0.13	0.15
甜椒	82	93.0	22	92	1.0	0.2	5.4	57	0.03	0.03	72	0.59	14	142	3.3	0.8	0.19	0.38
冬瓜	80	96.6	11	46	0.4	0.2	2.6	13	0.01	0.01	18	0.08	19	78	1.8	0.2	0.07	0.22

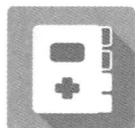

续表

食物名称	食部/(%)	水分/g	能量/kcal	能量/kJ	蛋白质/g	脂肪/g	糖类/g	维生素A/μgRE	硫胺素/mg	核黄素/mg	维生素C/mg	维生素E/mg	钙/mg	钾/mg	钠/mg	铁/mg	锌/mg	硒/mg
黄瓜	92	95.8	15	63	0.8	0.2	2.9	15	0.02	0.03	9	0.49	24	102	4.9	0.5	0.18	0.38
大蒜	85	66.6	126	527	4.5	0.2	27.6	5	0.04	0.06	7	1.07	39	302	19.6	1.2	0.88	3.09
大葱	82	91.0	30	126	1.7	0.3	6.5	10	0.03	0.05	17	0.30	29	144	4.8	0.7	0.40	0.67
小葱	73	92.7	24	100	1.6	0.4	4.9	140	0.05	0.06	21	0.49	72	143	10.4	1.3	0.35	1.06
韭菜	90	91.8	26	109	2.4	0.4	4.6	235	0.02	0.09	24	0.96	42	247	8.1	1.6	0.43	1.38
大白菜	92	93.2	21	88	1.7	0.2	3.7	42	0.06	0.07	47	0.92	69	130	89.3	0.5	0.21	0.33
油菜	87	92.9	23	96	1.8	0.5	3.8	103	0.04	0.11	36	0.88	108	210	55.8	1.2	0.33	0.79
菜花	82	92.4	24	100	2.1	0.2	4.6	5	0.03	0.08	61	0.43	23	200	31.6	1.1	0.38	0.73
菠菜	89	91.2	24	100	2.6	0.3	4.5	487	0.04	0.11	32	1.74	66	311	85.2	2.9	0.85	0.97
芹菜茎	67	93.1	20	84	1.2	0.2	4.5	57	0.02	0.06	8	1.32	80	206	159.0	1.2	0.24	0.57
蘑菇	99	92.4	20	84	2.7	0.1	4.1	2	0.08	0.35	2	0.56	6	312	8.3	1.2	0.92	0.55
水果类及其制品																		
苹果	76	85.9	52	218	0.2	0.2	13.5	3	0.06	0.02	4	2.12	4	119	1.6	0.6	0.19	0.12
梨	82	85.8	44	184	0.4	0.2	13.3	6	0.03	0.06	6	1.34	9	92	2.1	0.5	0.46	1.14
桃	86	86.4	48	201	0.9	0.1	12.2	3	0.01	0.03	7	1.54	6	166	5.7	0.8	0.34	0.24
李子	91	90.0	36	151	0.7	0.2	8.7	25	0.03	0.02	5	0.74	8	144	3.8	0.6	0.14	0.23
枣(鲜)	87	67.4	122	510	1.1	0.3	30.5	40	0.06	0.09	243	0.78	22	375	1.2	1.2	1.52	0.80
葡萄	86	88.7	43	180	0.5	0.2	10.3	8	0.04	0.02	25	0.70	5	104	1.3	0.4	0.18	0.20
柑橘	77	86.9	51	213	0.7	0.2	11.9	148	0.08	0.04	28	0.92	35	154	1.4	0.2	0.08	0.30
香蕉	59	75.8	91	381	1.4	0.2	22.0	10	0.02	0.04	8	0.24	7	256	0.8	0.4	0.18	0.87
西瓜	56	93.3	25	105	0.6	0.1	5.8	75	0.02	0.03	6	0.10	8	87	3.2	0.3	0.10	0.17
坚果、种子类																		
核桃(干)	43	5.2	627	2623	14.9	58.8	19.1	5	0.15	0.14	1	43.21	56	385	6.4	2.7	2.17	4.62
花生(鲜)	53	48.3	298	1247	12.0	25.4	13.0	2	…	0.04	14	2.93	8	390	3.7	3.4	1.79	4.50

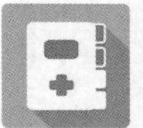

Note

续表

食物名称	食部/(%)	水分/g	能量/kcal	能量/kJ	蛋白质/g	脂肪/g	糖类/g	维生素A/μgRE	硫胺素/mg	核黄素/mg	维生素C/mg	维生素E/mg	钙/mg	钾/mg	钠/mg	铁/mg	锌/mg	硒/mg
葵花子(炒)	52	2.0	616	2577	22.6	52.8	17.3	5	0.43	0.26	...	26.46	72	491	1322	6.1	5.91	2.00
动物性食物																		
猪肉(肥瘦)	100	46.8	395	1653	13.2	37.0	2.4	18	0.22	0.16	—	0.35	6	204	59.4	1.6	2.06	11.97
牛肉(肥瘦)	99	72.8	125	523	19.9	4.2	2.0	7	0.04	0.14	—	0.65	23	216	84.2	3.3	4.73	6.45
羊肉(肥瘦)	90	65.7	203	849	19.0	14.1	0.0	22	0.05	0.14	—	0.26	6	232	80.6	2.3	3.22	32.20
猪血	100	85.8	55	230	12.2	0.3	0.9	0	0.03	0.04	0.0	0.20	4	56	56	8.7	0.28	微量
鸡	66	69.0	167	699	19.3	9.4	1.3	48	0.05	0.09	—	0.67	9	251	63.3	1.4	1.09	11.75
鸡翅	69	65.4	194	812	17.4	11.8	4.6	68	0.01	0.11	—	0.25	8	205	50.8	1.3	1.12	10.98
鸭	68	63.9	240	1004	15.5	19.7	0.2	52	0.08	0.22	1	0.27	6	191	69.0	2.2	1.33	12.25
牛乳	100	89.8	54	226	3.0	3.2	3.4	24	0.03	0.14	1	0.21	104	109	37.2	0.3	0.42	1.94
牛乳(强化,维生素A,维生素D)	100	89.0	51	213	2.7	2.0	5.6	66	0.02	0.08	3	—	140	130	42.6	0.2	0.38	1.36
全脂牛奶粉	100	2.3	478	2000	20.1	21.2	51.7	141	0.11	0.73	4	0.48	676	449	260.1	1.2	3.14	11.80
酸奶	100	84.7	72	301	2.5	2.7	9.3	26	0.03	0.15	1	0.12	118	150	39.8	0.4	0.53	1.71
鸡蛋(红皮)	88	73.8	156	653	12.8	11.1	1.3	194	0.13	0.32	—	2.29	44	121	125.7	2.3	1.01	14.98
鸭蛋	87	70.3	180	753	12.6	13.0	3.1	261	0.17	0.35	—	4.98	62	135	106.0	2.9	1.67	15.68
鹌鹑蛋	86	73.0	160	669	12.8	11.1	2.1	337	0.11	0.49	—	3.08	47	138	106.6	3.2	1.61	25.48
草鱼	58	77.3	113	473	16.6	5.2	0.0	11	0.04	0.11	—	2.03	38	312	46.0	0.8	0.87	6.66
鲤鱼	54	76.7	109	456	17.6	4.1	0.5	25	0.03	0.09	—	1.27	50	334	53.7	1.0	2.08	15.38
鲢鱼	61	77.4	104	435	17.8	3.6	0.0	20	0.03	0.07	—	1.23	53	277	57.5	1.4	1.17	15.68
豆油	100	0.1	899	3761	0.0	99.9	0.0	0	—	...	微量	93.08	13	3	4.9	2.0	1.09	—

注:"..."表示"未检出",即这种营养素能检测出来,但不表示该食物中绝对没有这种营养素,而是含量太少,测不出来;"—"表示未测定,即这种营养素未做检测,但不表示该食物中没有这种营养素;"微量"表示测不出的营养素含量太少,由于表格位置限制无法将具体数值列入表中;"0"表示该食物中不含这种营养素。

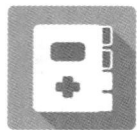

Note

附录C 常见食物血糖生成指数(GI)

食品种类和编号	GI
混合膳食	
1.猪肉炖粉条	16.7
2.饺子(三鲜)	28.0
米饭+菜	
3.米饭+鱼	37.0
4.米饭+芹菜+猪肉	57.1
5.米饭+蒜苗	57.9
6.米饭+蒜苗+鸡蛋	67.1
7.米饭+猪肉	73.3
8.硬质小麦粉肉馅馄饨	39
9.包子(芹菜猪肉)	39.1
馒头+菜	
10.馒头+芹菜炒鸡蛋	48.6
11.馒头+酱牛肉	49.4
12.馒头+黄油	68.0
13.饼+鸡蛋炒木耳	52.2
14.玉米粉加人造黄油(煮)	69
15.牛肉面	88.6
谷类食物	
杂粮	
大麦	
16.大麦粒(煮)	25
17.大麦粉(煮)	66
18.整粒黑麦(煮)	34
19.整粒小麦(煮)荞麦	41
20.荞麦方便面	53.2
21.荞麦(煮)	54
22.荞麦面条	59.3
23.荞麦面馒头	66.7
玉米	
24.甜玉米(煮)	55

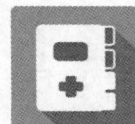

食品种类和编号	GI
25.（粗磨）玉米粉（煮）	68
26.二合面窝头	64.9
米饭	
27.黑米	42.3
大米（即食大米）	
28.即食大米（煮 1 min）	46
29.即食大米（煮 6 min）	87
半熟大米	
30.含直链淀粉高的半熟大米（煮，黏米类）	50
31.含直链淀粉低的半熟大米（煮）白大米	87
32.含直链淀粉高的白大米（煮，黏米类）	59
33.含直链淀粉低的白大米（煮）	88
34.大米饭	88
35.小米（煮）	71
36.糙米（煮）	87
37.糯米饭	87
面条	
意大利式细面条（通心面粉，实心，1.5～2.8 mm 粗）	
38.强化蛋白质的意大利式细面条（煮 7 min）	27
39.意大利式全麦粉细面条	37
40.白的意大利式细面条（煮 1520 min）	41
41.意大利式硬质小麦细面条（煮 1220 min）	55
42.线面条（通心面粉，实心，约 1.5 mm 粗）	35
43.通心面（管状，空心，约 6.35 mm 粗，煮 5 min）	45
硬质小麦扁面条	
44.粗的硬质小麦扁面条	46
45.加鸡蛋的硬质小麦扁面条	49
46.细的硬质小麦扁面条	55
47.面条（一般的小麦面条）	81.6
面包	
大麦面包	
48.75％～80％大麦粒面包	34
49.50％大麦粒面包	46
50.80％100％大麦粉面包	66
51.混合谷物面包	45
小麦面包	
52.含有水果干的小麦面包	47
53.50％80％碎小麦粒面包	52

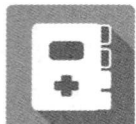

续表

食品种类和编号	GI
54. 粗面粉面包	64
55. 汉堡包(加拿大)	61
56. 新月形面包(加拿大)	67
57. 白高纤维小麦面包	68
58. 全麦粉面包	69
59. 白小麦面面包	70
60. 去面筋的小麦面包	90
61. 法国棍子面包	95
62. 白小麦面面包	105.8
燕麦麸面包	
63. 45%50%燕麦麸面包	47
64. 80%燕麦粒面包	45
黑麦面包	
65. 黑麦粒面包	50
66. 黑麦粉面包	65
速食早餐	
67. 稻麸	19
68. 全麦维(家乐氏)	42
69. 燕麦麸	55
70. 小麦片	69
玉米片	
71. 玉米片	73
72. 高纤维玉米片	74
73. 玉米片	84
74. 可可米(家乐氏)	77
75. 卜卜米(家乐氏)	88
粥	
76. 玉米面粥	50.9
77. 玉米糁粥	51.8
78. 黑五类	57.9
79. 小米粥	61.5
80. 大米糯米粥	65.3
81. 大米粥	69.4
82. 即食羹	69.4
83. 桂格燕麦片	83.0
84. 爆玉米花	55
85. 酥皮糕点	59
86. 比萨饼(含乳酪,加拿大)	60

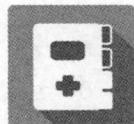

Note

续表

食品种类和编号	GI
87.蒸粗麦粉	65
88.油条	74.9
89.烙饼	79.6
90.白小麦面馒头	88.1
豆类	
大豆	
91.大豆罐头	14
92.大豆	18
蚕豆	
93.五香蚕豆	16.9
94.蚕豆	79
扁豆	
95.圆扁豆	18.5
96.长扁豆	38
豆腐	
97.冻豆腐	22.3
98.豆腐干	23.7
99.炖鲜豆腐	31.9
小扁豆	
100.红小扁豆	26
101.绿小扁豆	30
102.小扁豆汤罐头(加拿大)	44
103.绿小扁豆罐头(加拿大)	52
四季豆	
104.四季豆	27
105.高压处理的四季豆	34
106.四季豆罐头(加拿大)	52
绿豆	
107.绿豆	27.2
108.绿豆挂面	33.4
利马豆	
109.利马豆加 5 g 蔗糖	30
110.利马豆(棉豆)	31
111.利马豆加 10 g 蔗糖	31
112.冷冻的嫩利马豆(加拿大)	32
113.利马豆加 15 g 蔗糖	54
豌豆	
114.粉丝汤(豌豆)	31.6

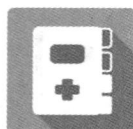

续表

食品种类和编号	GI
115. 干黄豌豆(煮,加拿大)	32
116. 裂荚的老豌豆汤(加拿大)	60
117. 嫩豌豆汤罐头(加拿大)	66
鹰嘴豆	
118. 鹰嘴豆	33
119. 咖喱鹰嘴豆罐头(加拿大)	41
120. 鹰嘴豆罐头(加拿大)	42
青刀豆	
121. 青刀豆(加拿大)	39
122. 青刀豆罐头	45
123. 黑眼豆	42
124. 罗马诺豆	46
125. 黑豆汤(加拿大)	64
126. 黄豆挂面	66.6
根茎类食品	
土豆	
127. 土豆粉条	13.6
128. 甜土豆(白薯、甘薯、红薯)	54
白土豆	
129. 煮的白土豆	56
130. 烤的白土豆(加拿大)	60
131. 蒸的白土豆	65
132. 白土豆泥	70
133. 用微波炉烤的白土豆	82
134. 油炸土豆片	60.3
135. 鲜土豆	62
136. 煮土豆	66.4
137. 土豆泥	73
138. 马铃薯(土豆)方便食品	83
139. 无油脂烧烤土豆	85
140. 雪魔芋	17.0
141. 藕粉	32.6
142. 苕粉	34.5
143. 蒸芋头	47.9
144. 山药	51
145. 甜菜	64
146. 胡萝卜	71
147. 煮红薯	76.7

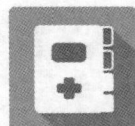

Note

续表

食品种类和编号	GI
牛奶食品	
奶粉	
148. 低脂奶粉	11.9
149. 降糖奶粉	26.0
150. 老年奶粉	40.8
151. 去糖奶粉	47.6
低脂酸乳酪	
152. 低脂酸乳酪(加人工甜味剂)	14
153. 低脂酸乳酪(加水果和糖)	33
154. 一般的酸乳酪	36
155. 酸奶	83.0
牛奶	
156. 牛奶(加人工甜味剂和巧克力)	24
157. 全脂牛奶	27
158. 牛奶	27.6
159. 脱脂牛奶	32
160. 牛奶(加糖和巧克力)	34
161. 牛奶蛋糊(牛奶＋淀粉＋糖)	43
冰激凌	
162. 低脂冰淇淋	50
163. 冰淇淋	61
饼干	
164. 达能牛奶香脆	39.1
165. 达能闲趣饼干	39.1
166. 燕麦粗粉饼干	47.1
167. 油酥脆饼(澳大利亚)	55
168. 高纤维黑麦薄脆饼干	64
169. 营养饼	65.7
170. 竹芋粉饼干	66
171. 小麦饼干	70
172. 梳打饼干	72
173. 格雷厄姆华夫饼干(加拿大)	74
174. 华夫饼干(加拿大)	76
175. 香草华夫饼干(加拿大)	77
176. 膨化薄脆饼干(澳大利亚)	81
177. 米饼	82
水果和水果产品	
178. 樱桃	22

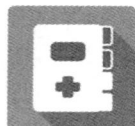

续表

食品种类和编号	GI
179.李子	42
180.柚子	25
桃	
181.鲜桃	28
182.天然果汁桃罐头	30
183.糖浓度低的桃罐头(加拿大)	52
184.糖浓度高的桃罐头	58
香蕉	
185.生香蕉	30
186.熟香蕉	52
杏	
187.干杏	31
188.淡味果汁杏罐头	64
189.梨	36
190.苹果	36
191.柑	43
葡萄	
192.葡萄	43
193.淡黄色无核小葡萄	56
194.(无核)葡萄干	64
195.猕猴桃	52
196.芒果	55
197.巴婆果	58
198.麝香瓜	65
199.菠萝	66
200.西瓜	72
饮料	
果汁饮料	
201.水蜜桃汁	32.7
202.苹果汁	41
203.巴梨汁罐头(加拿大)	44
204.未加糖的菠萝汁(加拿大)	46
205.未加糖的柚子果汁	48
206.桔子汁	57
碳酸饮料	
207.可乐	40.3
208.芬达软饮料(澳大利亚)	68

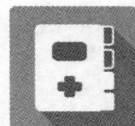

Note

续表

食品种类和编号	GI
糖及其他	
糖	
209.果糖	23
210.乳糖	46
211.蔗糖	65
212.蜂蜜	73
213.白糖	83.8
214.葡萄糖	97
215.麦芽糖	105
其他	
216.花生	14
217.西红柿汤	38
218.巧克力	49
219.南瓜	75
220.胶质软糖	80

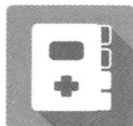

Note